DR. MICHAEL KLENTZE

# anti.aging

## Die Macht der eigenen Hormone

Dr. Michael Klentze

# anti·aging

## Die Macht der eigenen Hormone

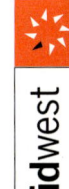

südwest

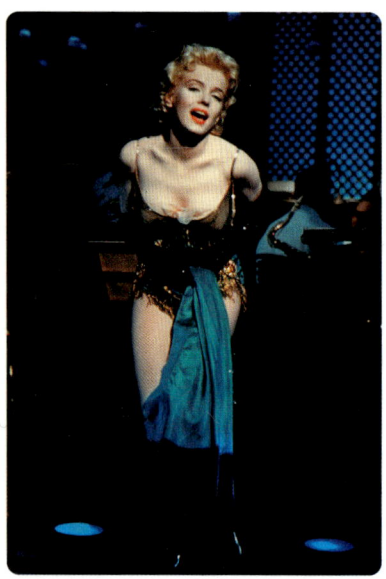
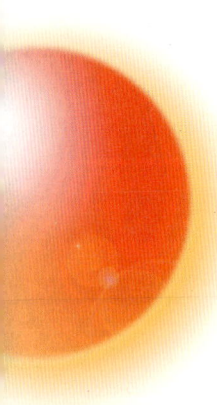

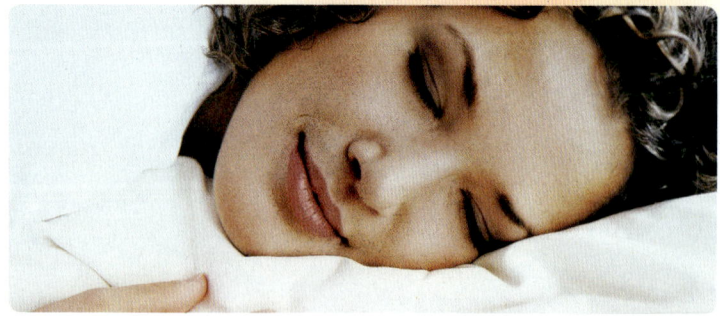

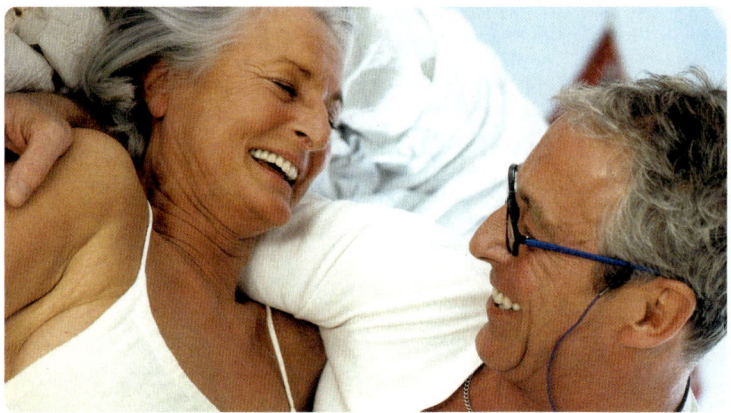

## 85 Die Anti-Aging-Medizin

Man kann dem Älterwerden auch mit Hilfe eines erfahrenen Arztes Paroli bieten. Lesen Sie hier Wissenswertes über die Möglichkeiten einer Hormonersatztherapie sowohl für Frauen als auch für Männer. Außerdem kommt der Hormonexperte Prof. Dr. Wüster ausführlich zu Wort.

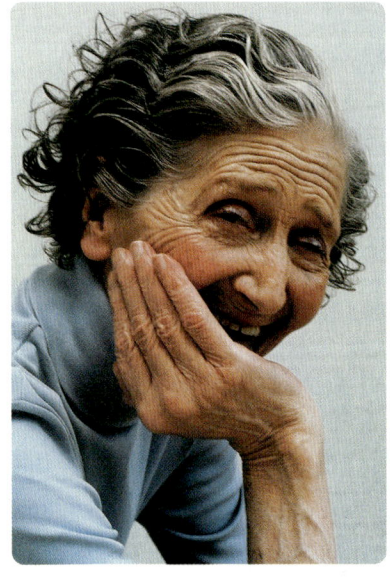

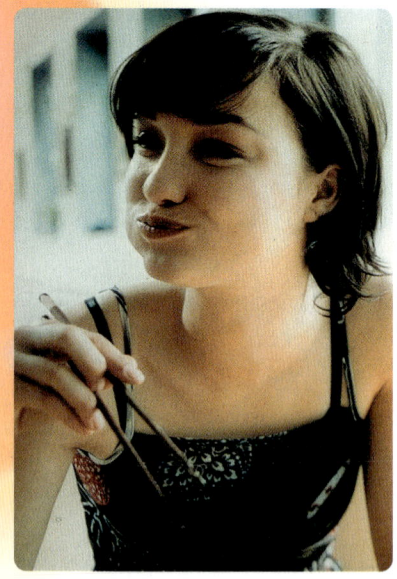

# 147 Vital-Food für jeden Hormontyp

Ob Venus, knabenhafte Frau oder Amazone, ob Androgyn, Asket oder Mars – hier kommt jeder Hormontyp in Sachen Ernährung voll auf seine Kosten und erfährt ausführlich, was sie/er alles tun kann, um länger fit und vital zu bleiben!

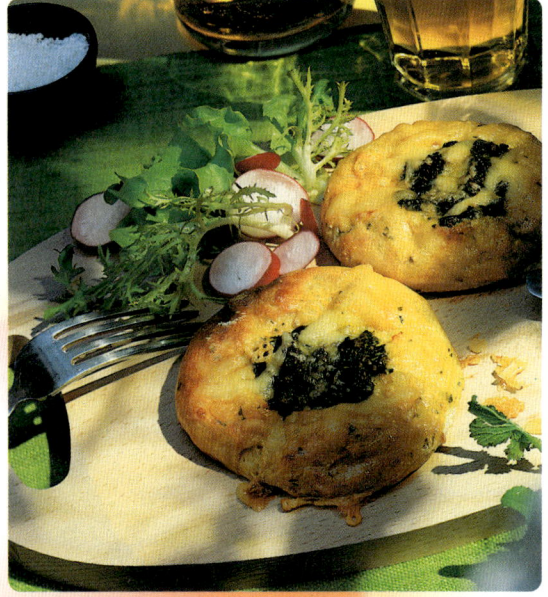

# 184 Anhang

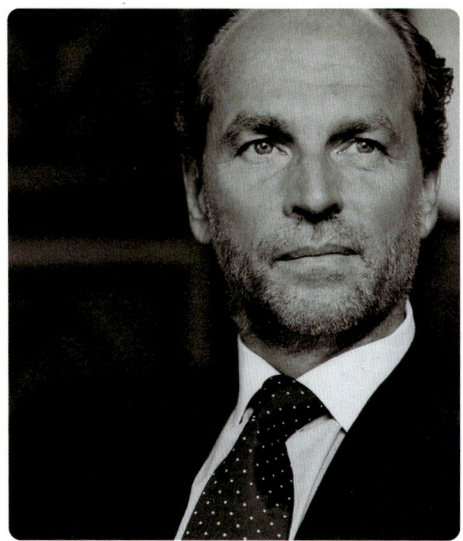

## Liebe Leserin,
## lieber Leser,

es ist noch gar nicht lange her, da sprach man nur ungern über das Älterwerden. Schönheit, Erfolg und ein erfülltes Leben schienen ein Vorrecht der Jugend zu sein – und genau das wurde und wird uns auch heute noch über die Medien vermittelt. Aber die Stimmung beginnt sich zu wandeln. Schon erkennt die Wirtschaft ältere Menschen als kaufkräftige Zielgruppe, die entsprechend umworben sein will. Auf der anderen Seite sind es die 50-Jährigen selbst, die sich nicht länger zum alten Eisen rechnen lassen. Sie wollen ihr Älterwerden körperlich wie psychisch nach ihren individuellen Möglichkeiten und Bedürfnissen gestalten und ihr Leben so lange wie möglich gesund und aktiv genießen.
Dabei spielt die Erhaltung der körperlichen und geistigen Gesundheit natürlich die wichtigste Rolle. Und da liegt leider noch vieles im Argen. Im Jahr 2010 werden in Deutschland voraussichtlich etwa 95 Milliarden Euro für die Behandlung von Demenzerkrankungen wie Alzheimer ausgegeben. Das entspricht immerhin einem Drittel des heutigen Budgets der gesetzlichen Krankenversicherungen – und das ist ein Betrag, der dafür nicht ausgegeben werden müsste! Da kann, da muss die Anti-Aging-Medizin helfen. Anti-Aging ist nämlich nicht, wie häufig vorschnell geurteilt, ein Trend der Schönheits- und Kosmetikindustrie, sondern in erster Linie geht es dabei um die Erhaltung der Gesundheit. Anti-Aging kann dazu beitragen, die Lebenserwartung jedes Einzelnen zu erhöhen und darf deshalb zu Recht zu den wichtigsten Gesundheitstrends des 21. Jahrhunderts gezählt werden.
Anti-Aging ist alles andere als ein Zeitgeistphänomen, sondern präventive Gesundheitsmedizin und sollte deshalb für jeden von uns zum wichtigen Bestandteil seines persönlichen Lebensstils werden.

### Hoffnungen und Erwartungen

Irgendwann im Leben steht jeder von uns vor Fragen, die für die Zukunft entscheidend sind:

▸ Wie will ich die Lebenszeit nutzen, die ich noch zu erwarten habe?
▸ Wie gelingt es mir, die nachlassenden körperlichen und geistigen Kräfte wieder effektiv zu aktivieren?
▸ Wie erreiche ich es, dass ich mir neben körperlicher und geistiger Fitness auch Lebensfreude und Optimismus erhalte?
▸ Wie kann ich das Risiko vermindern, im Alter von chronischen Krankheiten betroffen zu werden?

*Charlie Chaplin sagte einmal: »Die Jugend wäre eine noch viel schönere Zeit, wenn sie etwas später im Leben käme.« Dieses Buch will Ihnen zeigen: Jugendlichkeit ist keine Frage des Alters!*

Darum geht es in diesem Buch, und das ist auch das Credo meiner ärztlichen Tätigkeit. Seit vielen Jahren befasse ich mich intensiv mit diesen Themenbereichen, auch unter Einbeziehung der Hormontherapie. Als Gynäkologe und Psychotherapeut habe ich tagtäglich mit vielen Patienten zu tun, die unter verschiedenen altersbedingten Beschwerden und Erkrankungen leiden. Oftmals haben diese Menschen einen langen Leidensweg hinter sich, weil ihre Probleme nur auf der körperlichen Ebene behandelt wurden, ohne dass man dabei die psychischen Komponenten berücksichtigte. Der psychische Aspekt vieler Erkrankungen wird von der Medizin häufig erst dann ernst genommen, wenn die Krankheit schon fortgeschritten ist. Viele Leiden, die sich psychisch andeuten und ernste gesundheitliche Folgen haben können, bleiben deshalb lange unbemerkt. Dabei ist es durchaus möglich, sie frühzeitig zu erkennen und entsprechend zu behandeln.

## Individuelle Therapien

Als ich mich 1997 entschloss, die Ausbildung zum Anti-Aging-Mediziner in den USA zu absolvieren, plagten mich genau die Probleme, mit denen meine Patienten heute zu mir kommen. Ich war Mitte 40, hatte einen Bauchansatz und fühlte mich völlig ausgepowert und behäbig in jeder Beziehung. Ich hatte das dringende Bedürfnis, etwas für mich zu tun. Ich fing also damit an, die Anti-Aging-Medizin an mir selbst auszuprobieren. Das wunderbare Ergebnis: Ich fühle mich heute wieder fit, leistungsfähig und genieße die schönen Seiten des Lebens. Mein Anliegen ist es, meinen Patienten dabei zu helfen, dieses positive Lebensgefühl wiederzuerlangen. Sowohl die Wünsche meiner Patienten als auch die Möglichkeiten der neuen, ganzheitlich orientierten Anti-Aging-Medizin haben mich veranlasst, meine Behandlungsweise ganz darauf auszurichten, für jeden Patienten eine individuell maßgeschneiderte Therapie zur gezielten Behandlung seiner Beschwerden zu finden.

Im Gegensatz zu den gängigen Hormontherapien, wie sie in der Praxis noch oft durchgeführt werden, hat es sich die Anti-Aging-Medizin zur Aufgabe gestellt, die Besonderheit eines jeden einzelnen Menschen zu berücksichtigen. Mit Hilfe gezielter Messungen der Hormonwerte, der Molekulargenetik und der Bestimmung zellulärer Altersvorgänge entwickeln wir für jeden Patienten ein individuelles Konzept, das den Menschen ganzheitlich erfasst. Hierbei spielen nicht die Hormone allein eine wichtige Rolle. Sie bilden vielmehr mit der richtigen Ernährung, ausreichender körperlicher Bewegung und der gezielten Gabe von Antioxidanzien eine untrennbare konzeptionelle Einheit, welche die Grundlage für ein langes und gesundes Leben darstellt.

Altern ist – das wissen wir jetzt sehr genau – ein beeinflussbarer Prozess, auch wenn sich das Rad der Zeit natürlich nicht zurückdrehen lässt. Sie können jedoch viel tun, um möglichst lange körperlich und geistig fit zu bleiben. Mit diesem Buch möchte ich Sie mit meiner persönlichen, erfolgreich erprobten Methode bekannt machen, mit der Sie nicht nur länger leben, sondern Ihr Leben auch viel länger aktiv genießen können.

*Dr. Michael Klentze*

**Kommen Sie nicht in die Jahre! Der entscheidende Faktor ist nicht so sehr das Älterwerden an sich, sondern vielmehr die Art und Weise, wie wir mit unserem Körper umgehen.**

# Die Macht
# der Hormone

Wie wir leben, wie wir aussehen, wie wir uns fühlen, ob wir krank sind oder gesund – all das wird ganz wesentlich von Hormonen mit beeinflusst. Durch so genannte Punktmutationen an den Genen kommt es zu Veränderungen (Polymorphismen), die dafür sorgen, dass kein Mensch wie der andere ist. Sie beeinflussen nämlich u. a. die Art und Weise, wie unsere Hormone arbeiten und in welcher Konzentration sie in unserem Organismus überhaupt vorhanden sind.

# Hormone –
## die Kuriere der Lebenskraft

Wenn Sie wissen wollen, wie Zellen auf weite Entfernung miteinander kommunizieren, müssen Sie sich mit unseren Hormonen beschäftigen – ein weites Feld, denn es gibt davon Hunderte, die bei weitem noch nicht vollständig erforscht sind.

## Was sind Hormone?

Hormone sind Botenstoffe. Wenn beispielsweise eine Leberzelle einer anderen Zelle in den Gefäßwänden mitteilen will, dass Cholesterin ausgewaschen werden soll, benötigt sie Hormone, um sich mitzuteilen. Hormone bestehen aus den verschiedenen Grundstoffen des Lebens. Die Steroidhormone, dazu zählen die Geschlechtshormone Östrogene und Androgene, das Cortisol und das den Mineralstoffwechsel regulierende Aldosteron haben eine kompliziert zusammengesetzte Struktur. Andere Hormone bestehen nur aus Aminosäuren, den Grundbausteinen von Eiweiß, wieder andere aus einer Kombination von Fettsäuren und Eiweißen und die typischen Proteohormone aus einem Eiweißgerüst.

Alle Hormone besitzen eine auf uns völlig chaotisch wirkende Grundstruktur. Das Wachstumshormon z. B. wirkt in seiner zweidimensionalen Struktur wie eine wunderschöne Perlenkette, in dreidimensionaler Struktur könnten wir es aber nicht mehr abmalen, so völlig ungeordnet erscheint uns sein Aussehen. Nicht die chemische Formel allein bestimmt die Wirkung der Hormone, sondern deren vielfach gefaltete Struktur ist es auch, die das Ankoppeln an den für die Hormonwirkung so wichtigen Rezeptor darstellt.

## So wirken Hormone auf der Zellebene

Hormone benötigen zur Entfaltung ihrer Wirkung einen Rezeptor. Sie docken am Rezeptor an und lösen dadurch einen Signalprozess aus, der in der Zelle wie eine losgetretene, aber gesteuerte Lawine wirkt. Diese in der Zelle ablaufenden Signalprozessketten geben das Signal an den Zellkern weiter. Sie können aber auch mit dem

Rezeptor einen löslichen Komplex bilden, der direkt an der DNS des Zielgens ankoppelt. Hier, im Zellkern, repräsentiert durch die Desoxyribonukleinsäure (DNS), liegen die Gene. Diese DNS besitzt den Kode für jedes Enzym, das der Organismus benötigt, für jedes Struktureiweiß oder Fett, das der Körper für den Aufbau von Zellstrukturen einsetzt. Bei der Ankoppelung kommt es schließlich zum Ablesen der Kodierung und zur Bildung eines neuen Stoffes. Hormone können in der Zelle aber auch zur Auslösung einer Zellteilung führen. Damit bestimmen sie alle wichtigen Zellprozesse des Organismus.

## Viele Faktoren bestimmen die Wirksamkeit

Für die Wirkung der Hormone spielen also folgende Schritte eine Rolle:

▸ Sekretionsleistung des endokrinen Organs (Drüse), das die Hormone bildet
▸ Einfluss der Hormonbildung durch die übergeordneten Zentren (Hirnanhangsdrüse, Hypothalamus)
▸ Bindung des Hormons an ein Bindungseiweiß im Blut und Lösung der Bindung am Zielort der Wirkung
▸ Bindung an bestimmte Moleküle im Gewebe und ausreichende Enzyme, welche die Bindung verknüpfen oder die Lösung aus der Bindung katalysieren
▸ Das ausreichende Vorhandensein funktionsfähiger Rezeptoren für das Ankoppeln der Hormone
▸ Eine ausreichende Stimulationsfähigkeit der Signalprozessträger in der Zelle
▸ Das Vorhandensein von Ankopplungsmöglichkeiten des Hormonrezeptorkomplexes am Zielgen.

Allein bei dieser groben Beschreibung der Wirkweise von Hormonen fällt deutlich auf, wie kompliziert und wie anfällig dieses System ist. Dies ist der Grund, warum Hormone grundsätzlich nur von Spezialisten verordnet werden sollten, die diese komplizierten Mechanismen bei der Behandlung ihrer Patienten ständig in ihre Überlegungen mit einbeziehen müssen.

Die Wirkung von Hormonen auf der Zellebene durch eine Signalkette spielt sich natürlich unsichtbar für das menschliche Auge in winzigsten Körperstrukturen ab. Amerikanische Forscher konnten in einem interessanten Versuch diesen Prozess zum Teil sichtbar machen: Sie koppelten ein Leuchtgen an die Östrogenrezeptoren von Mäusen, die durch dieses bildgebende Verfahren deutlich erkennbar wurden. Führte man diesen Mäusen nun Östrogene zu, so reagierten die Rezeptoren der verschiedenen Organe erstaunlicherweise sehr unterschiedlich darauf.

## Die Leber als Abraumhalde

Das wichtigste Organ zum Hormonabbau ist die Leber. Hier wirken so genannte P450-Enzyme (die auch für den Aufbau von Steroidhormonen mit verantwortlich sind) beim Abbau der Geschlechtshormone mit. Der verzögerte Abbau führt zum Anstieg Krebs erregender Zwischenprodukte, aber auch zum jahrelangen Ansammeln von Hormonen im Gewebe, so dass diese Ansammlung die Hormontypen (zu viel/zu wenig Hormone) bestimmen kann.

# Anti-Aging
## mit hormoneller Power

Fehlen bestimmte Hormone, altern wir schneller, als uns lieb ist. Die

Rolle der Sexualhormone beim Alterungsprozess ist wohlbekannt;

über zahlreiche weitere wichtige Hormone hat man aber erst in jüngs-

ter Zeit neue Aufschlüsse gewonnen.

### Hormone auf Hochtouren

Neben individuellen Faktoren gelten für die Steuerung des Hormonhaushalts uralte biologische Prinzipien: Unseren hormonellen Höhepunkt erreichen wir mit Anfang bis Mitte 20, wenn wir, geht es nach Mutter Natur, unsere Aufgabe der Arterhaltung erfüllen sollen. Und genau dafür werden wir in diesen Jahren so gut wie nur möglich ausgerüstet. Unser Hormonhaushalt ist also vor allem deswegen im Zenit seiner Produktivität, damit wir uns fortpflanzen. Die Hormone wiederum regulieren den Stoffwechsel, der ebenfalls perfekt funktioniert. Der ganze Organismus läuft auf Hochtouren – wir befinden uns einfach auf der absoluten Höhe unserer persönlichen Lebenszeit.

### Hochsensibel oder bärenstark?

Auf einen Mangel oder ein Überangebot eines bestimmten Hormons reagiert unser Organismus sofort – entweder wir fühlen uns großartig und könnten quasi Bäume ausreißen, oder wir schlafen schon im Stehen ein. Im Folgenden erfahren Sie jede Menge Interessantes über die wichtigsten Hormone, die mit darüber bestimmen, wie alt wir werden – aber vor allem, wie wir alt werden.

### Östrogen – das Hormon der Weiblichkeit

Das weibliche Geschlechtshormon sorgt nicht nur für den Ablauf des weiblichen Zyklus, sondern auch dafür, dass unsere Knochen stabil bleiben, die Arterien nicht verkalken und wir psychisch ausgeglichen sind. Das Hormon mindert durch seinen positiven Einfluss auf die Blutfettwerte außerdem das Risiko von Herzinfarkt und Schlaganfall. Auch im männlichen Körper ist übrigens Östrogen vorhanden. Es wird mit Hilfe des Enzyms Aromatase aus dem Hormon Testosteron gewonnen.

## Testosteron – das Männlichkeitshormon

Testosteron gilt gemeinhin als Essenz der Männlichkeit, Kraft und Aggressivität. Es ist scheinbar absolutes Symbol für Macht, Ruhm und Erfolg. Es steht für das, weshalb Männer Kriege und Revolutionen anzetteln, allein um die Welt segeln, große und schnelle Autos fahren und Konkurrenz-kämpfe führen. Eigentlich keine körpereigene Substanz ist mit mehr Klischees behaftet als das Testosteron.

Rein körperlich gesehen ist es jedoch nicht ganz so dramatisch. Das männliche Geschlechtshormon sorgt für das gewisse Knistern im Bett und dafür, dass vielen Männern ansehnliche Muskeln wachsen. Es steigert darüber hinaus auch die körperliche Leistungsfähigkeit, schützt das Immunsystem und festigt die Knochen. Testosteron ist außerdem wichtig für die Bildung von Östrogen.

Und jetzt können Sie sich denken, warum es Frauen mit Damenbart gibt: weil auch im weiblichen Körper Testosteron gebildet wird, und wenn's zu viel des Guten ist, dann kann dies zu einem sehr maskulinen Typ von Frau führen.

> Ähnliches gilt natürlich auch für ein Zuviel an Östrogen bei Männern, wenngleich den Betroffenen deswegen nicht gleich Brüste wachsen. Allerdings kann es passieren, dass aufgrund des Östrogenüberschusses im Bett überhaupt nichts mehr läuft.

## Balsam für die Seele – Progesteron

Das Gelbkörperhormon wird bei Männern und Frauen in den Nebennieren gebildet, bei Männern auch in den Hoden sowie bei Frauen in den Eierstöcken und der Plazenta. Es hat einen ganz entscheidenden Einfluss auf das weibliche Wohlbefinden, denn es stimuliert die Produktion körpereigener schmerzstillender und ausgleichender Substanzen im Gehirn. Außerdem bereitet es die Gebärmutter auf eine mögliche Schwangerschaft vor und kurbelt die Produktion von Muttermilch an.

Progesteron sorgt für ein festes Bindegewebe. Es schützt vor Besenreisern, Krampfadern und Falten und beugt Hämorrhoidalleiden vor. Das Hormon hat eine beruhigende und stabilisierende Wirkung auf die Gehirnfunktion und fördert den Schlaf.

## Das Gute-Nacht-Hormon Melatonin

Melatonin wird ganz tief im Gehirn, in der Zirbeldrüse, produziert und ist unser hausgemachtes Schlafmittel und gleichzeitig das Zauberhormon für Jugendlichkeit schlechthin. Wenn Sie sich nächtelang schlaflos im Bett wälzen, sollten Sie einmal Ihren Melatoninspiegel überprüfen lassen – ist der nämlich zu niedrig, könnte das die Ursache für Ihre Schlafprobleme sein.

Die Ausschüttung des Hormons hängt von der Tageszeit ab. Viele kennen die bleierne Müdigkeit nach Flugreisen über mehrere Zeitzonen hinweg – der Jetlag ist auch eine Folge der durcheinander geratenen Melatoninausschüttung. Wird es dunkel, steigt die Melatoninproduktion an und sorgt da-

Schnarchen in den Wechseljahren? Manche Forscher vermuten, dass das dann nicht mehr produzierte Progesteron zu einer Beeinträchtigung der Atmung bei vielen Frauen führt.

**Die Zirbeldrüse bildet lichtabhängig Melatonin und wird deshalb auch als biologische Uhr bezeichnet.**

für, dass wir müde werden und gut schlafen, bei Helligkeit geht die Produktion wieder zurück – wir werden munter. Und da auch ein guter und ausgiebiger Schlaf uns jung hält, ist Melatonin das perfekte Anti-Aging-Hormon.

Melatonin reguliert außerdem die Bildung der Geschlechtshormone. Bis zur Pubertät beispielsweise ist der Melatoninspiegel im Organismus sehr hoch. Neueste wissenschaftliche Erkenntnisse belegen, dass der Abfall des Melatoninspiegels zwischen dem 12. und 14. Lebensjahr mit dem Einsetzen des weiblichen Zyklus in Verbindung steht. Melatonin reguliert also die Östrogene. Deshalb kann man mit dem Hormon in

hohen Dosen übrigens auch eine Schwangerschaft verhüten!

Wer allerdings auf dieses Mittel zurückgreift, braucht sich nicht zu wundern, wenn in Sachen Sex überhaupt nichts mehr läuft – Melatonin sorgt nicht nur dafür, dass Sie nicht schwanger werden, es sorgt auch dafür, dass Sie zu müde sind, um an Sex auch nur zu denken!

Melatonin kann dem Alterungsprozess unseres Organismus auch noch auf andere Weise Einhalt gebieten: Es verlangsamt nämlich die Zellteilung. Ob dadurch auch das Wachstum von Tumoren gebremst werden kann, wird derzeit noch erforscht. Melatonin ist außerdem ein sehr erfolgreicher Freie-Radikale-Jäger, der sogar eine höhere Wirksamkeit hat als beispielsweise Vitamin C. Dadurch ist das »Wohltäterhormon« natürlich auch sehr nützlich für ein stabiles Immunsystem.

*Auch Hormone sorgen dafür, dass wir uns in den verschiedenen Lebensabschnitten stark verändern.*

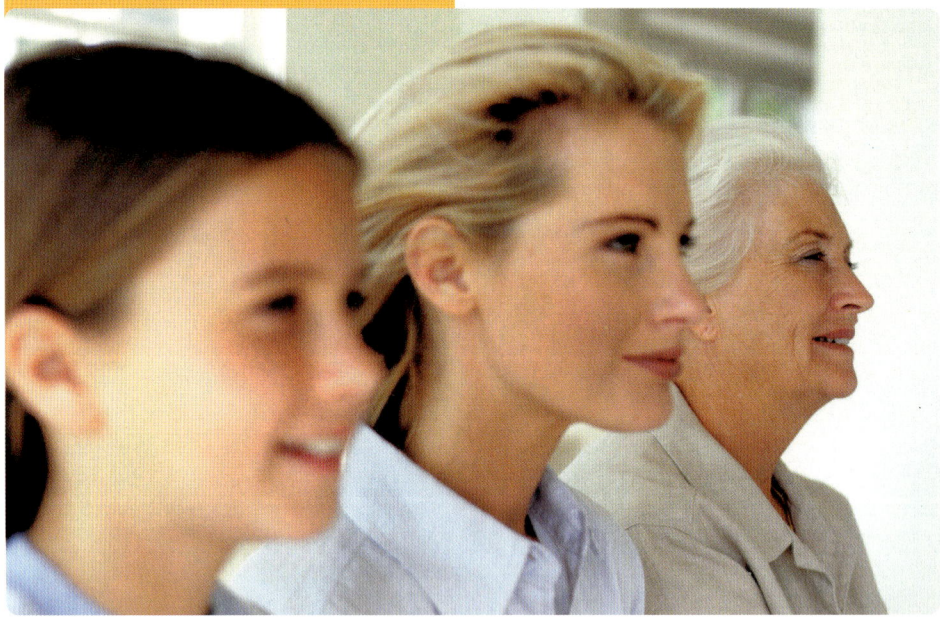

## Der körpereigene Jungbrunnen – DHEA

Dehydroepiandrosteron (DHEA) – dieses Wunderhormon, das kein richtiges Hormon ist, sondern eine Vorstufe davon, wird mit Hilfe von Cholesterin in den Nebennieren gebildet und ist die Muttersubstanz von mindestens 18 weiteren Hormonen, auch von Östrogen und Testosteron, den weiblichen und männlichen Geschlechtshormonen.

DHEA und unser Zerstörerhormon Cortisol vertragen sich nicht. Je besser die DHEA-Reserven sind, umso schwerer hat es das Cortisol. Je mehr Sie aber unter Stress stehen, umso mehr nimmt auch der Vorrat an DHEA ab, denn DHEA wird zur Produktion von Antistresshormonen benötigt.

Die höchste Konzentration an DHEA im Menschen ist bereits mit 25 Jahren erreicht, ein 70-Jähriger verfügt nur noch über maximal zehn Prozent dieses Wertes. Wissenschaftlich erwiesen ist inzwischen, dass ein hoher DHEA-Spiegel typische Alterserkrankungen wie Osteoporose und Arterienverkalkung abschwächt; es stärkt das Immunsystem, wirkt positiv bei depressiven Verstimmungen und sorgt dafür, dass wir uns einfach rundum fit und gesund fühlen. Mehrere Studien zeigten auch, dass bei höheren DHEA-Blutwerten die Herz-Kreislauf-Sterblichkeit zurückgeht sowie die Zuckerverwertung im Körper verbessert wird – wichtig z. B. bei Altersdiabetes. DHEA ist also das reinste Wellnesshormon. Außerdem verhindert es die Synthese von Fett in den Fettzellen und ist dadurch gut für die schlanke Linie.

## Ein Leben lang in Form – das Wachstumshormon

Somatotropin, das Wachstumshormon, hat über die Zellen direkten Einfluss auf Muskeln, Knochen und Gewebe und fördert bei Kindern und Jugendlichen Knochen- und Körperwachstum, bei Erwachsenen reguliert es u. a. die Muskel-, Knochen- und Fettmasse.

Die Produktion des Wachstumshormons wird ausgelöst durch die beiden Aminosäuren Arginin und Ornithin (siehe Seite 141) und nimmt unter den Hormonen im Hinblick auf den Alterungsprozess eine ganz besondere und wichtige Stellung ein. Es stimuliert den Muskelauf- und den Fettabbau und reguliert das Verhältnis zwischen dem »guten« und dem »bösen« Cholesterin, was wiederum zu einer Verminderung des Risikos für Herzinfarkt und Arteriosklerose führt.

Das Wachstumshormon sorgt bis zum Abschluss der Pubertät dafür, dass wir groß und kräftig werden. Danach ist seine Hauptaufgabe die Regulation der Knochen-, Fett- und Muskelmasse, und es hält auch die Psyche im Gleichgewicht. Wussten Sie, dass Menschen mit einem Wachstumshormonmangel doppelt so häufig von Scheidungen betroffen sind wie Menschen mit einem ausgeglichenen Wachstumshormonhaushalt?
An der Universität Lübeck entsteht aktuell eine Studie, die den Zusammenhang zwischen dem Wachstumshormonspiegel und der körperlichen und psychischen Vitalität des Menschen erforscht.

Das Wachstumshormon wird in der Hirnanhangsdrüse produziert. Fehlt es, kommt es zu Zwergenwuchs, ein Zuviel ruft Riesenwuchs hervor.

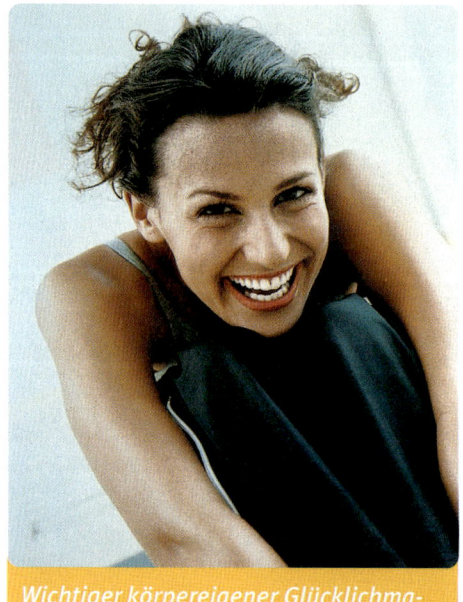

*Wichtiger körpereigener Glücklichmacher ist das Gewebehormon Serotonin.*

Das Wachstumshormon hat auch einen großen Einfluss auf unser Liebesleben. Schließlich wollen wir nicht nur bis 25 Spaß am Sex haben, sondern nach Möglichkeit ein bisschen länger. Mehr dazu finden Sie ab Seite 40.

## Happy days – Serotonin

Serotonin ist unser Gute-Laune-Hormon und sorgt dafür, dass wir innerlich ausgeglichen, zufrieden und optimistisch sind und dass wir tief und fest schlafen. Der Gegenspieler des Serotonins ist das Stresshormon Cortisol.
Serotonin gehört wie z. B. auch das Noradrenalin zu den so genannten Neurotransmittern. Es entsteht im Gehirn aus der Aminosäure Tryptophan und spielt eine entscheidende Rolle nicht nur für beschwingte Stimmung, sondern vor allem auch für unsere Konzentrationsfähigkeit.

## Wichtig fürs Wohlgefühl – Pregnenolon

Pregnenolon ist die Muttersubstanz der Sexualhormone, Stresshormone und von DHEA. Ein wichtiger Baustein also für unser Wohlbefinden. Je älter wir werden, umso mehr nimmt die körpereigene Produktion des Stoffes ab. Dadurch werden wichtige Stoffwechselfunktionen vermindert, und unser Organismus altert. Pregnenolon kann bei Bedarf in DHEA oder Progesteron umgewandelt werden. Das passiert dann, wenn große körperliche oder psychische Belastungen anstehen, Krankheiten überwunden werden müssen oder auch in bestimmten Lebensphasen, wie beispielsweise den Wechseljahren bei Frauen.

**Neurotransmitter sind Botenstoffe, also chemische Substanzen, die an den Nervenenden gebildet oder gespeichert werden und Impulse weiterleiten.**

Das Wachstumshormon wird nachts gebildet; deswegen sollten Sie darauf achten, dass Sie Ihre Nacht nicht allzu häufig zum Tag machen und sich Ihr regelmäßiges Pensum Schlaf (am besten vor Mitternacht, dann ist die Produktivität am größten!) zugestehen.
Das Wachstumshormon erhält außerdem die Spannkraft der Haut und spielt bei der festen Verankerung der Zähne eine wichtige Rolle. Wer ständig unter Müdigkeit und depressiven Verstimmungen leidet, sollte einmal seinen Wachstumshormonspiegel untersuchen lassen. Ein Mangel des Hormons könnte nämlich der Grund dafür sein. Der Wachstumshormonspiegel sinkt durchschnittlich alle zehn Jahre um 14 Prozent. Hier liegt also eine der Hauptursachen für altersbedingte Verfallserscheinungen.

Pregnenolon verbessert die Gedächtnisleistung und schützt vor Stresszuständen und Erschöpfung. Außerdem lindert das Hormon Wechseljahre- sowie Menstruationsbeschwerden.

Das bedeutet, es stellt eine wichtige Alternative für Frauen in der Menopause dar, die aufgrund familiärer Vorbelastung oder anderer Bedenken das Risiko einer Östrogeneinnahme scheuen. Pregnenolon stellt eine Vorläufersubstanz weiblicher Sexualhormone dar und kann ohne die gefürchteten Nebenwirkungen (Krebsrisiko) von Östrogen Frauen in den Wechseljahren mit hormoneller Grundsubstanz versorgen.

Gute Erfolge zeigt Pregnenolon auch als wirksamer Gegenspieler bei rheumatischen Erkrankungen.

> Die hier vorgestellten Hormone, die in unserem Körper wirken, sind natürlich nicht alle, die Einfluss auf unser Leben haben. Die Geschlechtshormone Östrogen und Testosteron, Melatonin, DHEA und das Wachstumshormon sind jedoch die Hormone, die im Hinblick auf Anti-Aging mit die größte Bedeutung haben. Was Sie tun können, wenn der Haushalt dieser wichtigen Hormone in Unordnung gerät, lesen Sie ab Seite 90.

# Unsere Hormone sind Teamspieler

Alle Hormone wirken ineinander wie in einem Netz. Das neurohormonale Immunnetz stellt ein typisches Beispiel für die Verknüpfung der hormonalen Wirkung und des Zusammenspiels der Hormone dar.

Wenn während des Alterungsprozesses einerseits die Sekretion des Hormons Cortisol ansteigt und andererseits die von DHEA-S (beides Hormone aus der Nebennierenrinde) abfällt, dann hat das Auswirkungen auf das Gedächtnis, indem z. B. die Nervenzellen des Hippocampus, Sitz unseres Kurzzeitgedächtnisses, zerstört werden. DHEA wirkt diesem Verfall entgegen.

## Auch die Immunabwehr wird stark beeinflusst

Auch das Immunsystem wird durch Cortisol gehemmt und durch DHEA stimuliert. Östrogene hemmen es ebenfalls. Der Eintritt der Menopause der Frau führt mit dem Verlust der Östrogene somit auch zu einem überregulierten Immunsystem mit möglichen so genannten Autoimmunerkrankungen, bei denen der Körper ungehemmt eigenes Gewebe anzugreifen beginnt. Daher ist es wichtig, bei einer Hormonersatztherapie die vielfachen Effekte zu kennen und zu beachten!

> Hormone werden in vielen Organen produziert. Eine der wichtigsten »Hormonfabriken« in unserem Inneren sind die Nebennieren. Die nur 15 Gramm wiegenden halbmondförmigen Drüsen sitzen an der Oberseite der Nieren. Im Mark dieser Drüsen wird das Stresshormon Adrenalin produziert. Die äußere Rinde liefert beispielsweise Cortisol, Androgene und Östrogene. Gut funktionierende Nebennieren sind besonders für Frauen in der Menopause wichtig, da sie die versiegende Östrogenproduktion der Eierstöcke kompensieren können.

*Auch Männer kommen in die Wechseljahre! Bei ihnen heißt das dann Andropause oder Klimakterium virile.*

**19**

# Profile –
## die hormonelle Konstitution

**Kein Mensch ist wie der andere, und jeder Organismus funktioniert**

**auf unterschiedliche Art und Weise. Der eine wird groß, der nächste**

**bekommt schnell Sonnenbrand, manchem fallen schon früh die Haare**

**aus: Auch das steuern unsere Hormone.**

### Venus oder Mars?

Auf den nächsten Seiten finden Sie eine Beschreibung sechs verschiedener Hormontypen mit ihren kennzeichnenden körperlichen und seelischen Merkmalen. Selbstverständlich stellt diese Einteilung in »Schubladen« eine grobe Vereinfachung dar, um die eigene hormonelle Konstitution näher kennen zu lernen. Lassen Sie sich also bei Ihrer persönlichen Einordnung nicht von der lieben Eitelkeit lenken: Vermutlich sind Sie nämlich ein »Mischtyp«, vielleicht beispielsweise ein »Mars« mit sensiblen Seiten oder eine »Venus« mit gertenschlanken Hüften! Versuchen Sie einfach herauszufinden, zu welchem Hormontyp Sie mit den meisten Ihrer individuellen Eigenschaften tendieren.

Auf der Grundlage der Geschlechtshormone Östrogen und Testosteron lassen sich Männer und Frauen grundsätzlich in jeweils drei hormonelle Haupttypen unterteilen: Es gibt Menschen, die Östrogen schnell abbauen, bei anderen dauert der Östrogenabbau länger, und bei der dritten Gruppe herrscht ein Überschuss an Testosteron. Jede dieser Personengruppen kennzeichnen bestimmte Merkmale, die schon optisch relativ einfach zu erkennen sind. Und jeder dieser Menschen hat unterschiedliche hormonelle Bedürfnisse, um sich rundum wohl zu fühlen und gesund zu bleiben.

Das bedeutet keinesfalls, dass Sie unbedingt mit ergänzenden Pillen und Pülverchen Ihren Hormonhaushalt aufbessern müssen: An erster Stelle stehen Maßnahmen, um die körpereigene Hormonproduktion anzukurbeln und in das für Ihren Typ richtige Gleichgewicht zu bringen. Wie Sie Ihren persönlichen Hormontyp mit Hilfe einer optimalen Ernährung am besten unterstützen, können Sie ab Seite 147 detailliert nachlesen.

# Der androgyne Hormontyp

Männer mit einem Überschuss an Östrogenen haben einen massigen Körperbau und neigen stark zur Gewichtszunahme. Die Körperformen dieses Typs sind fast weiblich, er neigt außerdem zu Krampfadern. Er wirkt aufgrund seiner weichen Gesichtszüge sanft und mütterlich und ist meistens liebevoll und einfühlsam. Die äußere ruhige Fassade kann jedoch täuschen; oft stecken unter der dicklichen Hülle cholerische Tretminen, die beim kleinsten Anlass unerwartet explodieren. Grundsätzlich ist der androgyne Typ allerdings eher ein sinnlicher Genussmensch, der gutes Essen zu schätzen weiß und für den das leibliche Wohl eine wesentliche Rolle spielt.

Der androgyne Typ sollte Alkohol, vor allem Bier, meiden und östrogenhaltige Nahrungsmittel von seinem Speiseplan streichen. Das macht nur dick. Ideal ist vegetarische Kost, denn auch das in Fleisch enthaltene Testosteron wird in seinem Körper in Östrogen umgewandelt.

Das Risiko einer Herz-Kreislauf-Erkrankung ist für den androgynen Typ hoch; Gleiches gilt für Diabetes mellitus. Außerdem leidet er oft an einer Vergrößerung der Prostata.

# Der asketische Hormontyp

Der Abbau von Östrogenen erfolgt beim männlichen asketischen Typ sehr schnell. Mit wenig Unterhautfettgewebe ist sein Knochenbau schlank und knochig, Gewichtsprobleme kennt er nicht. Er neigt vor allem nachts zu starkem Schwitzen.

So hart er gegen sich selbst ist, so ist er auch im Umgang mit seinen Mitmenschen. Emotional eher sparsam veranlagt, reagiert er auf die Sorgen und Nöte seiner Umgebung wenig einfühlsam und versagt sich selbst alles Schöne.

Asketische Typen neigen häufig zu zwanghaftem Verhalten und sind latent aggressiv. Sie sind ideale Ausdauersportler. Wenn sie bei ihrer Ernährung auf einen großen Anteil an östrogenhaltigen Nahrungsmitteln achten, dann klappt's auch mit der Potenz.

# Der Mars-Hormontyp

Männer mit einem Überschuss an Testosteron verkörpern häufig den Prototyp des Mannes, wie Frauen ihn sich wünschen!

## Risikofaktoren

▸ **Androgyner Typ:** Übergewicht, Krampfadern, Herz-Kreislauf-Erkrankungen, Prostatavergrößerung
▸ **Asketischer Typ:** Potenzstörungen, Schlafstörungen, Untergewicht, Kopfschmerz
▸ **Mars-Typ:** Prostatakrebs, Herzinfarkt
▸ **Venus-Typ:** Übergewicht, Krampfadern, Wechseljahrebeschwerden, Brustkrebs
▸ **Knabenhafter Typ:** Schlafstörungen, Kopfschmerz, Migräne
▸ **Amazonen-Typ:** Hautprobleme, Übergewicht, Herz-Kreislauf-Erkrankungen, Fettstoffwechselstörungen

Nicht vergessen: Die sechs Hormontypen treten eigentlich nie in ihrer Reinform auf – normalerweise ist jeder Mensch eine »hormonelle Mischung« aus unterschiedlichen Typen.

Groß, durchtrainiert, muskulös, sexy – der Held auf dem weißen Pferd eben, der die Schöne in seine starken Arme nimmt und vor dem bösen Drachen rettet. Dafür ist der Mars-Typ wie geschaffen. Solange es der Selbstdarstellung dient, bietet er nur Höchstleistungen. Für die meisten Damen gibt es nach heißer Leidenschaft jedoch leider ein böses Erwachen, denn sensibel ist er nicht, der stolze Krieger, und Frauen haben seiner Meinung nach sowieso nicht viel zu sagen. Nach der Liebesnacht zieht er wieder in den »Krieg«, um kraft seiner Männlichkeit die Nächste zu erobern.

Der Mars-Typ ist häufig der sehr durchsetzungsfähige Einzelkämpfer, der sich in Führungspositionen zu behaupten weiß. Die Gefahr, an Prostatakrebs zu erkranken oder einen Herzinfarkt zu bekommen, ist bei diesem Typ relativ hoch.

Entspannung, Meditation, Yoga – alles, was den Mars-Hormontyp von seinem »overdrive« etwas herunterbringt, ist genau das Richtige für ihn. Tipps für diese »sanften« Disziplinen und einen relaxten Alltag siehe Seite 62ff.

Er ist der typische Stresstyp, und man nennt ihn auch Typ-A-Herztyp. Er muss immer kämpfen, egal an welcher Front und um welchen Preis. Beim Essen liebt er die Abwechslung ebenso wie bei den Frauen. Wichtig für seinen Hormonhaushalt ist Eiweiß.

## Die Venus-Frau

Das weibliche Gegenstück zum androgynen Männertyp ist die Venus-Frau. Sie verkörpert den Traum aller Männer. Auch sie hat ein Zuviel an Östrogenen, was zu ausgeprägt weiblich-weichen Formen führt. Sie neigt aber leider auch zu Krampfadern und Zellulite; bei Gewichtszunahme tendiert sie zur Birnenform. Besonders Arme und Oberschenkel werden dick. In ihrer Jugend gilt sie wegen ihrer entwickelten Brüste oft als frühreif.

Sie sehnt sich nach dem Mars-Mann, fühlt sich aber von ihm ein Leben lang unverstanden. Die Nachwuchsplanung regelt sich mit einem hohen Östrogenspiegel eigentlich fast von selbst: Venus-Typen sind sehr fruchtbar.

Sie haben eine weiche Haut und häufig ein auffallend schönes Gesicht. Durch den starken Östrogenabfall während der Wechseljahre leiden Venus-Frauen besonders. Massive Hitzewallungen und Schweißausbrüche machen ihnen das Leben schwer, und auch das Brustkrebsrisiko steigt durch den Hormonabfall erheblich.

Sie sollten daher während der Wechseljahre verstärkt auf östrogenhaltige Nahrungsmittel achten. Zum Testosteronausgleich darf es dann schon mal ein ordentliches Steak sein!

## Der knabenhafte Frauentyp

Dieser Frauentyp baut Östrogen sehr schnell ab, genauso wie der asketische Typ bei den Männern.

Der knabenhafte Typ ist dünn und zeigt häufig die Neigung zu stärkerer Behaarung. Auch leiden knabenhafte Frauen öfter unter Schlafstörungen, Kopfschmerzen und Migräneanfällen. Der knabenhafte Typ hat kaum Probleme mit Zellulite oder mit

Krampfadern, und auch das Gewicht macht ihm keine Sorgen. Frauen dieses Typs werden besonders von Venus-Frauen oft beneidet, denn sie können im Gegensatz zu ihnen essen, was sie wollen, ohne auch nur einen Gedanken an Speckbauch und Fett auf den Hüften verschwenden zu müssen. Als Partner suchen sie sich gerne Männer des androgynen Typs, da er die Hormonbalance ausgleichen kann, indem er die fehlenden Östrogene ersetzt.

Da das Östrogenniveau schon sehr niedrig ist, braucht sich der knabenhafte Frauentyp nicht vor den Wechseljahren zu fürchten. Die unangenehmen Beschwerden bleiben weitgehend aus; auch das Brustkrebsrisiko ist relativ gering.

Frauen dieses Typs sollten besonders auf reichliche Zufuhr von Phytoöstrogenen (siehe Seite 31) aus der Nahrung achten, denn sie haben einen hohen Östrogenbedarf.

## Die Amazonen-Frau

Amazonen-Frauen sind für die Männerwelt nicht unbedingt weniger attraktiv als ihr Gegenstück, der Mars-Typ, für die Frauen. Ihr Überschuss an Testosteron zeigt sich in Form eines sehr kräftigen Körperbaus, der Neigung zu Übergewicht und einer ausgeprägten Körperbehaarung.

Eine gepflegte Amazonen-Frau wird von den Männern durchaus begehrt, sie haben aber auch Angst vor ihr. Eine scheinbar latente Aggressionsbereitschaft erleichtert es ihr, sich in der Männerwelt durchzusetzen. Dennoch sehnt sie sich nach Geborgenheit, was jedoch leicht in Einengung und Vereinnahmung endet. Ihr Idealtyp wäre der Mars-Mann, doch eine Partnerschaft zwischen beiden führt natürlich nicht immer in die Glückseligkeit, sondern leider sehr viel häufiger zum ewigen Ehekrieg.

Der Amazonen-Typ gilt als dominant, hat häufig eine tiefe Stimme und leidet nicht selten unter Hautirritationen.

Diese äußeren Merkmale sorgen manchmal für ein geringes Selbstwertgefühl im Hinblick auf die eigene Weiblichkeit, was im Gegensatz zur sexuellen Aktivität des Amazonen-Typs steht. Gesundheitlich anfällig sind das Herz-Kreislauf-System und der Fettstoffwechsel. Die Amazonen-Frau braucht vor allem Eiweiß und östrogenhaltige Nahrungsmittel.

**Die Amazonen, ein kriegerisches Frauenvolk, erhielten laut griechischer Sage ihre reine Frauenkultur, indem sie nur gelegentlich Geschlechtsverkehr mit Männern benachbarter Stämme hatten und dann ausschließlich die geborenen Mädchen aufzogen.**

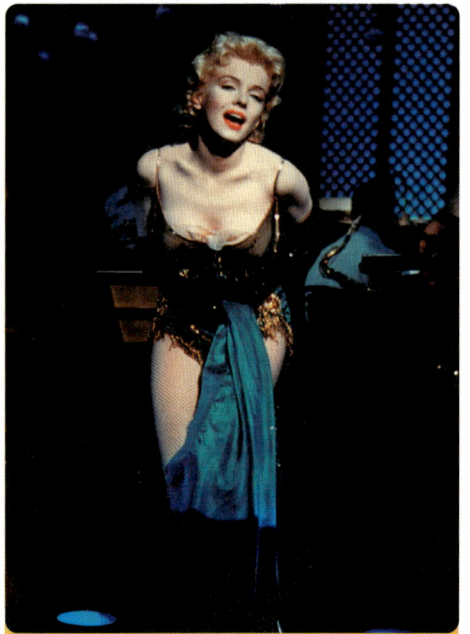

*Eine bevorzugte Blondine – rein äußerlich ist Marilyn Monroe geradezu der Inbegriff des hormonellen Venus-Typs.*

# Prüfstand –
## hormonell im grünen Bereich?

Anhand der folgenden Checklisten können Sie ganz einfach bestimmen,

ob Ihr Hormonhaushalt in Ordnung ist oder ob vielleicht ein hormo-

nelles Defizit die Ursache von Beschwerden, für die Sie bisher keine

Erklärung fanden, sein könnte.

## Hand aufs Herz ...

... krank sind Sie nicht, aber immer sooo müde? Da ist immer ganz schnell die Erklärung »momentan stark im Stress« zur Hand, denn wer möchte in unserer Leistungsgesellschaft schon zugeben, in wachsendem Maß unter allen möglichen Zipperlein zu leiden und sein Tagespensum immer schwerer zu schaffen?! Gerade jenseits der 45 möchte man nicht unbedingt auch noch nach außen zeigen, dass man sich »auf dem absteigenden Ast« fühlt. Die kleinen Befindlichkeitsstörungen sollten aber ernst genommen werden, denn sie summieren sich und beeinträchtigen dann ernsthaft Ihre Lebensqualität. Oft sind hormonelle Defizite dafür verantwortlich. Aber da lässt sich Abhilfe schaffen.

Beantworten Sie die folgenden Fragen, und notieren Sie sich für jedes Hormon die Anzahl Ihrer Ja-Antworten. Weist die Auswertung des Tests auf bestimmte Hormonmängel hin, sollten Sie sich auch mit folgenden Fragen beschäftigen:

⯈ Treten die Beschwerden erst seit kurzer Zeit oder schon länger auf?

⯈ Haben sich in dem betreffenden Zeitraum meine Lebensumstände verändert, z. B. erhöhter beruflicher oder privater Stress?

⯈ Habe ich meine Ernährung oder meinen Tagesrhythmus umgestellt?

⯈ Habe ich sportliche oder entspannende Freizeitaktivitäten aufgegeben oder – im Gegenteil – ein neues leistungsbetontes Hobby begonnen?

Sollten Sie ausschließlich die Nein-Spalte mit Kreuzchen füllen, können Sie sich gratulieren: Dann ist Ihr Hormonstatus vermutlich völlig in Ordnung. Je häufiger die Ja-Antworten sind, umso dringender sollten Sie etwas für Ihren Hormonhaushalt tun. Wie das am besten geht, können Sie ab Seite 30 nachlesen.

## Selbstcheck Hormonstatus

| Wachstumshormonmangel | Ja | Nein |
|---|---|---|
| Wird Ihnen häufig schnell kalt? | ☐ | ☐ |
| Sind Haut und Haar dünn bzw. brüchig? | ☐ | ☐ |
| Ist das Gewebe an den Innenseiten der Oberschenkel schlaff? | ☐ | ☐ |
| Hängt das Gewebe am Bauch herab? | ☐ | ☐ |
| Neigen Sie zu Übergewicht? | ☐ | ☐ |
| Leiden Sie unter Zahnfleischbluten? | ☐ | ☐ |
| Ziehen Sie sich von Freunden und Bekannten zurück? | ☐ | ☐ |
| Haben Sie wenig Selbstvertrauen? | ☐ | ☐ |
| Sind Sie häufig müde und erschöpft? | ☒ | ☐ |
| Leiden Sie unter Stimmungsschwankungen? | ☐ | ☐ |

| Cortisolmangel | Ja | Nein |
|---|---|---|
| Verlieren Sie schnell die Nerven? | ☒ | ☐ |
| Werden Sie müde, wenn Sie unter Stress stehen? | ☐ | ☐ |
| Werden Sie gegen 11 Uhr vormittags bzw. gegen 16 Uhr am Nachmittag müde oder schwindelig? | ☐ | ☐ |
| Verspüren Sie häufig Heißhunger auf Süßes? | ☒ | ☐ |
| Ist Ihr Blutdruck oft zu niedrig? | ☐ | ☐ |

| Cortisolüberschuss | Ja | Nein |
|---|---|---|
| Sind Sie oft müde, wenn Sie stehen müssen, und bessert sich die Müdigkeit im Liegen? | ☐ | ☐ |
| Reagieren Sie auf einen Energieüberschuss häufig mit blindem Aktionismus? | ☐ | ☐ |
| Leiden Sie unter hohem Blutdruck? | ☐ | ☐ |
| Ist Ihre Achsel- und Schambehaarung gering? | ☐ | ☐ |
| Ist Ihre Haut fettig und unrein? | ☐ | ☐ |

## Selbstcheck Hormonstatus

| DHEA-Mangel | Ja | Nein |
|---|---|---|
| Sind Sie häufig erkältet? | ☐ | ☐ |
| Fühlen Sie sich antriebslos, und sind Sie schnell erschöpft? | ☐ | ☐ |
| Leiden Sie unter depressiven Verstimmungen? | ✕ ☐ | ☐ |
| Können Sie sich schlecht konzentrieren, und sind Sie vergesslich? | ✕ ☐ | ☐ |
| Beobachten Sie eine schnelle Hautalterung und Faltenbildung? | ☐ | ☐ |
| Leiden Sie unter Erektionsstörungen? | ☐ | ☐ |
| Haben Sie das Interesse an Sex verloren? | ☐ | ☐ |
| Nimmt Ihr Bauchfett in letzter Zeit deutlich zu? | ☐ | ☐ |
| Haben Sie schlechte Blutfettwerte? | ☐ | ☐ |

| Östrogenmangel | Ja | Nein |
|---|---|---|
| Sind Sie oft deprimiert? | ✕ ☐ | ☐ |
| Leiden Sie häufig unter Hitzewallungen? | ☐ | ☐ |
| Schwitzen Sie stark, vor allem nachts? | ☒ | ☐ |
| Leiden Sie unter trockenen Schleimhäuten? | ☒ | ☐ |
| Haben Sie Schmerzen beim Sex? | ☐ | ☐ |
| Leiden Sie unter Gelenkschmerzen? | ☐ | ☐ |
| Sind Sie oft kurzatmig? | ☐ | ☐ |
| Brauchen Sie nach körperlichen Anstrengungen eine längere Regenerationsphase? | ☐ | ☐ |
| Fühlen Sie sich durch eine permanente Müdigkeit wie gelähmt? | ☐ | ☐ |
| Sind Sie häufig müde und erschöpft? | ✕ ☒ | ☐ |
| Leiden Sie unter Stimmungsschwankungen? | ✕ ☐ | ☐ |

## Selbstcheck Hormonstatus

### Östrogenüberschuss

| | Ja | Nein |
|---|---|---|
| Haben Sie Schmerzen in der Zyklusmitte beim Eisprung? | ☐ | ☐ |
| Sind Ihre Brüste größer geworden? | ☐ | ☐ |
| Leiden Sie unter Geschwülsten in der Gebärmutter? | ☐ | ☐ |
| Sind Sie insgesamt reizbarer und aggressiver als früher? | ☐ | ☐ |
| Haben Sie häufig schlechte Laune? | ☐ | ☐ |
| Ist Ihnen die Lust auf Sex vergangen? | ☐ | ☐ |
| Leiden Sie unter starken Schmerzen bei der Periodenblutung? | ☐ | ☐ |
| Setzen Sie an Bauch und Hüften stark Fett an? | ☐ | ☐ |
| Leiden Sie unter Zellulite? | ☐ | ☐ |
| Neigen Sie verstärkt zu schmerzhaften Krampfadern? | ☐ | ☐ |

### Testosteronmangel

| | Ja | Nein |
|---|---|---|
| Sind Sie häufig müde? | ☒ | ☐ |
| Fühlen Sie sich körperlich schwach? | ☒ | ☐ |
| Verspüren Sie den häufigen Drang zum Wasserlassen? | ☒ | ☐ |
| Leiden Sie unter Verstopfung? | ☐ | ☐ |
| Altert Ihre Haut rasch, wird grobporig und faltig? | ☐ | ☐ |
| Leiden Sie unter Depressionen? | ☐ | ☐ |
| Sind Sie eher passiv und lethargisch? | ☐ | ☐ |
| Sind Sie insgesamt reizbarer, reagieren Sie emotionaler als früher? | ☐ | ☐ |
| Sind Sie weniger tolerant als früher? | ☐ | ☐ |
| Werden Sie nachlässig in Ihrem äußeren Erscheinungsbild? | ☐ | ☐ |
| Neigen Sie verstärkt zu Krampfadern? | ☐ | ☐ |
| Vermissen Sie Ihre Libido? | ☐ | ☐ |
| Leiden Sie häufig unter Erektionsstörungen? | ☐ | ☐ |
| Kommt es häufig zu einer verfrühten Ejakulation? | ☐ | ☐ |

# Start up
## your life

Mittlerweile kennen Sie Ihren Hormontyp und haben mit Hilfe der Checklisten Ihren ganz persönlichen Hormonstatus festgestellt – wesentliche Voraussetzungen, um eventuelle Mängel beheben zu können. Dafür ist zunächst keine medizinische Therapie notwendig; jetzt gilt es, die körpereigenen Hormone auf ganz natürliche Weise zu stärken und zu regulieren.

# Die Kraft
## der eigenen Hormone stärken

**Die Behandlung hormoneller Defizite tut nicht weh, beinhaltet keine widerlich schmeckenden Medikamente und muss auch nicht teuer werden: Oft schaffen schon eine bewusstere Ernährung, viel Bewegung und ein gesünderer Lebensstil Abhilfe.**

Hormone steuern unser Leben. Nicht nur unsere psychischen Befindlichkeiten sind davon abhängig, welches Hormon in welcher Konzentration in unserem Körper vorhanden ist, sondern auch der Alterungsprozess unseres Organismus wird wesentlich von den Hormonen bestimmt. Je älter wir werden, umso mehr lässt die Produktion der körpereigenen Hormone nach – und das zieht die körperlichen und geistigen altersbedingten Veränderungen nach sich, die wir so gerne aufhalten möchten.

### Anti-Aging macht Spaß!

Diese Devise gilt ganz sicher für alle, die von den neuen Erkenntnissen über unseren Hormonhaushalt profitieren wollen, um sich mehr Lebensfreude und Vitalität auch in fortgeschrittenem Lebensalter zu erhalten. Wer allerdings zu einem Wettlauf mit der Zeit antreten möchte, um einem nur auf Äußerlichkeiten bezogenen Jugendlichkeitswahn zu frönen, wird sich viel Frustration auf diesem Weg einhandeln. Eine hormonbewusste Ernährung und Lebensführung bringt auf angenehmste Weise mehr Gesundheit, geistige und körperliche Beweglichkeit und damit auch gesteigerte Attraktivität ins Leben – zum faltenfreien »Barbie-Look« (oder ihrem männlichen Pendant Ken) führt sie aber nicht.

### Kickstart für die Hormonproduktion

Wir können jedoch dafür sorgen, dass unser Körper nach wie vor Hormone in ausreichender Menge produzieren kann und wir nicht nur attraktiv, sondern auch fit und gesund bleiben. Dafür braucht unser Körper die entsprechenden Grundstoffe, die wir über die Ernährung aufnehmen können. Ob sich unser Hormonhaushalt im Gleichge-

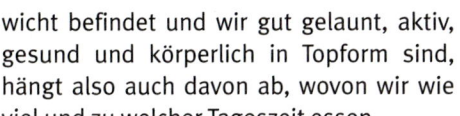
wicht befindet und wir gut gelaunt, aktiv, gesund und körperlich in Topform sind, hängt also auch davon ab, wovon wir wie viel und zu welcher Tageszeit essen.

Übrigens: Auf das Thema »Anti-Aging-Ernährung« kommen wir ab Seite 108 noch einmal ausführlich zurück.

Neben einer gesunden Ernährung gibt es noch eine ganze Menge, was Sie ganz nebenbei für die natürliche Stimulation Ihrer Hormone tun können: viel lachen beispielsweise, Spaß am Leben haben, die Liebe genießen, ausreichend schlafen. Und nicht vergessen: Jede Form der Bewegung ist ein natürlicher Hormonkick.

## Mehr Östrogen durch Phytohormone

Wenn Ihnen Östrogen fehlt, dann kann das mit den Wechseljahren (Klimakterium) zusammenhängen. Typische Erscheinungen sind hier Hitzewallungen, Schweißausbrüche, Schlafstörungen, Depressionen, trockene und zur Faltenbildung neigende Haut und Haarausfall. Und das gilt auch für Sie, meine Herren, denn natürlich kommen auch Männer in die Wechseljahre – bei ihnen nennt man das dann Andropause.

Entsprechend gegensteuern können Sie auf pflanzlicher Basis mit jeder Art von Sojaprodukten, Salbei, Rotklee, Hopfen, Gelée royale u. a. Auf diese Weise können Sie milde Formen der typischen Wechseljahrebeschwerden bei Frauen vermindern, ebenso der Faltenbildung und dem Risiko von Brustkrebserkrankungen vorbeugen.

Welche hervorragende Wirkung Soja als Phytohormon hat, sieht man gut am Beispiel Japans: Japaner werden durchschnittlich 74,5 Jahre alt, Amerikaner dagegen

### Wallungen und Wandlungen

Veränderungen im Hormonhaushalt sind nicht eine Frage des Altwerdens, sondern generell eine Frage des Alters. Jeder neue Lebensabschnitt ist eng an eine hormonelle Neuorientierung geknüpft, beispielsweise an der Schwelle zum Erwachsenwerden, wenn das Glück stark von der Anzahl der Pickel, der Größe der Brüste oder anderer Körperteile abhängt, wenn die Schwangerschaft ungeahnte Energiepotenziale freilegt und Frau sich nicht nur phantastisch fühlt, sondern auch so aussieht, oder wenn wir uns neu verlieben und schon der Gedanke an die/den Liebste/n nicht nur das Blut in Wallung bringt – all das ist nichts anderes als die Hormonkraft.

sterben viereinhalb Jahre früher. Grund: In Japan gehört Soja quasi zu den Grundnahrungsmitteln, wohingegen in Amerika immer noch zu fett und zu süß gegessen und zu wenig Sport getrieben wird. Die spezielle Wirkung der Sojaprodukte wird zusätzlich dadurch belegt, dass Untersuchungen von in Amerika lebenden Japanern zeigten, dass ihre Lebenserwartung sich denen der Amerikaner angleicht, wenn sie deren Ernährungsgewohnheiten übernehmen.

Für die Aufnahme und Verwertung der Phytohormone im Körper ist eine gute Verdauung von großer Bedeutung. Eine durch die Einnahme von Antibiotika oder Darmerkrankungen geschwächte Darmflora kann Phytoöstrogene nicht wirkungsvoll für den Organismus aufbereiten.

### Wer lebt wo am längsten?

Die WHO (Weltgesundheitsorganisation) veröffentlichte 2000 die Top Ten der Länder mit der höchsten durchschnittlichen Lebenserwartung in Jahren:

| | | |
|---|---|---|
| 1. | Japan | **74,5** |
| 2. | Australien | **73,2** |
| 3. | Frankreich | **73,1** |
| 4. | Schweden | **73,0** |
| 5. | Spanien | **72,8** |
| 6. | Deutschland | **72,5** |
| | Schweiz | **72,5** |
| 8. | Griechenland | **72,4** |
| | Monaco | **72,4** |
| 10. | USA | **70,0** |

## Hafer hebt den Testosteronspiegel

Wenn Sie sich schlecht konzentrieren können und sich körperlich schlapp fühlen, häufig krank sind und unter Schlafstörungen, Stimmungsschwankungen und trockener Haut leiden, kann das an einem Mangel des potenten Libidohormons liegen. Häufig ist der Abfall des Testosteronspiegels altersbedingt.
Es wird also allerhöchste Zeit, Maßnahmen zu ergreifen, und wenn Sie schon dabei sind, können Sie als Erstes gleich das Rauchen aufgeben. Nikotin fördert nämlich nicht nur die Bildung von freien Radikalen und macht uns dadurch alt, sondern Rauchen macht uns auch krank, wie auf jeder Zigarettenschachtel steht. 90 Prozent der Lungenkrebskranken in Deutschland sind

*Heimvorteil im Fußball durch Testosteron? Britische Wissenschaftler behaupten, dass ein erhöhter Testosteronspiegel Kicker dazu treibt, ihr eigenes Revier mit geballter Kraft zu verteidigen.*

Raucher. Und dabei erhöht Nikotin nicht nur das Risiko von Lungenkrebs: Da gibt es noch Mund-, Kehlkopf-, Nieren- und Blasenkrebserkrankungen.
Frauen tragen zudem das Risiko einer Brustkrebs- oder Gebärmutterhalskrebserkrankung, und die Wahrscheinlichkeit einer Erkrankung steigt leider buchstäblich mit jeder Zigarette.
Wenn Sie Ihren Testosteronspiegel anheben möchten, setzen Sie Hafer und Ginseng auf Ihren Speiseplan. Ginseng hat eine positive Wirkung auf die Hirnfunktion und verbessert außerdem Ihr Liebesleben, liefert mehr Energie und fördert die Wachsamkeit und Stressresistenz.
Mit einer Extraportion Zink helfen Sie dem Testosteron ebenfalls auf die Sprünge; greifen Sie also zu Austern, Hummer und Garnelen, Shiitakepilzen, Sojabohnen, Weizenkleie und Kürbiskernen. Lassen Sie sich inspirieren, oder halten Sie's mit Casanova: 40 Austern pro Tag, und Ihr Liebesleben kommt garantiert wieder voll auf Touren!

Falls Sie gerne mal ein kühles Bier trinken, tun Sie übrigens auch damit etwas für Ihren Östrogenhaushalt. Die Zufuhr des Hopfens hat durchaus eine hormonelle Wirkung. Früher, als man den Hopfen noch von Hand erntete, waren die Frauen abends nach getaner Arbeit in bester Flirtlaune, bei den Männern dagegen war im wahrsten Sinne des Wortes »tote Hose«. Sie hatten nämlich die östrogenhaltigen Hopfenhormone aufgenommen, die Frauen liebesmäßig in Fahrt bringen, Männer aber in sexuelle Schlaftabletten verwandeln.

## Die Yamswurzel liefert Progesteron

Als Progesteronspender schlechthin gilt die aus Mexiko stammende Yamswurzel. Sie regt übrigens auch die Produktion von DHEA in den Nebennieren an.

## Nüsse und Kräuter für mehr Melatonin

Sie können die Melatoninproduktion anregen, indem Sie abends eine Tasse Lapacho- oder Johanniskrauttee trinken. Sojabohnen, Erdnüsse und Mandeln haben ebenfalls eine positive Wirkung, genauso wie Thunfisch, Rinderfilet, Emmentaler und Hüttenkäse.
Neueste Erkenntnisse haben übrigens ergeben, dass Melatonin auch den Insulinspiegel beeinflusst und den Blutdruck reguliert. Gerade wer nachts unter hohem Blutdruck leidet, sollte vielleicht einmal seine Melatoninwerte überprüfen lassen.

## Mehr DHEA durch Fisch und Pflanzenöle

Geben Sie dem Stress keine Chance, dann bleibt auch genügend DHEA übrig, um Sie fit und gesund über die Jahre zu bringen.
Sich mit DHEA jung essen können Sie in Form von Auberginen, Thunfisch, Lachs und Avocados.
Außerdem freut sich das Wellnesshormon, wenn Sie vor allem Kürbis-, Oliven- und Rapsöl verwenden – die ungesättigten Fettsäuren, die darin enthalten sind, leisten ihm nämlich ordentlich Vorschub.
Verschiedene Studien haben übrigens erwiesen, dass Meditation einen deutlichen Einfluss auf den DHEA-Spiegel im Körper hat. Bei Menschen, die regelmäßig meditieren, konnte eine eindeutige Erhöhung des Hormonspiegels nachgewiesen werden. Also, öfter mal aus dem Alltag abtauchen und dabei jünger werden!

## Bewegung treibt das Wachstumshormon an

Wer seinem Wachstumshormon auf die Sprünge helfen will, tut das am besten, indem er sich viel bewegt. Durch körperliche Aktivität bekommt das Gehirn sofort die Information zur Produktion von Wachstumshormon. Reichlich mageres Eiweiß als Lieferant für Aminosäuren und viel Vitamin C versorgen die Hirnanhangsdrüse mit wertvollen Stoffen und unterstützen sie bei der Produktion des Wachstumshormons.

**Melatonin reguliert den Schlaf-wach-Rhythmus, wird oft als Mittel gegen Jetlag eingenommen, stärkt das Immunsystem und wirkt antioxidativ, fängt also zerstörerische freie Radikale im Körper ab.**

### Melatonin – die Menge macht's

Wer seine Melatoninreserven morgens füllt, sollte besser gleich im Bett bleiben, denn Melatonin gibt unserem Gehirn eine eindeutige Botschaft: Licht aus und schlafen! Der Stoffwechsel wird heruntergefahren, wir sind so aktiv wie ein Sandsack. Deswegen bitte immer auf die richtige Tageszeit achten, wenn Sie den Radikalefänger auf die Jagd schicken wollen; dann werden Sie auch im Schlaf jünger.
Bei einem Zuviel an Melatonin kann es allerdings zu Schlafstörungen und Unterkühlung kommen. Ideal sind 0,5 bis 1,5 Milligramm pro Tag.

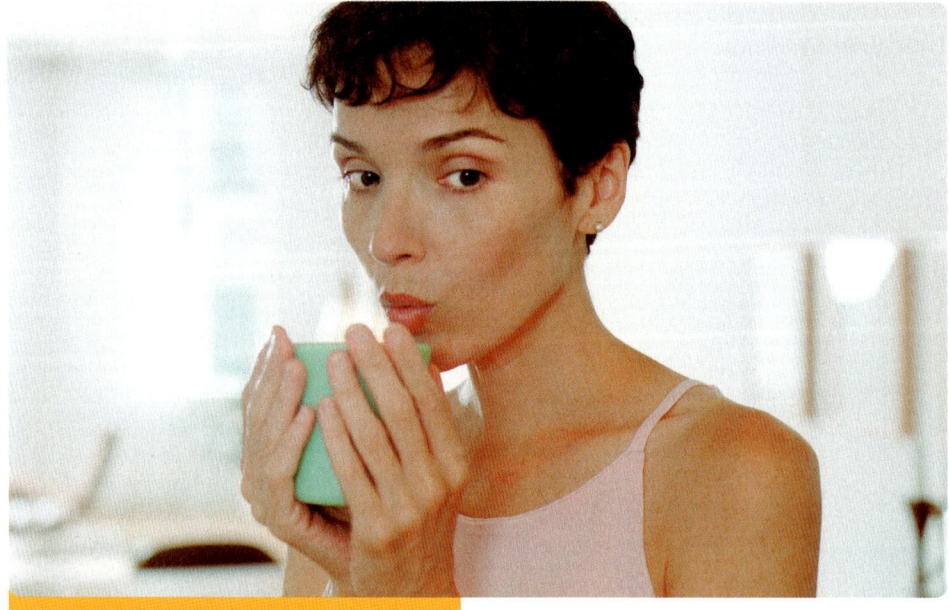

*It's teatime, denn das Dinner fällt heute aus. Ein schöner heißer Kräutertee tut jetzt richtig gut!*

## Dinner-Cancelling

**Dinner-Cancelling ist auch ein probates Mittel, um gegen überflüssige Pfunde vorzugehen bzw. das Gewicht konstant zu halten.**

Etwas mehr Selbstdisziplin müssen Sie für das Dinner-Cancelling aufbringen. Was die alten Chinesen längst schon wussten, kam in der Anti-Aging-Forschung zu neuen Ehren. Denn wer nach 17 Uhr auf die Zufuhr schwer verdaulicher Kalorien verzichtet, erspart seinem Körper nicht nur energieaufwändige Verdauungs- und Stoffwechselarbeit, sondern sorgt gleichzeitig für eine erhöhte Bildung des Wachstumshormons, die durch spätes Essen und dem damit verbundenen erhöhten Insulinspiegel sonst gedrosselt würde. Die durch die gestoppte Nahrungszufuhr freigesetzten Kräfte sorgen außerdem dafür, dass entartete Zellen abgestoßen werden, die im Lauf der Zeit zu Krebserkrankungen führen könnten. Außerdem wird die Neubildung von Zellen ganz massiv beschleunigt.

## Hilfreich – Ablenkung

Sie sollen sich aber zukünftig natürlich nicht vom gesellig-gesellschaftlichen Abendessen ausschließen und den anderen beim Essen zusehen. Dabei würden Sie ziemlich schnell ziemlich alt aussehen. Keine Sorge, es reicht, wenn Sie beispielsweise an zwei Abenden die Woche das Abendessen einfach ausfallen lassen.

Wem das schwer fällt, der kann sich mit Ablenkungsmanövern wie Kino oder Sauna überlisten, und wenn der Magen zu sehr knurrt, dann bekämpfen Kräutertee oder ungesüßte Fruchtsäfte den allerschlimmsten Hunger.

## Mehr Serotonin mit Milch und Getreide

Sinkt der Serotoninspiegel, weil Sie beispielsweise Ärger mit dem Finanzamt haben, dann ist das Cortisol auf dem Vormarsch und nimmt sich Ihre Körperzellen vor. Sorgen Sie also gerade in Stressphasen dafür, dass Ihr Organismus genügend Serotonin bilden kann, um das Zerstörerhormon in Schach zu halten. Dafür braucht Ihr Körper die Aminosäure Tryptophan, und Tryptophan ist in erfreulicher Menge beispielsweise in Milch, Weizenkeimen, Haferflocken, Erd- und Haselnüssen sowie in Erbsen, Datteln, Bananen und Sojabohnen enthalten, aber auch in verschiedenen Käsesorten wie Emmentaler, Parmesan oder Edamer. Außerdem findet sich der Glücklichmacher in Thunfisch, Makrele, Lachs und Forelle.

Ideal ist die Kombination mit Kohlenhydraten, denn die daraus gewonnene Glukose unterstützt die Umwandlung des Tryptophans in Serotonin noch zusätzlich.

## Nicht leicht zu steigern – Pregnenolon

Ein etwas schwieriger Fall ist die Steigerung der körpereigenen Pregnenolonproduktion. Es ist ein wichtiger Ausgangsstoff für fast alle so genannten Steroidhormone wie DHEA, Progesteron, Testosteron, Östrogene und Cortisol. Pregnenolon entsteht im Stoffwechsel nach der Aufnahme von Fett – genauer gesagt, Cholesterinen. Und da liegt der Hase im Pfeffer, denn Fettstoffe nehmen wir ohnehin in der Regel überreichlich auf. Hühnerei in Maßen ist z. B. ein guter Pregnenolonlieferant.

# Das »böse« Cortisol

Nicht nur die Tatsache, dass wir im Alter immer schlechter schlafen, hängt mit dem ansteigenden Cortisolspiegel zusammen. Das Hormon DHEA, das den Anstieg von Cortisol aufhalten könnte, ist leider ab dem 50. Lebensjahr im Allgemeinen um 70 Prozent des Ausgangswerts gesunken. Cortisol kann sich ohne den Wächter DHEA also fröhlich austoben: Es beginnt das Gedächtnis (Hippocampus), das Schlafzentrum und das Immunsystem anzugreifen, außerdem zerstört es den Knochen und hemmt die Blutbildung. Wir verlieren unser Kurzzeitgedächtnis, werden leichter und damit länger und schwerwiegender krank, schlafen schlecht und werden häufig anämisch (blutarm) oder bekommen eine Osteoporose (Knochenschwund). Auch Depressionen können durch chronisch hohe Cortisolspiegel ausgelöst werden.

## Schwächt das Immunsystem

Steigende Cortisolspiegel im Alter wirken auf das Immunsystem, indem sie die Qualität der Immunantwort verändern. Akute Infekte benötigen eine Antwort der Immunzellen. Diese werden aber durch Cortisol gehemmt. Damit werden Mikroorganismen und Tumorzellen nicht ausreichend vernichtet. Dafür steigen im Alter ungehemmt die Antikörper bildenden Zellen in einem so hohen Maß an, dass der Körper anfängt, sein eigenes Gewebe anzugreifen (Autoimmunkrankheiten wie Rheuma, Hashimoto-Schilddrüsenentzündung, Hauterkrankungen, Allergien). DHEA wirkt auch hier dem Cortisol entgegen, nämlich hemmend auf diese verstärkte Antikörperantwort.

**Die Aminosäure Tryptophan ist auch Quelle für die Herstellung von Melatonin, dem Hormon, das uns frisch und knackig hält.**

# Die Natur
## gibt den Rhythmus an

Unser Hormonstatus hängt nicht nur von Alter und Ernährung ab,

sondern zahlreiche Einflüsse der Natur wirken mit: der Rhythmus von

Tag und Nacht, der Zyklus des Mondes und auch der regelmäßige

Wechsel der Jahreszeiten.

### Das »Unus-Mundus«-Prinzip

»Unus Mundus« ist lateinisch und heißt »eine Welt« – ein philosophischer Begriff des Mittelalters, der von dem Tiefenpsychologen C. G. Jung aufgegriffen wurde. Er bezeichnete damit die Einheitswelt, die er hinter den künstlich getrennten Welten von Psyche und Körper voraussetzte. Heute weiß man genau um die enge Verknüpfung seelischer und körperlicher Befindlichkeit, aber auch die uns umgebende Natur ist mit unserem ganzen Sein stärker verwoben, als es oft scheint. Ein überzeugendes Beispiel dafür gibt unser Hormonhaushalt: Ausschüttung und Drosselung verschiedener Hormone im Organismus werden ganz fein den Rhythmen der Natur angepasst bzw. von diesen bestimmt.

Der Mondzyklus beeinflusst alles Leben auf der Erde. Nicht nur der Wechsel von Tag und Nacht oder Ebbe und Flut, auch das Wachsen und Gedeihen der Pflanzen oder die Menstruation der Frauen unterliegen den zyklischen Bahnen des Mondes. Genauso verhält es sich mit der Hormonausschüttung in unserem Organismus. Die Jahres- und Tageszeiten beeinflussen das hormonelle Geschehen im Körper. Sind im Winter beispielsweise die Tage kurz, beginnt die Ausschüttung des Hormons Melatonin, das unseren Schlaf-wach-Rhythmus reguliert, wesentlich früher als im Sommer. Melatonin wird produziert, sobald es dunkel wird. Wir merken das daran, dass wir dann müde werden.

Im Sommer dagegen machen wir abends nicht so schnell schlapp und haben wesentlich mehr Energie und Unternehmungslust. Und das liegt nicht nur daran, dass es draußen eben nicht ungemütlich stürmt und schneit. Die Ursache liegt darin, dass die Melatoninproduktion erst später einsetzt, nämlich wenn es dunkel wird.

Wenn auf unsere Netzhaut kein Licht mehr fällt, erhält die Schaltzentrale unseres Gehirns, der Hypothalamus, automatisch das Signal: Jetzt wird's ruhig, also bitte Schlafhormon ausschütten. Diese Information gibt er an die Zirbeldrüse weiter, die für die Melatoninproduktion zuständig ist und die folglich dafür sorgt, ob wir wach sind oder schlafen.

## Melatonin regiert die Hormone

Melatonin ist das Hormon, das maßgeblich für die Regulierung der Hormonproduktion in unserem Organismus verantwortlich ist. Da es unsere körperlichen Ruhe- bzw. Wachphasen steuert, beeinflusst es die Produktion der anderen Hormone wie Testosteron, DHEA oder Cortisol. Es entscheidet auf diese Weise also darüber, ob unser Hormonhaushalt ausgeglichen ist und wir uns wohl fühlen oder ob hormonelle Defizite vorliegen, die wir schleunigst beispielsweise durch bestimmte Ernährungsmaßnahmen ausgleichen sollten.

### »Nachteulen« werden morgens nur schwer munter

Fällt unser Melatoninspiegel beispielsweise in den Morgenstunden ab, wird dadurch die Ausschüttung anderer Hormone in Gang gebracht, die uns fit und munter in den Tag starten lassen. Wer also spät schlafen geht und früh wieder aufstehen muss, verschiebt seinen Hormonspiegel ungünstig. In der Fachsprache heißt das »Delayed Melatonin Syndrom«. Denn wenn der Melatoninanstieg von 21 Uhr auf 24 Uhr ver-

schoben wird, verschiebt sich gleichermaßen der Abfall des Hormonspiegels in den Vormittag des nächsten Tages hinein. Ergebnis: Testosteron- und Cortisolwerte sind morgens sehr niedrig, weil noch zu viel Melatonin ausgeschüttet wird. Wir haben also extreme Anlaufschwierigkeiten, sind den ganzen Tag über müde, unkonzentriert und neigen in der dunklen Jahreszeit zu depressiven Verstimmungen.

Sinkende Melatoninpegel in höherem Alter sollen mitverantwortlich für die häufig auftretenden Schlafstörungen sein. Durch zusätzliche Zufuhr von Melatonin konnten Einschlaf- und Durchschlafstörungen erfolgreich behandelt werden – ohne die nach der Einnahme von chemischen Schlafmitteln auftretende Benommenheit am nächsten Tag. Eine Melatoninbehandlung sollte aber nur unter ärztlicher Kontrolle stattfinden!

## Mehr Energie für den Tag

Der natürliche Verlauf der Hormonkurve sieht für DHEA, Testosteron und Cortisol so aus, dass nach dem Morgenhoch gegen 11 Uhr vormittags der erste Einbruch erfolgt. Wir werden müde und brauchen meistens das eine oder andere Helferlein, wie z. B. die Tasse Kaffee oder den süßen Schokoriegel, um die Zeit bis zur Mittagspause zu überstehen.
Bis etwa 14 Uhr steigt der Hormonspiegel wieder, und wir fühlen uns eigentlich frisch – es sei denn, wir haben in der Kantine zu heftig zugeschlagen. Dann braucht unser Verdauungsapparat alle vorhandene Ener-

gie, um seine Arbeit zu tun. Achten Sie also darauf, was Sie sich mittags auf den Teller häufen. Viel essen heißt nicht automatisch viel Energie für den Nachmittag – im Gegenteil! Greifen Sie lieber zu Salat, Gemüse und Obst, und verzichten Sie auf Fettes und Süßes. So unterstützen Sie Ihren Hormonhaushalt auf natürliche Weise.

**Sie sollten nicht mit den Hühnern zu Bett gehen, aber auch nicht bis in die Puppen wach bleiben. Beherzigen Sie öfter mal das Sprichwort: »Der Schlaf vor Mitternacht ist der gesündeste.«**

Die meisten von uns sind den natürlichen Rhythmen von Tag und Nacht und dem Wechsel der Jahreszeiten entfremdet: Wir stehen auf nach den Erfordernissen des Arbeitslebens, verlegen Freizeitaktivitäten in die Nachtstunden und verbringen Winter und Sommer vorwiegend in geschlossenen Räumen, häufig sogar ohne natürliches Tageslicht. Auch wenn Sie nicht mit den Hühnern zu Bett gehen wollen und können, sollten Sie versuchen, wieder mehr Gespür für die Bedürfnisse Ihres Körpers zu bekommen, sich also diesen natürlichen Zyklen anzupassen. Beispiele:

▸ So viel Tageslicht wie möglich tanken, wenigstens zum Spaziergang in der Mittagspause
▸ Auch am Wochenende nicht zu lange in den Tag hinein schlafen
▸ Öfter mal bei Nachtanbruch zur Ruhe kommen und nicht bis Mitternacht fernsehen oder lesen

Gegen Abend schwingen sich Testosteron, Cortisol und DHEA noch einmal zu Spitzenwerten auf. Sie denken vielleicht, das habe mit dem nahenden Feierabend zu tun. In erster Linie sind es aber Ihre Hormone, die hier für den Energiekick verantwortlich sind. Und wenn es schließlich dunkel wird,

ist es das Melatonin, das für Ruhe im Organismus sorgt und anderen Hormonen, die an der Regeneration unserer Körperzellen arbeiten, Platz schafft.

## Zeit für Reparaturarbeiten an den Zellen

Nachts ist die Zeit des Wachstumshormons gekommen. Während die übrigen Körperfunktionen auf Sparflamme laufen und die Stimulation der anderen Hormone gehemmt wird, sorgt das Wachstumshormon dafür, dass Muskeln, Knochen und Gewebe regenerieren. Altes Zellmaterial wird abtransportiert, und neues Gewebe kann mit Hilfe des Wachstumshormons gebildet werden.

Hier kommt noch einmal das Dinner-Cancelling ins Spiel, denn wer abends spät isst, erhöht dadurch nicht nur seinen Insulinspiegel und hemmt die Bildung des Wachstumshormons. Er sorgt außerdem auch dafür, dass im Darm Hormone gebildet werden, die das Wachstumshormon noch zusätzlich bremsen.

Also wirklich öfter mal am Abend auf die Pasta oder das Schnitzel verzichten. Gönnen Sie sich stattdessen lieber ein schönes Bad, einen Kinobesuch, oder lassen Sie sich doch von Ihrem Partner mit körperlichen Genüssen der ganz anderen Art so richtig ausführlich verwöhnen. Das ist Anti-Aging für Körper und Sinne!

# Der Östrogenzyklus

Östrogene werden in wellenförmigen Zyklen über den Tag verteilt ausgeschüttet. Wie bei den meisten Hormonen ist die Konzentration jedoch morgens am höchsten. Größere Bedeutung als der Tagesrhythmus hat bei den Frauen natürlich der monatliche Zyklus. Die Östrogenwerte sind jeweils in der Zyklusmitte und vor der Periode am geringsten. Um in dieser Zeit etwaigen Defiziten vorzubeugen, können Sie hier gut mit entsprechenden östrogenhaltigen Nahrungsmitteln entgegenwirken.

Für die Produktion von Östrogen in der Nebennierenrinde ist eine reichliche Zufuhr von Vitamin C durch viel frisches Obst und Gemüse der Saison wichtig. Die Nebennieren weisen mit der Hirnanhangsdrüse (die ebenfalls an der Östrogensynthese beteiligt ist) die höchsten Vitamin-C-Konzentrationen im Organismus auf – da muss der regelmäßige Nachschub natürlich auch gesichert sein.

## Regelt die Regel

Auch der weibliche Zyklus wird vom Melatonin reguliert. Wer nachts also zu spät schläft, verschiebt die Melatoninausschüttung in den Tag hinein: Für den Körper ist es immer dunkel, der Mond verfolgt scheinbar nicht seinen natürlichen Rhythmus, sondern bleibt, wo er ist. Für den weiblichen Zyklus, der sich am Zyklus des Mondes orientiert, bedeutet das Stagnation – der Eisprung bleibt aus. Wer sich jedoch in solchen Fällen an regelmäßige Schlafenszeiten hält, sollte nach etwa zwei Monaten seinen Eisprung wieder mit schöner Regelmäßigkeit haben.

**Weibliche »Nachteulen« können eine unregelmäßige Periode oder im Extremfall das Ausbleiben der Regelblutung auf einen Melatoninüberschuss in ihrem Organismus zurückführen.**

*Nicht den Mond anbellen, sondern süß schlummern – das ist gut für einen geregelten Zyklus.*

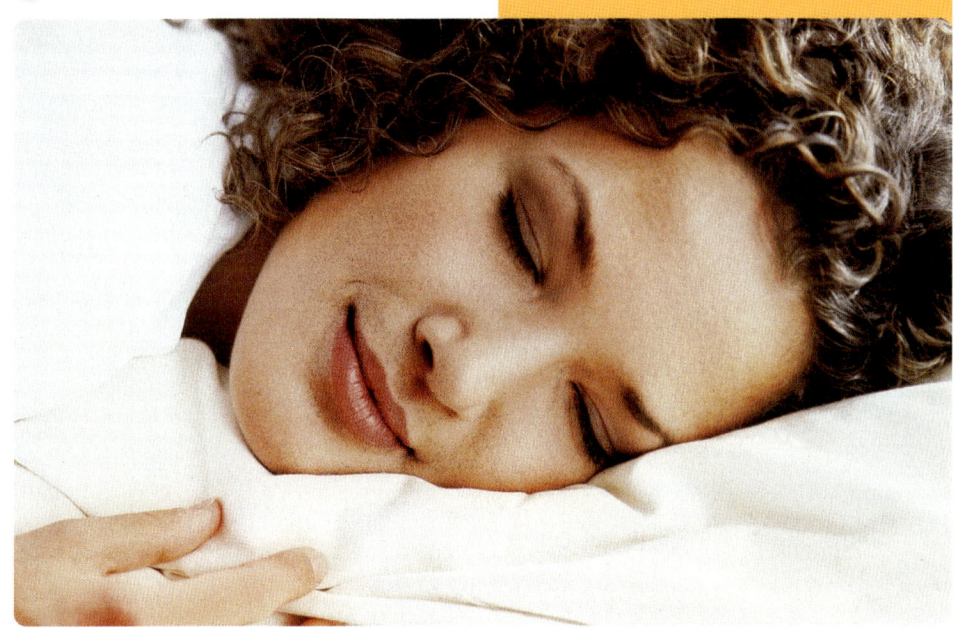

# Sex
## ist ein Lebenselixier

War da nicht noch was? Entgegen allen heißen Gerüchten aus Presse und Fernsehen passiert in vielen Schlafzimmern gar nicht mehr besonders viel. Das Liebesleben will gepflegt sein – dann fördert es auch im Alter Lebenslust und Vitalität.

## Frust mit der Lust?

Man könnte wohl schon, und eigentlich will man auch ... aber irgendwie kommt doch nicht die richtige Stimmung auf für mehr als einen Gute-Nacht-Kuss. Die weiblichen Wechseljahre, aber auch die männliche Andropause stürzen viele Menschen in eine seelische Krise voller Selbstzweifel, Depressionen und gereizter Laune. Das ist natürlich einem heißen Liebesleben ganz und gar nicht förderlich und wird auch nicht besser, wenn man sich selbst innerlich unter Druck setzt. Da ist vom Partner jede Menge Geduld und Einfühlungsvermögen gefragt, vor allem aber liebevoller Austausch und Verständigung, denn viele Paare leiden nebeneinander stumm vor sich hin, ohne zu wissen, dass sie »im selben Boot« sitzen.

Auch wenn Ihre Kinder es sich kaum vorstellen können: Es gibt ein Liebesleben auch jenseits der 50. Und das ist gut so, denn Sex macht jung. Und viel Sex macht sehr jung – na ja, so ähnlich zumindest, aber die Steigerung des körperlichen und seelischen Wohlbefindens durch sexuelle Aktivitäten ist unbestritten einer der Faktoren, die uns emotional, physisch und geistig jünger werden lassen. Liebe ist Lebenselixier. Wie kommt es, dass viele in späteren Jahren fast gänzlich auf diese Quelle der Lebenslust verzichten? Dafür gibt es natürlich viele individuelle Gründe – nicht zuletzt z. B. den, dass immer mehr Menschen ohne einen Partner leben und sexuelle Kontakte besonderer Initiative bedürften.

## Immer diese Unlust

Die Statistik bringt's auf den Punkt: Fast jeder Zweite in Deutschland ist mit seinem Liebesleben unzufrieden. Das betrifft nicht nur ältere Menschen, sondern auch bei der jüngeren Generation greift die Unlust massiv um sich. Schuld daran sind häufig Faktoren wie Stress, Hektik und Leistungsdruck, die unseren Alltag bestimmen und sinnlich-erotische Gedanken aus unserem Bewusstsein verdrängen. Auch die Überflutung mit sexuellen Reizen durch die Medien trägt dazu bei. Wo wir heute auch hinsehen, treffen wir auf leicht bis gar nicht bekleidete Körper, die sich in eindeutigen Offerten genüsslich räkeln, blicken uns blanke Busen entgegen, und jeder kann sich auf zahlreichen Plakatwänden davon überzeugen, wie ein knackiger Männerhintern auszusehen hat.

## Langeweile und Komplexe machen sich breit

Da kann einem schon die Lust auf mehr vergehen. Entweder, weil viele meinen, mit den optischen Vorgaben nicht mithalten zu können. Oder weil einfach ein Punkt der Sättigung und Langeweile erreicht ist, an dem das erotische Standardprogramm zu Hause niemanden mehr verlocken kann.
Legen Sie jetzt das Buch kurz zur Seite, und denken Sie zwei Minuten ganz intensiv an Ihren Partner. Na, wen hätten Sie jetzt lieber im Arm? Das Model vom Plakat oder doch lieber jemanden aus Fleisch und Blut? Schalten Sie hier Ihre Fantasie ein, und probieren Sie ruhig mal etwas Neues aus. Nur keine Hemmungen, Ihre Beziehung wird es Ihnen danken, und auch eine langjährige Partnerschaft braucht eben manchmal einen Frischekick.
Werden Sie aktiv, und überraschen Sie Ihren Partner mit Seiten, die er an Ihnen vielleicht noch gar nicht kannte! Das bringt nicht nur mehr Spaß im Bett, es macht Sie

### Mehr Fantasie entfalten

Anregungen für frischen Wind im Schlafzimmer gibt es in Hülle und Fülle. Lassen Sie Ihrer Kreativität einfach freien Lauf – Sie werden wahrscheinlich überrascht sein! Wie wär's beispielsweise mal mit Frühstück im Bett? Finden Sie langweilig? In Ordnung, warum dann nicht mal Candlelight-Dinner zwischen den Laken? Natürlich nicht im Flanellschlafanzug! Macht sich beispielsweise gut mit Fingerfood und vielen Saucen zum Dippen. Wenn Ihnen das nicht behagt, was war's denn dann gleich wieder, was Ihnen früher mal zum Thema Erotik und Sex einfiel? Vielleicht ist ja ein Revival möglich!

auch ganz automatisch jünger und gesünder. Regelmäßiger Sex schützt Männer beispielsweise vor Prostatakrebs. Denn guter Sex fördert die Durchblutung und stimuliert die Hormonbildung, er entspannt außerdem Körper und Seele.

## Befriedigung stärkt das Immunsystem

Ein erfülltes Liebesleben steigert darüber hinaus die psychische Stabilität und sorgt für eine intakte Immunabwehr. Trotz der altersbedingten körperlichen Veränderungen bleibt die Orgasmusfähigkeit bei Männern und Frauen im Alter unverändert erhalten. Eine weitere gute Botschaft: Die Empfänglichkeit für taktile Reize nimmt mit den Jahren sogar zu.

**Die Lust geht nicht in Ruhestand! Sexualität ist weder ein Privileg der Jugend noch eine peinliche Angelegenheit im fortgeschrittenen Alter.**

## Wer kann, der kann

Was sich immer deutlicher zeigt, ist der direkte Zusammenhang zwischen regelmäßigem Sex und Potenz im Alter. Natürlich verändert sich die Häufigkeit, mit der wir das Bedürfnis nach körperlicher Liebe verspüren, nicht aber die Fähigkeit zur Lust. Wer 40 Jahre lang mit viel Vergnügen »seinen Mann« gestanden hat, wird das mit ziemlicher Sicherheit auch dann noch tun, wenn alle anderen es gar nicht mehr für möglich halten.

**10 000 Schuss – und dann ist Schluss?! Wer diesem Aberglauben aufsitzt, ist selbst schuld. Nichts, aber auch gar nichts deutet darauf hin, dass einem Mann nur eine bestimmte Anzahl von Ejakulationen bzw. Orgasmen zusteht.**

Gerade im Bereich der Sexualität sind Frustrationen und Missverständnisse häufig schon vorprogrammiert, je älter wir werden. Egal, ob es der Körper oder die Seele ist, die uns hier einen Strich durch die erotische Rechnung und damit durch die harmonische Partnerschaft macht, sprechen Sie offen darüber. Geben Sie Ihrem Partner die Chance, Ihr Seelenleben zu verstehen, und suchen Sie gemeinsam nach Lösungen. Denn auch die Liebe gehört zu einem erfüllten Leben – und gerade die Liebe sorgt dafür, dass Sie jung bleiben!

Etwas schwieriger ist die ganze Sache für Frauen. Auch bei ihnen gibt es keine »natürliche« Grenze, wohl aber eine gesellschaftliche: Die Wechseljahre gelten noch immer als »Ende der Weiblichkeit«, und damit wird den Frauen quasi die Lust am Sex abgesprochen.

Ab einem gewissen Alter scheint das Bedürfnis nach Sex in den Köpfen der meisten Menschen tatsächlich immer noch ein Vorrecht der Jugend zu sein.

## Liebe macht Lust

Mit steigendem Alter schleicht sich oft eine gewisse Lethargie in den Schlafzimmern ein. Nicht, dass wir völlig lustlos wären, aber mit den Jahren nehmen wir den Sex einfach nicht mehr so wichtig, und oft sind es auch scheinbar körperliche Unzulänglichkeiten, derer wir uns schämen und die wir dem Partner lieber nicht mehr zumuten möchten.

Gerade Frauen neigen dazu, sich, was ihre körperliche Attraktivität anbelangt, mit 20-Jährigen zu vergleichen – keine Frage, dass dieser Vergleich natürlich hinkt und wenig zu einem gesunden Selbstvertrauen und einer sexy Ausstrahlung beiträgt. Dabei kommt es bei unserer erotischen Power wirklich nicht nur auf Äußerlichkeiten an. Natürlich ist ein junger, ästhetischer Körper schön, doch Erotik ist auch eine Frage des Bewusstseins. Werden Sie sich Ihrer Sexualität bewusst – und der Kraft, die aus ihr strömt. Nutzen Sie Ihre erotische Energie, und schütten Sie diesen ureigenen Jungbrunnen nicht mit Selbstzweifeln zu!

### Bloß kein Perfektionismus!

Ob Ihr Partner Sie begehrenswert findet, hängt bestimmt nicht von einer Falte ab. Hören Sie also auf damit, immer nur Ihre Fehler zu analysieren, sondern halten Sie sich lieber möglichst oft Ihre Schokoladenseiten vor Augen. Echtes Selbstbewusstsein entsteht nämlich nicht, indem Sie sich ständig verändern, um irgendwann vielleicht perfekt zu sein. Echtes Selbstbewusstsein ist das Ergebnis von tiefer Zufriedenheit und Liebe – nämlich der Liebe zu sich selbst. Und genau das macht die

Liebe umso interessanter, je älter wir werden. Während wir in unserer Jugend im Bett eher Hochleistungssport betreiben, wird die Liebe später mehr als nur orgasmusorientierter Geschlechtsverkehr. Gefühle und Zärtlichkeit stehen mehr im Vordergrund, das gegenseitige Vertrauen, das einander vorbehaltlos Annehmen. Wer die Eitelkeit der Jugend hinter sich lässt und nicht mehr ständig daran denken muss, den Bauch einzuziehen, um im Bett eine möglichst gute Figur zu machen, der kann sich rückhaltlos fallen lassen und eine völlig neue Qualität der Erotik genießen.

## Künstlich nachhelfen?

Dass der Körper auf der anderen Seite nicht mehr so kann, wie wir vielleicht möchten, hat manchmal psychische und vor allem hormonelle Ursachen.
Bei Männern sind es häufig Erektionsprobleme, die für eine Flaute im Schlafzimmer sorgen. Dass dies keine Seltenheit ist, weiß man spätestens seit der Einführung des Potenzmittels Viagra. Der Wirkstoff blockiert die Bildung eines Enzyms in den Gefäßwandzellen des Penis. Dadurch kommt es zu einer Gefäßerweiterung, die zu mehr Stehvermögen verhilft.
Wenn's von allein also nicht klappt, warum der Lust nicht künstlich auf die Sprünge helfen? Ihr Liebesleben wird davon nur profitieren, wenn Sie sich ohne Leistungsdruck und Versagensängste dem Liebesspiel widmen können. Und keine Sorge, niemand wird durch ein derartiges Hilfsmittel zum »Tier«, das seine Triebe ungezügelt auslebt und alles, was Frau ist, auf den nächsten Baum flüchten lässt.

Gerade Frauen werden die Wirkung des Mittels schätzen, wenn ihr Partner nicht mehr ständig an seinen Penis denkt, sondern sich voll und ganz auf ihre Lust und Sinnlichkeit konzentrieren kann. Wenn also die Wahl besteht zwischen Sex mit Viagra einerseits und Verzicht auf Sex andererseits – warum auf die Liebe verzichten?
Besprechen Sie sich jedoch vor der Einnahme unbedingt mit Ihrem Arzt. Nebenwirkungen können auftreten und sind besonders für Männer mit Herz-Kreislauf-Problemen unter Umständen lebensgefährlich!
Frauen leiden häufig ab dem Zeitpunkt der Menopause unter Scheidentrockenheit und Lustlosigkeit, was auf die sinkende Produktion der weiblichen Geschlechtshormone zurückzuführen ist. Die Östrogene

**Vorsicht mit Viagra ist u. a. angesagt bei einem bereits erlittenen Herzinfarkt oder Schlaganfall, Herzrhythmusstörungen, Herzkranzgefäßverengung oder zu niedrigem Blutdruck.**

### Facts about Sex

▸ Wichtig: Regelmäßiger Check beim Gynäkologen bzw. Urologen ab dem 40. Lebensjahr.
▸ Längst nicht mehr tabu: »Lusthelfer« – vom Gleitmittel bis zu Viagra.
▸ Belegt und erwiesen: Eine erfüllte Sexualität verlängert das Leben.
▸ Auch in der Liebe gilt: Übung macht den Meister!
▸ Nicht vergessen: Man ist nie zu alt, um etwas Neues auszuprobieren.
▸ Östrogencremes vom Arzt helfen Frauen bei Scheidentrockenheit.
▸ Hilfreich sollen auch regelmäßige Einreibungen der Geschlechtsorgane mit Weizenkeimöl oder Majorangel aus der Apotheke sein.

## Liebe macht ruhig und stark

Ein erfülltes Liebesleben hat viel mit unserem Hormonspiegel zu tun. Streicheln beispielsweise stimuliert zahlreiche Nerven in der Haut und sorgt dafür, dass der beruhigend wirkende Neurotransmitter Noradrenalin ausgeschüttet wird. Je intensiver Sie sich dem Liebesspiel hingeben, umso tiefer werden beispielsweise auch die Atemzüge, was die Sauerstoffversorgung des ganzen Körpers erheblich verbessert.

Sanfte Massagen spenden noch mehr Streicheleinheiten und stimulieren für mehr. Außerdem bauen sie wirkungsvoll Stress ab und lösen Verspannungen.

haben zwar keinen direkten Einfluss auf die sexuelle Dynamik bei den Frauen. Der Abfall des Östrogenspiegels in den Wechseljahren hat jedoch einen Verlust der Libido zur Folge. Auch hier kann natürlich mit entsprechenden Hormonpräparaten nachgeholfen werden, beispielsweise mit Salben, die den Feuchtigkeitshaushalt der Schleimhäute regulieren.

## Oft sind's auch die Hormone

Wenn uns erotisch gesehen also überhaupt nichts mehr aus der Ruhe bringt, dann liegt das nicht nur an Feinripp und Lockenwicklern, da kann auch ein Mangel an Östrogenen und Testosteron dahinter stecken. Das männliche Sexualhormon Testosteron stei-

gert nicht nur die Muskelkraft, es macht vor allem Lust auf Sex. Und zwar nicht nur bei Männern, sondern auch bei Ihnen, meine Damen. Testosteron sorgt für das Kribbeln im Bauch und verhilft Männern zu mehr Stehvermögen und Ausdauer beim Liebesakt. Und was ist die schönste und natürlichste Art, die Produktion von Testosteron anzuregen? Sex.

### Ein verjüngender Austausch

Am besten helfen Sie Ihrem Testosteron- und Östrogenhaushalt mit ausgiebigen Liebesspielen auf die Sprünge. Beim Liebesakt findet nämlich zwischen den Partnern ein Hormonaustausch statt, der für das natürliche Gleichgewicht sorgt und die erotischen Bedürfnisse auf natürlichem Weg anregt. Sex ist sozusagen die älteste Form der Hormonersatztherapie: Die Frau schenkt dem Mann über die Sekretion in der Vagina Östrogene, welche die Standfestigkeit des Mannes festigen und so für ein langes Liebesspiel sorgen. Der Mann dagegen trägt zur Steigerung der weiblichen Lust mit seiner Vorsamenflüssigkeit bei. Auch das Wachstumshormon hat maßgeblichen Einfluss auf unser Liebesleben, denn es verbessert unsere Libido und unsere Liebesfähigkeit.

Und der Orgasmus? Einen größeren Liebesdienst könnten wir unserem Immunsystem überhaupt nicht erweisen. Mit jedem Orgasmus weisen wir das Zerstörerhormon Cortisol in seine Schranken und sorgen für stabile Abwehrkräfte. Wenn wir Sex haben, läuft unser Körper in Sachen Hormonproduktion zu Höchstleistungen auf. Sex sorgt also nicht nur für gute Stimmung, sondern hält uns jung.

# Liebe geht durch den Magen

Sie glauben, ein erfülltes Liebesleben fängt erst im Schlafzimmer an? Da bringen Sie sich aber um die halben Sinnesfreuden, denn was ist schon erotischer als die kulinarische Einstimmung auf ein rauschendes Finale zu zweit? Und warum nicht mal in der Küche? Hier haben Sie alle Zutaten, die Sie fürs Vorspiel bei Tisch brauchen.

## Essen Sie sich sexy!

Mit Haselnüssen und Mandeln beispielsweise. Unsere Vorfahren schätzten Haselnüsse wegen ihrer angeblichen Wirkung auf die Zeugungskraft. Mit mehr Sicherheit weiß man heute allerdings, dass sie die Produktion von Endorphinen fördern. Die lösen Glücksgefühle aus und bringen Ihr Liebesleben in Schwung. Genauso wie – und schon wieder eine gute Nachricht für Schokofans – Schokolade. Übrigens hat eine Umfrage ergeben, dass 50 Prozent der Frauen mehr an Schokolade interessiert sind als an Sex. Das sollte den Herren der Schöpfung allerdings zu denken geben! Vielleicht sollten Sie dann doch lieber zu Sellerie und Muskat greifen. Beide haben durch bestimmte Stoffwechselvorgänge, die sie auslösen, Einfluss auf unsere Sinnlichkeit, auch wenn man's gerade der unscheinbaren Sellerieknolle nicht unbedingt ansieht. Aber schon in der Antike machte man sich ihre aphrodisierende Wirkung zunutze. Die enthaltenen ätherischen Öle regen Kreislauf und Stoffwechsel an und helfen Ihnen mit dem Fruchtbarkeitshormon erotisch auf die Sprünge. Gleiches gilt für Lammfleisch. Es enthält Stoffe, die an der Bildung des männlichen Sexualhormons Testosteron beteiligt sind. Auch frischer Spargel trägt Wesentliches zu einer erotisch-prickelnden Nacht bei, denn das darin enthaltene Vitamin C sorgt für ein lange anhaltendes Vergnügen.

Keinesfalls verzichten sollten Sie auf Austern. Das war schon Casanovas Geheimrezept, bevor er zu neuen Taten schritt. Austern enthalten viel Zink – und das fördert nicht nur die Ausschüttung von Testosteron, sondern regt auch die Spermienproduktion an. Basilikum hat es ebenfalls in sich: Das enthaltene ätherische Öl stimuliert die Harnröhre und kann sogar für eine leichte Erektion sorgen!

Die Geschichte weiß auch über die liebesfördernde Wirkung des Granatapfels einiges zu erzählen. In der griechischen Mythologie beispielsweise galten Granatäpfel als Symbol der Fruchtbarkeit. In Rom war der Granatapfel in der Hand der Göttin Juno ein Symbol der Ehe, und der Baum wurde wegen seiner feuerroten Blüten als Sinnbild von Liebe, Ehe und Fruchtbarkeit angesehen. Bräute trugen z. B. einen Kranz aus blühenden Granatapfelzweigen.

Ab dem Mittelalter wurde er als Reichsapfel zum Symbol der Herrschertugend; ein Relikt alter germanischer Vorstellungen, nach denen nur ein fruchtbarer König seinem Land Segen bringt. So stellt beispielsweise Dürer Kaiser Maximilian I. mit einem angeschnittenen Granatapfel in der linken Hand dar. Bis heute gilt der Granatapfel als Aphrodisiakum und ist Bestandteil unzähliger Liebestränke.

# Beauty –
## so bleiben Sie attraktiv

Hier teilen sich die Geister: Die einen kämpfen verbissen gegen jede

Falte, die anderen geben vorzeitig auf und vernachlässigen ihr Äuße-

res. Schönheit lässt sich bewahren – mit regelmäßiger Pflege und

konsequentem Stehen zum eigenen Typ.

## Von Grauköpfen und Kahlköpfen

Die Haut wird runzlig, das Bindegewebe schlapp, und Polster machen sich breit, die man beim besten Willen nicht als »sinnliche Kurven« bezeichnen kann? Schlimm genug, aber was das Selbstbewusstsein oft besonders trifft, ist der Blick aufs Haupthaar. Die ersten grauen Haare lösen bei den meisten Frauen die Frage aus: färben oder nicht? Während sich Männer angesichts der immer höher werdenden Denkerstirn die Alternative stellen: die spärlichen Strähnen ganz abrasieren oder ein Toupet? Was auch immer Sie bezüglich der Haarpracht unternehmen oder lassen: Lassen Sie sich davon leiten, was zu Ihnen und Ihrem Typ passt – und nicht von Panik vor Veränderung und gängigen Vorurteilen.

In den letzten Jahren hat sich viel in der Schönheitsindustrie verändert. Zwar sind es nach wie vor meist die blutjungen Models, die uns von den Reklametafeln herab mit ihren ideal proportionierten Körpern und makellosen Gesichtern unsere eigene körperliche Unvollkommenheit vor Augen führen. Aber wir empfinden das nicht länger als attraktiv. Ästhetisch vielleicht, auch schön. Doch unsere Ansprüche sind gestiegen – mag es an den veränderten gesellschaftlichen Maßstäben liegen oder auch an unserem mit den Jahren gewonnenen höheren Selbstbewusstsein.

## Spiegel der Seele und des Alters – die Haut

Wir geben uns nicht länger nur mit dem schönen Schein zufrieden, sondern wollen Inhalte und Ausstrahlung. Und die wächst eben nur mit der Lebenserfahrung.
Shirley MacLaine hat es auf den Punkt gebracht: »Ich habe nichts dagegen, alt zu

werden – ich habe nur etwas dagegen, alt auszusehen.« Die Haut ist der Spiegel des Alters. Als einziges und größtes Organ des Körpers ist die Haut direkt sowohl inneren als auch äußeren Faktoren ausgesetzt, die sie altern lassen. Ernährung, Alkohol und Nikotin, Schadstoffbelastungen aus der Umwelt und vor allem die Sonne haben einen starken Einfluss darauf, wie alt wir nun tatsächlich aussehen.

Damit Sie möglichst lange möglichst gut aussehen, sollten Sie rechtzeitig mit einem Beauty-Anti-Aging-Programm anfangen.

## Was der Haut zu schaffen macht

Der Alterungsprozess der Haut beginnt schon etwa ab dem 25. Lebensjahr. Solange wir jung sind, nimmt uns unser Organismus so schnell nichts übel. Aber je älter wir werden, umso deutlicher verrät vor allem unsere Haut, welche Sünden wir in der Vergangenheit besser hätten lassen sollen. Natürlich spielt auch hier die genetische Veranlagung eine Rolle, wie z. B. die Beschaffenheit des Bindegewebes, von der abhängt, wie schnell wir Falten bekommen.

## Vor der Sonne schützen

Letztlich sind wir aber mit der Art und Weise, wie wir leben, selbst dafür zuständig, ob wir eine frische, klare und jugendliche Haut haben oder unser Gesicht im Spiegel eher grau und faltig aussieht. Mit den Jahren verliert die Haut an Elastizität und Regenerationsfähigkeit. Dafür verantwortlich sind ein Übermaß schädlicher UV-Strahlen, der Mangel an Vitalstoffen und das ungehinderte Wirken freier Radikale.

Besonders die Sonne wirkt zerstörerisch auf die Gesundheit der Haut. Sie beschleunigt nicht nur die Hautalterung und Faltenbildung, sondern leistet außerdem Hautkrebserkrankungen Vorschub. Exzessive Sonnenbäder und Sonnenbrand können massive Hautschäden verursachen, die sich unter Umständen erst Jahre später zeigen. Verabschieden Sie sich also Ihrer Haut zuliebe von der vermeintlich gesunden Urlaubsbräune, und sorgen Sie für einen ausreichenden Sonnenschutz, wenn Sie sich länger im Freien aufhalten. Sichere Antifaltenstrategie: zwischen 11 und 15 Uhr die Sonne ganz meiden, da ist sie nämlich am gemeinsten.

## Trockene Luft dörrt aus

Aber auch andere Faktoren setzen der Haut zu und sorgen für nachlassende Elastizität und Faltenbildung. Beispielsweise eine hohe Strahlenbelastung, Klimaanlagen, trockene Heizungsluft oder Sauerstoffmangel. Mit der richtigen Pflege und einer ordentlichen Portion Vitamine, Antioxidanzien und Spurenelemente können Sie nicht nur von außen, sondern auch von innen viel für ein gesundes und frisches Hautbild tun. Schließlich ist die Haut neben der Art und Weise, wie wir uns kleiden, unserer Figur und der Frisur der bestimmende Faktor dafür, wie wir auf andere wirken.

# Die Pflege macht's

Was Ihre Haut an Pflege braucht, ist natürlich sehr individuell. Gut ist alles, was die Durchblutung anregt und sie mit Feuchtigkeit und Fett versorgt. Feuchtigkeit ist

**Eine französische Studie mit 654 Frauen ergab: Bei 53 Prozent entsprach das Hautalter dem tatsächlichen, bei 22 Prozent sah die Haut jünger aus. Bei 25 Prozent aber war die Haut zu schnell gealtert – das muss nicht sein!**

wichtig, damit sie glatt aussieht, und das Fett wird gebraucht, um die Feuchtigkeit in der Haut zu speichern. Straffende und vorbeugende Wirkung haben alle Produkte, die so genannte Liposome oder Mikrosome, also Mikrofettkügelchen, enthalten, welche – mit Wirkstoffen prall gefüllt – tief in die Haut eindringen und müde Zellen wieder in Schwung bringen.

*Auch vernünftige Ernährung mit viel Gemüse, Hülsenfrüchten, Fisch und fettarmen Milchprodukten ist ein Baustein für junge, faltenarme Haut.*

## Schönheitspeeling

Gegen Falten wirken auch sanfte Fruchtsäurepeelings. Sie lösen überschüssige Hornzellen und aktivieren die Zellerneuerung. Das sichtbare Resultat: Neuere, jüngere Hautschichten kommen zum Vorschein, das Hautbild wird klarer. Feine Fältchen, Pigmentflecken und sogar kleine Aknenarben werden gemildert. Der eindeutige Nachteil: Die Haut wird empfindlicher, und es sind bis zu acht Behandlungen für einen sichtbaren Erfolg notwendig.
Ist Ihre Haut ohnehin empfindlich und neigt zu Irritationen, sollten Sie besser gelegentlich milde Waschcremes mit Peelingzusätzen verwenden.

Die neuen nanotechnologisch entwickelten Hightechcremes enthalten aber auch andere Faltenkiller: Feuchtigkeitsspender polstern das Gewebe auf, Collagen und Elastin unterstützen den körpereigenen Faseraufbau, die Vitamine A und E fördern die Zellerneuerung, Gewebeextrakte regen den Stoffwechsel an und versorgen die Haut mit mehr Sauerstoff. Diese Produkte sind noch 100-mal feiner als ihre Mikrovorläufer. Meinen Patientinnen empfehle ich gerne »Rejuvenator«, eine speziell für das Institut entwickelte Creme, welche die Wirkstoffe in der Haut genau dort hinbringt, wo sie auch hingehören.

Dazu kommt dann natürlich die Versorgung mit Nährstoffen, die über eine ausgewogene Ernährung erfolgt. Folsäure z. B. steht hier an erster Stelle, da dieses Vitamin die Zellteilung beschleunigt und so für eine straffe Haut sorgt. Das Gleiche gilt für Coenzym Q10, wichtiger Inhaltsstoff vieler straffender Tagescremes und Bodylotions. Der Anti-Aging-Kämpfer fängt freie Radikale ein, welche die Zellerneuerung behindern, und unterstützt die Neubildung von Hautzellen – das schöne Ergebnis: eine glattere, straffere Haut.

## Öfter mal entspannen

Genauso wichtig für eine schöne Haut wie Pflege und Ernährung ist Entspannung. Überlegen Sie mal, wie verkrampft Sie häufig in Ihren Computer schauen oder wie angespannt Ihre Gesichtszüge beim Autofahren sind. Das gibt alles Falten, früher oder später. Deswegen sollten Sie der Gesichtsmuskulatur öfter mal eine Auszeit gönnen und entspannen. Yoga ist übrigens hier ein sehr probates Mittel, um die Gesichtszüge zu glätten.

## Essen Sie sich doch einfach schön!

Wir brauchen eigentlich nur in den Spiegel zu blicken und wissen sofort, was wir essen müssen. Nützen Sie doch das Wissen, und richten Sie Ihren Speiseplan entsprechend danach aus. Damit tun Sie übrigens Ihrem gesamten Organismus etwas Gutes, denn über die Haut werden letztlich auch die Giftstoffe wieder ausgeschieden, die wir mit der Nahrung aufgenommen haben. Wenn sich zu viele Schadstoffe in unserem Körper angesammelt haben, kann es zu unschönen Hautunreinheiten und Ekzemen kommen.

Die kollagenen Fasern der Haut werden langsam dünner, verhärten sich und vermindern die Spannkraft des Gewebes. Auch der hauteigene Reparaturmechanismus funktioniert im Lauf der Zeit nicht mehr einwandfrei. Die Folgen: Ablagerungen im Gefäßsystem führen zu einer Unterversorgung der Haut mit Aufbaustoffen und Sauerstoff.

## Ballaststoffe bringen die Verdauung auf Trab

Für eine schön glatte Haut sind Biotin und Vitamin A die Schönheitsvitamine schlechthin. Sie wirken beim Stoffwechsel auf die Zellen und fördern deren Wachstum. Spinat besitzt besonders viel von diesen Glattmachern, außerdem Hülsenfrüchte und Vollkornprodukte.
Deren Zusatzplus: Sie enthalten sehr viele Ballaststoffe. Sie machen also schnell satt und wachen damit über unsere schlanke Linie. Ballaststoffe sorgen außerdem für eine gute Verdauung, was den Abtransport von Schlacken- und Giftstoffen fördert und damit wiederum Hautunreinheiten entgegenwirkt.

Ist Ihre Haut fest und ledrig? Dann sollten Sie Trauben essen. Die Weichmacher enthalten die Hautvitamine A, C, E und Beta-Karotin, außerdem jede Menge Mineralien und Spurenelemente. Das macht die Haut zart und weich. Außerdem sind Trauben sehr saftig, und Flüssigkeit ist ausgezeichnet gegen Falten. Egal, ob von innen oder in Form von Feuchtigkeit spendenden Cremes und Lotionen.

# Flüssige Pflege & Meerespower

Sie tragen etwa acht Liter Wasser mit sich herum, und zwar in Ihrem Bindegewebe. Wenn dem Organismus nicht genug Flüssigkeit zugeführt wird, trocknet die Haut aus, wird ledrig und faltig. Deswegen immer daran denken: trinken, trinken, trinken, mindestens zwei Liter pro Tag! Dadurch wird nicht nur die Haut mit ausreichend Feuchtigkeit versorgt, sondern auch gleichzeitig der Körper über die Nieren von Gift- und Schlackenstoffen befreit, was wiederum zu einem klaren Hautbild beiträgt. Für ein straffes Bindegewebe sorgen beispielsweise Erdbeeren, Brombeeren, Rote Bete und Kartoffeln. Die darin enthaltene Kieselsäure verstärkt die Spannung und Stützkraft der Haut.
Schwarzer Tee, Kaffee und Alkohol sind zwar flüssig, nützen Ihrem Feuchtigkeitshaushalt aber überhaupt nichts. Im Gegenteil, sie dehydrieren den Organismus, d. h., sie entziehen dem Körper Flüssigkeit. Trinken Sie lieber Mineralwasser, Fruchtsaftschorlen oder Früchte- und Kräutertees.
Auch Sushi ist ein wahres »Wundermittel«. Denn Sushi liefert gleich mehrere Schön-

Insbesondere Raucher, Sonnenanbeter und Liebhaber von viel Fleisch, Fett und Süßigkeiten haben in Sachen jugendliche Haut schlechte Karten.

**49**

macher auf einmal: Jod regt den Stoffwechsel an und hält schlank, die Fettsäuren machen die Haut geschmeidig, und das Eiweiß sorgt für fülliges Haar. Die Algen entgiften, aktivieren den Zellstoffwechsel und sorgen für wichtige Mineralstoffe und Vitamine. Außerdem entwässert der Reis, und die Ballaststoffe bringen die Verdauung in Schwung – was die Entgiftung fördert und der Haut zugute kommt.

Algen sind die reinsten Powerpacks in Sachen Haut. Zur Nahrungsergänzung eignet sich besonders die Mikroalge Spirulina. Sie ist in Form von Tees, Kapseln und Pulver erhältlich. Algen aktivieren den Zellstoffwechsel und fördern den Abtransport von Gift- und Schlackenstoffen aus den Zellen. Gleichzeitig regulieren sie den Feuchtigkeitshaushalt der Haut und sorgen dadurch für ein straffes, elastisches Bindegewebe. Das Pulver als Badezusatz sorgt sofort für streichelweiche Haut. Ein Algenbad lindert außerdem kleine Entzündungen und hilft bei regelmäßiger Anwendung gegen hartnäckigen Fußpilz.

## Schönheit kommt von innen

Ob wir auf andere Menschen attraktiv wirken, hängt aber natürlich nicht nur vom Zustand unserer Haut ab. Jung sein beginnt im Kopf. Wer geistig fit ist, sich viel bewegt und auf seinen Körper achtet, wirkt von innen jung. Wenn Sie dazu noch ein strahlendes Lächeln auf Ihr Gesicht zaubern und mit hoch erhobenem Haupt statt mit Hänge-

schultern durchs Leben gehen, merkt man Ihnen Ihr wahres Alter nur schwerlich an. Wir können selbst steuern, welchen Eindruck wir auf unsere Umgebung machen. Natürlich ist man nicht jeden Tag in Topform und sprüht vor Charme und Witz. Wer aber körperlich und seelisch für sein inneres Gleichgewicht und Wohlbefinden sorgt, kann diese Ausgeglichenheit auch anderen vermitteln. Lernen Sie, sich anzunehmen, wie Sie sind, auch wenn Sie älter werden. Denn Sie gewinnen nicht nur an Jahren, Sie gewinnen auch in einem ganzheitlichen Sinn an Ausstrahlung. Abhängig ist unsere Ausstrahlung immer von unserer persönlichen Einstellung. Genießen Sie das Leben, älter zu werden ist kein Grund zur Trauer. Sie verlieren nicht Ihre Jugend, sondern Sie gewinnen an Erfahrung, an Reife und damit an Attraktivität. Leben Sie Ihre Bedürfnisse nach Zärtlichkeit aus, erfüllen Sie sich Ihre Träume, nehmen Sie sich vom Leben das, was Ihnen gefällt und was es Ihnen an Schönheit bietet. Sie haben das Recht dazu!

## Bewusst genießen

Bleiben Sie doch einfach jung. Und genießen Sie das Leben. Nicht so einfach, sagen Sie? Stimmt doch gar nicht, denn wenn Sie das Leben genießen, bleiben Sie automatisch jung.

Schauen Sie sich einmal um, genau dort, wo Sie jetzt gerade sind, und entdecken Sie, was es alles gibt, was Ihnen ein gutes Gefühl vermittelt. Vielleicht scheint die Sonne durchs Fenster, Sie hören Ihren Partner irgendwo in der Wohnung rumoren, vielleicht haben Sie Fotos vom letzten Urlaub aufgehängt, oder die Blumen in der Vase sind endlich aufgegangen – da sind doch schon ein paar Dinge, oder?

Setzen Sie sich in einer ruhigen Stunde einmal hin, und notieren Sie alles, was Ihnen Freude macht und gut tut – egal, was. Spazieren gehen, Sauna, Baden, Massagen, mit lieben Freunden telefonieren, den Lieblingsfilm gucken ... Machen Sie eine ganze Liste. Und wenn Sie fertig sind damit, versuchen Sie, ab genau diesem Zeitpunkt so viele dieser Sachen wie möglich in Ihren Alltag zu integrieren. Tun Sie sich was Gutes! Pflegen Sie sich, verwöhnen Sie sich. Sie dürfen Spaß haben! Je mehr, desto besser, denn je mehr Spaß Sie haben, umso ausgeglichener sind Sie und umso jünger bleiben Sie.

Gestalten Sie sich Ihr persönliches Wellnessprogramm. Dazu gehören nicht nur Streicheleinheiten für den Körper, sondern auch für die Seele. Schaffen Sie feste Rituale, die Ihren Wohlfühlfaktor steigern. Wie wir uns fühlen, hat ganz entscheidenden und deutlich sichtbaren Einfluss auf unsere Ausstrahlung. Also sorgen Sie dafür, dass Sie sich möglichst gut fühlen.

## Alles etwas leichter nehmen

Lassen Sie sich nicht von Ihren Alltagssorgen und Pflichten erdrücken. Natürlich lösen sich Probleme nicht einfach in Luft auf, aber wenn Sie es schaffen, entspannt und locker damit umzugehen, dann lassen sie sich wesentlich besser bewältigen. Und zwar ohne dass Sie dadurch gleich um Jahre altern und graue Haare bekommen.

*Lassen Sie es sich einfach gut gehen – Sie haben es verdient!*

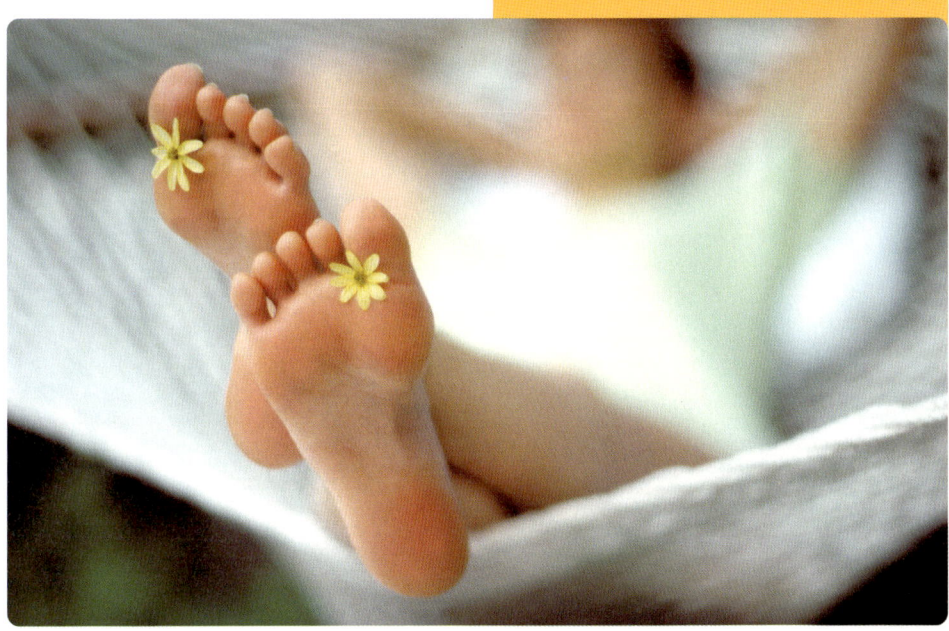

51

# In Schwung
## bleiben – jung bleiben!

**Stubenhocker altern rascher und sind anfälliger für jede Art von Altersbeschwerden. Sie müssen nicht gleich zum Spitzensportler werden, aber ein regelmäßiges leichtes Ausdauertraining ist ein hervorragendes Anti-Aging-Mittel – und es macht Spaß!**

### Sport ist Mord!

So lautet die von Bewegungsmuffeln immer wieder lauthals zitierte Devise, die ihren gemächlichen Lebenswandel rechtfertigen soll. Ganz an den Haaren herbeigezogen ist das auch nicht, denn wer nach jahrelanger bewegungstechnischer Untätigkeit plötzlich sportliche Spitzenbelastungen auf sich nimmt, hat ein hohes Verletzungsrisiko und wird vielleicht sein Herz-Kreislauf-System überlasten. Darum geht es hier natürlich nicht. Es gibt aber kaum ein wirksameres Anti-Aging-Mittel, als mit einem leichten, aber regelmäßig durchgeführten Fitnessprogramm wieder beweglicher zu werden, geistige und körperliche Frische zu fördern – und nicht zuletzt: Bewegung kann auch mit anregender Geselligkeit verbunden sein!

Walken, Laufen, Inlineskaten – wer am Wochenende im Grünen unterwegs ist, kommt kaum vorbei am sportlichen Selbstverständnis seiner Mitmenschen. Bewegte Körper, wohin man auch schaut; da kann einem schon das Vergnügen an der eigenen Faulheit vergehen. Das ist auch gut so, denn jeder Zweite bewegt sich zu wenig. Und dabei sind wir von Natur aus wie geschaffen für ein körperlich aktives Leben! Was ich hier nicht möchte, ist, Ihnen ein schlechtes Gewissen einzureden, weil Sie sich zu wenig bewegen. Ich möchte Ihnen zeigen, dass Bewegung nicht nur mit Gesundheit und Wohlbefinden, sondern vor allem mit Lebenslust zu tun hat!

### Das Aktivprogramm für »Sitzlinge«

Unzählige ältere Menschen leiden heute an den Folgen jahrelanger mangelnder Bewegung oder körperlicher Überlastung. Sie haben Probleme mit ihrem Kreislauf, den

Gelenken, der Wirbelsäule usw. und erwarten von ihrem Arzt, dass er ihre Probleme mit einigen probaten Mittelchen schnell wieder in den Griff bekommt. Der arme Mensch kann die Erwartungen natürlich nicht erfüllen, denn eine Verbesserung des körperlichen Zustands kann einzig und allein durch eine Änderung der schlechten Lebensgewohnheiten erzielt werden. Und dazu gehört eben auch ein körperliches Training. Medikamente können nur in akuten Krankheitssituationen helfen – und bekämpfen auch dann nur die Symptome und nicht die Ursachen.

## Bewegung beugt vor

Wenn Sie also wirklich etwas für Ihre Gesundheit tun wollen, sollten Sie zuerst einmal Ihren Lebensstil unter die Lupe nehmen. Denn wie überall gilt auch hier: Ohne Fleiß kein Preis. Wer alt werden will, muss jung damit anfangen. Und wer gesund lebt, verringert nicht nur sein Risiko, vorschnell an Krebs oder Herzinfarkt zu sterben, er reduziert auch seine Anfälligkeit für chronische Leiden. So kann beispielsweise Altersdiabetes durch regelmäßige Bewegung zu 90 Prozent vermieden werden.
Damit unser Körper jung, gesund und leistungsstark bleibt, braucht er ein gewisses Maß an Aktivität. Allein das ständige Sitzen am Schreibtisch, vor dem Fernseher oder im Auto bringt den Kreislauf nicht in Schwung. Da müssen Sie sich schon ein bisschen mehr anstrengen und den Stoffwechsel wenigstens einmal pro Tag in Wallung bringen. Welche einfachen und effektiven Möglichkeiten es gibt, um mehr Bewegung in Ihren Alltag zu bringen, können Sie auf Seite 61 nachlesen.

**Der Lohn der Mühe**

Wer regelmäßig Sport treibt, altert tatsächlich langsamer, denn er
▶ Trainiert Herz, Kreislauf und das Immunsystem
▶ Strafft Muskeln und Bindegewebe
▶ Stabilisiert Knochen und Gelenke
▶ Reguliert auf natürliche Weise den Hormonhaushalt
▶ Fördert Gedächtnis und Konzentrationsfähigkeit
▶ Stärkt das Gefühl für Bewegungskoordination und -sicherheit
▶ Schärft die Sehfähigkeit
▶ Entspannt sich aktiv und stärkt das Selbstvertrauen
▶ Hat mehr Lust auf Sex

## Eine natürliche Altersbremse

Menschen, die regelmäßig Sport treiben, sind biologisch bis zu 20 Jahre jünger, als ihr Ausweis behauptet. Das liegt daran, dass ein regelmäßiges und gesundes Maß an körperlicher Aktivität den ganzen Organismus positiv beeinflusst. Das wunderbare Ergebnis ist nicht nur ein Gewinn an Kraft, Ausdauer und Kondition.
Insgesamt bedeutet ein Plus an Bewegung auch ein Plus an Gesundheit und Leistungsfähigkeit. Das liegt daran, dass ein trainierter Körper weniger Energie aufwenden muss, um die gleiche Leistung zu erbringen wie ein untrainierter Körper. Er ist einfach schon »in Schwung« oder auch »eingelaufen«, wie ein Paar Wanderstiefel, die ja,

einmal eingelaufen, bekanntlich ein Leben lang halten. Wandern ist übrigens das perfekte Refreshing für Körper und Seele. Die frische Luft füllt die Sauerstoffdepots im Organismus, und saftig grüne Almwiesen vor schneebedeckten Gipfeln sind die ideale Kulisse, um zwischen glücklichen Kühen so richtig abzuschalten.

Die schönsten Bewegungen können Sie mit Ihrem Partner teilen: Ein erotisches Intermezzo im Bett (oder wo auch immer es Ihnen Vergnügen bereitet!) ist nicht nur Balsam für die Seele, sondern auch Anti-Aging in Reinform! Denn beim Sex werden zwischen Frau und Mann Östrogen und Testosteron ausgetauscht, beides Hormone, die der Partner für einen ausgeglichenen Hormonhaushalt braucht.

## Bewegung ist gut – vor allem regelmäßig

**Bewegungsfreunde sind fröhlicher als Couchpotatoes. Eine bundesweite Umfrage ergab, dass 55 Prozent der Trimmer weniger Stress in Job und Privatleben haben, seit sie regelmäßig in die Gänge kommen.**

Besonders deutlich wird die Wichtigkeit einer regelmäßigen körperlichen Belastung jenseits des 45. Lebensjahres, wenn die Vitalität spürbar nachlässt. Wer in diesem Alter mehr Bewegung in sein Leben bringt, merkt schon nach etwa vier Wochen Training eine Verbesserung seines Gesamtzustands. Wissenschaftliche Studien belegen, dass Menschen mit 60 Jahren, die regelmäßig ein Ausdauertraining absolvieren, körperlich ebenso leistungsfähig sind wie ein 40-Jähriger, der untrainiert ist. Dagegen trägt der Bewegungsmuffel ein doppelt so hohes Risiko für Krankheiten und einen vorzeitigen Tod wie sein körperlich aktiver Nachbar.

### Steigern Sie sich in kleinen Schritten

Lassen Sie also die Folgen körperlichen Müßiggangs hinter sich, und fangen Sie heute noch mit dem Mehr an Bewegung an: Lassen Sie den Aufzug ein für allemal Aufzug sein, und nehmen Sie die Treppe! Das ist schon ein erster Schritt in die richtige Richtung.

Beginnen Sie mit einem Gesundheitsminimalprogramm. Dabei sollten Sie sich mindestens 120 Minuten in der Woche verteilt auf drei bis fünf Einheiten kontinuierlich und gleichmäßig bewegen. Das Optimum haben Sie erreicht, wenn Sie drei Stunden pro Woche schaffen. Natürlich nicht am Stück, dann wären Sie nämlich bereits Spitzensportler.

Wechseln Sie nicht nur die Belastungsdauer, sondern auch die Bewegungsart. Dadurch vermeiden Sie aufkommende Langeweile und einen Stillstand in der Leistungssteigerung.

## Was passiert im Körper, wenn wir uns bewegen?

Je älter der Mensch, umso schwerer fällt dem Körper die Fettverbrennung. Kein Wunder, wenn viele mit den Jahren auch noch deutlich in die Breite gehen. Dazu kommt, dass mit zunehmendem Alter der Kalorienbedarf sinkt, die wenigsten jedoch ihre Essgewohnheiten danach ausrichten. Der Organismus hat also viel zu viel des Guten und baut damit in seinen etwa 500 Milliarden Fettzellen Reserven für schlechte Zeiten auf, die vermutlich niemals kommen werden.

## Zu viel Fett schwächt auch die Konzentration

Das Überangebot an Nahrung und die reduzierte Fettverbrennung in den Zellen sind der Grund, warum wir nicht nur älter, sondern auch dicker werden. Überschüssiges Fett lagert sich aber nicht nur an Bauch, Hüften und Po ab, sondern auch in der Leber und, was noch viel fataler ist, im Gehirn. Das erschwert natürlich die Informationsübermittlung zwischen den Gehirnzellen. Die Folge: Wir haben Konzentrationsschwierigkeiten.

Auch der Rest des Körpers ist gar nicht begeistert über zu viel Fett, denn je besser die Durchblutung und Sauerstoffversorgung aller Organe funktionieren, umso leistungsfähiger ist der Organismus. Bei fettverklebten Gefäßen ist jedoch kein Durchkommen mehr, und deswegen liegen wir umso lieber auf der Couch, je größer die Fettlast ist, die wir mit uns herumtragen.

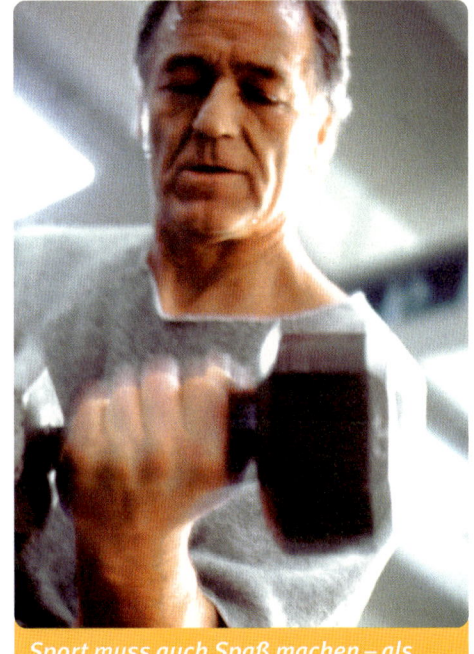

*Sport muss auch Spaß machen – als Zwangsmaßnahme verfehlt er sein Ziel.*

## Ein Aktivitätskreislauf

Wenn Sie Ihrem Körper nur die Kalorien geben, die er wirklich braucht, und wenn Sie gleichzeitig Ihren Stoffwechsel regelmäßig auf Trab bringen, müssen Sie sich bestimmt keine Sorgen um das Kaschieren ungeliebter Fettpölsterchen machen. Und um Ihre Gesundheit genauso wenig.

Beim Sport werden etwa 80 Prozent der Energie aus verbrannten Fettsäuren gewonnen. Der Körper produziert mehr Hormone, besonders das Wachstumshormon, das wiederum für den Aufbau der Muskulatur sorgt. Hierzu wird Energie benötigt, also verbrennt der Körper auch mehr Fett.

## Trainieren Sie nur im aeroben Bereich

Die Fettverbrennung funktioniert allerdings nur dann optimal, wenn Sie sich mit Ihrer Trainingsfrequenz im aeroben Bereich bewegen. Strengen Sie sich beim Sport zu sehr an, sind Sie nicht nur schnell müde, sondern Sie übersteigen außerdem die Schwelle vom aeroben zum anaeroben Bereich. Und dann verbrennen Sie nicht mehr Fett, sondern Kohlenhydrate, also Zucker. Dabei reichert sich Milchsäure (Laktat) im Muskelgewebe an, und Sie bekommen einen Muskelkater. Also lieber langsam trainieren, dafür länger – und dabei mehr Fett verbrennen.

### Der Check beim Arzt

Zu einem gründlichen medizinischen Sportcheck gehören neben dem EKG natürlich noch andere Parameter wie:
▶ Die Blutdruckmessung
▶ Das Abtasten der Organe
▶ Die Untersuchung des Herzens
▶ Das Abhören der Lunge
▶ Die Untersuchung der Gelenke auf Beweglichkeit und Arthrose
▶ Neurologische Untersuchungen wie Kraftmessung und Reflextest

Grundsätzlich zu empfehlen sind darüber hinaus eine Blut- und Urinuntersuchung sowie ein Lungenfunktionstest, der Ihnen ganz genau sagt, wie viel Sauerstoff maximal in Ihre Lunge hineinpasst.

Sie erkennen Ihr individuelles Tempo übrigens ganz leicht daran, dass Sie sich trotz Anstrengung nebenher noch gut unterhalten können.

Darüber hinaus wird bei einer körperlichen Belastung von mindestens 30 Minuten am Stück das alternde, geschwächte Immunsystem deutlich aktiviert. Durch die Stimulation von Immunzellen werden so genannte Interleukine und Interferone freigesetzt, die uns vor allen möglichen Infektionskrankheiten schützen.

Außerdem sorgt das beim Sport freigesetzte Tryptophan für ein Mehr an Serotonin. Wir fühlen uns dadurch nach der Anstrengung nicht nur wohlig müde und entspannt, sondern auch zufrieden und ausgeglichen.

**Als Faustregel für den maximalen Puls beim Training gilt: 220 minus Lebensalter bei Männern, 226 minus Lebensalter bei Frauen.**

# Sport in jeder Lebenslage – aber bitte ohne Zwang!

Sport sollte man ein Leben lang betreiben, aber um damit anzufangen, ist es nie zu spät. Ich kenne 65-Jährige, die niemals besonders sportlich waren und erst mit 60 angefangen haben, ihren Körper in Form zu bringen, und denen es gelang, ihre Gesundheit ganz entscheidend zu verbessern. Natürlich sind diese Menschen nicht gleich zu Marathonläufern oder anderen Hochleistungssportlern geworden; darauf kommt es auch überhaupt nicht an. Wichtig ist der Spaßfaktor an der ganzen Sache. Sie sollen sich richtig darauf freuen, Ihren Körper in Bewegung zu setzen, egal, ob Sie joggen, walken, schwimmen oder spazieren gehen. Die Bewegung muss Ihnen zum inneren Bedürfnis werden – und keinesfalls zum auferlegten Zwang! Nicht die Leistung zählt, sondern der Lustgewinn. Dann wird Bewegung auch für Sie zum Lebenselixier schlechthin.

## Mit Freude trainieren ist effektiver

Egal, für was Sie sich entscheiden, achten Sie einmal ganz genau auf die Gefühle, die Sie dabei haben. Fühlen Sie sich locker und unbeschwert? Empfinden Sie Freude und Leichtigkeit? Lächeln Sie vielleicht sogar unbewusst? Wenn das alles zutrifft, dann haben Sie eine effektive Methode gewählt, um Ihrem Körper etwas Gutes zu tun. Für den Fall, dass Ihr Bewegungsprogramm eher negative Gefühle auslöst, kann ich es nur wiederholen: Tun Sie nichts, was Sie nicht wirklich gern tun. Wer im Park verbissen seine Runden dreht, hat weder körperlich noch geistig etwas davon, denn dann schaltet auch der Kopf nicht ab. Schrauben Sie Ihre Anforderungen an sich selbst lieber ein bis zwei Stufen zurück, und beginnen Sie damit, einfach regelmäßig flott spazieren zu gehen.

# Bewegung ist sinnlich – nicht nur im Bett!

Mal ganz abgesehen vom erotischen Sinnestaumel zwischen den Laken können Sie jede Art von sportlicher Betätigung ebenfalls zum Fest für Ihre Sinne werden lassen. Denken Sie sich einfach, dass Sie neben dem Körper auch Ihre Wahrnehmung trainieren wollen, wenn Sie sich bewegen. Achten Sie ganz bewusst auf Ihre Umgebung, wenn Sie beispielsweise joggen oder spazieren gehen, fühlen Sie die frische Luft im Gesicht, hören Sie die Vögel singen, nehmen Sie die ganze Palette der Farben auf, die Sie umgeben. Fühlen Sie den Boden unter Ihren Füßen.

Sie werden erstaunt sein, was sich dabei alles in Ihrem Kopf abspielt und wie faszinierend unsere Umgebung auch ohne Fernsehen und Internet sein kann. Achten Sie einfach mal auf all die schönen Dinge, die Sie umgeben.

Und das funktioniert nicht nur im Freien, das geht genauso im Schwimmbad. Wie fühlt sich beispielsweise das Wasser beim Schwimmen an: Ist es kalt und prickelnd oder eher weich und schmeichelnd? Und was hören Sie beim Untertauchen? Hören Sie überhaupt etwas, oder kommen die Geräusche vielleicht aus Ihnen selbst? Vielleicht beobachten Sie aber auch lieber Ihre Mitschwimmer …

## Aufmerksamkeit erhöht den Lebensgenuss

Sie sehen, es gibt zahlreiche Möglichkeiten, und Ihrer Fantasie sind keine Grenzen gesetzt. Entdecken Sie sich selbst und Ihre Umgebung neu, lernen Sie staunen – das ist Anti-Aging für die Sinne!

Wenn ich beispielsweise frühmorgens aufstehe und joggen gehe, dann komme ich oft mit Blumen für den Frühstückstisch zurück, die ich unterwegs gepflückt habe, oder mit ein paar besonders schönen Herbstblättern – manchmal bringe ich auch lieber frische Brötchen mit, und dann geht mir der herrliche Geruch von frisch gebackenem Brot den ganzen Tag nicht mehr aus

*Schwingen Sie doch mal wieder das Tanzbein! Ob Standard, ob modern – Tanzen ist immer eine gute Kombination aus gesunder Bewegung und jeder Menge Spaß.*

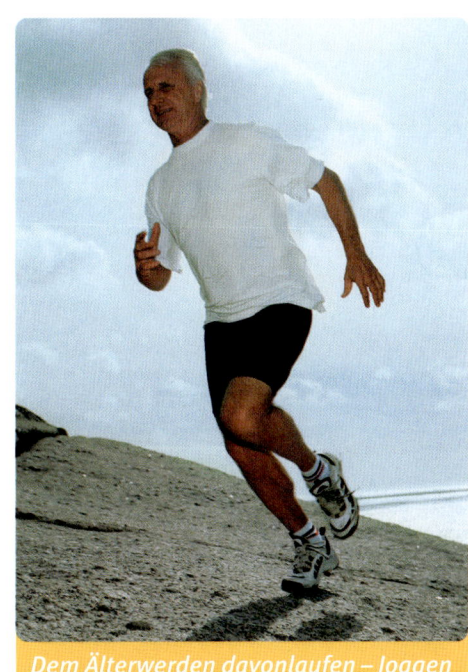

*Dem Älterwerden davonlaufen – Joggen ist dafür bestens geeignet.*

**Wenn Sie sich nicht entscheiden können, wie Sie in ein sportliches Leben starten sollen, probieren Sie es doch einfach mit flottem Gehen und Laufen. Das ist als sanfte Form des Ausdauertrainings bereits bestens geeignet, um die erwünschten Trainingsreize zu erzielen, ohne sich der Gefahr einer körperlichen Überlastung auszusetzen.**

der Nase. Werden Sie aktiv, und werden Sie vor allem ganz bewusst aktiv – mit der ganzen Kraft Ihrer Wahrnehmung!

## Lassen Sie den Worten Taten folgen!

Unser Körperbau und unsere physiologischen Voraussetzungen zeigen es ganz deutlich: Der Mensch muss sich bewegen! Am besten zu beobachten ist das bei Kindern, die ihren natürlichen Bewegungsdrang oft auf eine Weise ausleben, die jedem Erwachsenen schon beim Zuschauen die Schweißtropfen auf die Stirn treibt. Unser moderner Lebensstil hat uns zwar eine unglaubliche Mobilität beschert, die jedoch im krassen Gegensatz steht zu der Bewegungslosigkeit eines jeden Einzelnen. Wir jetten beispielsweise in acht Stunden nach San Francisco, telefonieren nach Australien und chatten mit Geschäftspartnern am anderen Ende der Welt. Aber dazu bewegen wir uns nicht, wir sitzen im Flugzeug, am Schreibtisch, vor dem Computer. Unser Körper ist aber eigentlich auf Bewegung eingestellt, und wenn wir diesem Urbedürfnis nicht nachkommen, werden wir irgendwann krank.

### Der Einstieg ist schwer

Wenn Sie auch zu den Menschen gehören, die vielleicht früher mal aktiv waren, Sport inzwischen aber nur noch vom Zuschauen oder aus der Zeitung kennen, oder wenn Sie sich eigentlich noch nie so richtig zur Bewegung berufen gefühlt haben, dann ist es zugegebenermaßen nicht ganz einfach, gleich den richtigen Einstieg zu finden.

## Welche Sportart passt zu mir?

Sie haben sich also entschieden. Mehr Bewegung soll's sein. Aber in welcher Form? Lieber Walking oder Schwimmen? Mountainbiking oder Yoga? Oder vielleicht doch lieber die Inlineskates?
Die Antwort ist nicht schwer: Hören Sie einfach auf Ihr Bauchgefühl, und denken Sie einmal darüber nach, welche der zahlreichen Möglichkeiten Sie spontan anspricht. Suchen Sie sich am besten ein paar Gleichgesinnte, und los geht's! Wenn Sie zusammen mit anderen trainieren, haben Sie nicht nur eine Motivationsfalle umgangen, sondern auch gleich Spaßpunkte gesammelt, denn in Gesellschaft schwitzt es sich einfach schöner als allein, und die Hemmschwelle für faule Ausreden liegt gegenüber anderen doch noch etwas höher als bei einem selbst! Denn nicht vergessen: Nur ein regelmäßiges Training bringt etwas!

Wenn Sie mit dem Sport beginnen, sollten Sie es mit einer gelenkschonenden Ausdauersportart versuchen. Walking und Schwimmen bieten sich besonders an, weil hierbei der ganze Bewegungsapparat gefordert wird – und nicht nur einzelne Muskelpartien. Daneben sollten Sie gezielt Ihre Muskeln kräftigen und dehnen, auch das gehört zu einem sinnvollen Rundum-fit-Programm. Dadurch sehen Sie nicht nur besser aus: Ein leichtes Krafttraining bringt Ihr Wachstumshormon gehörig auf Trab und sorgt für die Regeneration der Körperzellen! Sie können dafür kleine Hanteln oder ein Theraband zu Hilfe nehmen.

Natürlich ist noch kein Meister vom Himmel gefallen; das gilt besonders dann, wenn Sie eine neue Sportart erlernen möchten. Achten Sie in solchen Fällen auf fachmännische Anleitung und natürlich auf Ihre körperlichen Voraussetzungen. Wenn Sie unsicher sind, sprechen Sie mit Ihrem Arzt. In welcher Form Sie sich bewegen, ist letztlich zweitrangig, Hauptsache, Sie bewegen sich möglichst oft!

Bleibt noch die Frage nach dem »wie viel«: Wie lange und in welcher Intensität macht das Training überhaupt Sinn? Wenn Sie anfangen, Sport zu treiben, muss das Training

## Zur Orientierung – Ihre individuelle Pulskontrolle

Wenn Sie gleich jetzt wissen wollen, wie fit Sie sind, empfehle ich Ihnen den ultimativen Steptest zur Pulskontrolle. Alles, was Sie dafür brauchen, ist eine Treppe (mit zwei Stufen!) oder einen kleinen Hocker. Steigen Sie 60 Sekunden lang zügig auf den Hocker oder auf die Stufe hinauf und wieder herunter, und messen Sie im Anschluss Ihren Puls. Achtung: Wenn Ihnen schwindelig wird, Atemnot auftritt oder Ihnen anderweitig unwohl ist, hören Sie sofort auf!

Wenn Sie fertig sind, setzen Sie sich ruhig hin und messen Ihren Puls.

Haben Sie die magischen 50 Jahre noch nicht überschritten, gelten folgende Ergebnisse (Pulsfrequenz/Minute):

▸ 74 – 78 Superfit!
▸ 80 – 84 Gut in Form!
▸ 86 – 88 Das kriegen Sie noch besser hin!
▸ 90 – 100 Das muss deutlich besser werden!
▸ 110 – 120 Allerhöchste Zeit für den Startschuss in ein bewegtes und gesundes Leben!

Sind Sie bereits über 50 Jahre alt, dann sieht Ihr Ergebnis folgendermaßen aus:

▸ 75 – 80 Superfit!
▸ 82 – 88 Gut in Form!
▸ 90 – 100 Das kriegen Sie noch besser hin!
▸ 100 – 110 Das muss deutlich besser werden!
▸ 110 – 125 Allerhöchste Zeit für den Startschuss in ein bewegtes und gesundes Leben!

Und wenn Sie nicht geschummelt haben, dann spricht Ihre Pulsfrequenz jetzt Klartext mit Ihnen. Ignorieren Sie ein schlechtes Ergebnis nicht, sondern denken Sie immer daran: Jeder »bewegte« Tag macht Sie jünger und verlängert Ihr Leben!

unbedingt auf Ihre ganz individuelle körperliche Verfassung abgestimmt sein. Sie können nicht sofort vom Couchpotato zum Spitzensportler werden, vergessen Sie's. Und auch mit dem Motto »Viel hilft viel« kommen Sie nicht weiter. Gehen Sie's langsam an, Sie müssen keine Rekorde brechen, schließlich tun Sie das hier nur für sich selbst! Denken Sie immer daran: Auf den Spaß dabei kommt es an, nicht auf die Leistung. Machen Sie sich frei von dem Gedanken, irgendjemandem irgendetwas beweisen zu müssen.

**Die Kosten für einen medizinischen Sportcheck werden leider weder von den privaten noch gesetzlichen Krankenkassen übernommen. Sie belaufen sich etwa auf 70 bis 80 Euro.**

### Erst zum Sportarzt

Wenn Sie gesundheitliche Probleme haben, wie Bluthochdruck oder Herzbeschwerden, sollten Sie keinesfalls mit einem Training beginnen, ohne zuvor mit Ihrem Arzt gesprochen zu haben (siehe auch Kasten auf Seite 56). Das gilt auch dann, wenn Sie älter sind als 50 Jahre. Am besten sprechen Sie mit einem Sportmediziner, der Ihnen anhand eines Belastungs-EKGs genau sagen wird, in welchem Trainingszustand sich Ihr Körper befindet. Idealerweise wird er dann für Sie einen individuellen Trainingsplan erstellen. Damit haben Sie die Sicherheit, dass Sie sich körperlich nicht überfordern und sich trotzdem bald über erste Erfolge freuen können.

## Aktivieren Sie Ihren »inneren Trainer«

Würden Sie gleich morgen früh freiwillig eine Stunde eher aufstehen, um vor der Arbeit noch eine Runde joggen zu gehen? Da regt sich doch das leise Unbehagen, habe

ich Recht? Die richtige Motivation fehlt – ohne sie haben wir zwar die allerbesten Vorsätze; wenn es jedoch anfängt, ein bisschen weh zu tun, und wir wirklich unsere Gewohnheiten ändern sollen, ist es schnell vorbei mit dem sportlichen Ehrgeiz, und wir wechseln, peinlich berührt, schnell das Thema, sobald sich wohlmeinende Mitmenschen nach unseren »Fortschritten« erkundigen.

### Ziele definieren – und sie erreichen

Überwinden Sie Ihren inneren Schweinehund, der Sie am liebsten faul und träge auf dem Sofa liegen sähe. Das beste Mittel und der beste Motivator dafür ist Ihr innerer Coach, der Ihnen immer wieder erklären sollte, was Sie durch mehr Bewegung erreichen wollen. Treffen Sie hier eine klare und vor allem realistische Absprache mit Ihrem Coach! Definieren Sie mit ihm Ihre persönlichen Ziele, die so formuliert sein sollten, dass Sie auch kleine Fortschritte feststellen können, und lassen Sie sich diese immer wieder vor Augen halten.

Wenn Sie Figurprobleme haben, kann das beispielsweise in Form eines Fotos passieren, das Sie in Ihrem momentanen Zustand zeigt. Dazu lassen Sie sich jedes Mal beim Draufgucken von Ihrem inneren Coach erzählen, wie Sie idealerweise in einem Jahr aussehen.

Oder wenn Sie Ihre Kondition verbessern wollen, können Sie sich eine bestimmte Strecke als Ziel aussuchen, die Sie innerhalb einer bestimmten Zeit schaffen möchten. Ihr Coach hält Ihnen diese Strecke immer wieder vor Augen! Es reicht auch schon, wenn Ihnen Ihr Coach für jedes Mal

Treppensteigen ein großes Bewegungsplus an die Kühlschranktür malt. Dann haben Sie Ihre Fortschritte ständig im Blick. Dieser mentale Schritt ist ganz besonders wichtig, um nicht auf halbem Weg aufzugeben, wenn's mit dem Training mal nicht so gut läuft und Sie mit sich unzufrieden sind oder wenn die Bequemlichkeit mal wieder hartnäckig gegen die guten Vorsätze arbeitet.

Dass Sie neben den guten Tagen auch mal schlechtere haben, ist völlig normal. Wenn Sie aber Ihr persönliches Ziel immer vor Augen haben und Ihre Psyche entsprechend programmiert ist, dann werden Sie Ihr Ziel auf jeden Fall erreichen.

## Bringen Sie Bewegung in Ihren Alltag

Mal ehrlich, wer lässt schon das Auto stehen und fährt mit dem Fahrrad ins Büro, auch wenn's gar nicht so weit wäre? Und wenn wir die Wahl haben zwischen Rolltreppefahren und Treppensteigen, wer geht da schon zu Fuß?

### Viele kleine Aktivitäten summieren sich

Dabei können Sie schon hier anfangen, Pluspunkte auf Ihr Bewegungskonto einzuzahlen. Denn auch die kleinste Bewegung verbrennt Kalorien und aktiviert den Stoffwechsel. Und Sie werden staunen, was da alles zusammenkommt, wenn Sie einmal eine Woche lang konsequent alles, was möglich ist, mit dem Fahrrad erledigen, auf Fahrstuhl und Rolltreppe verzichten und stattdessen die Treppe nehmen, den Kollegen im übernächsten Büro nicht anrufen,

sondern selbst hinübergehen (damit tun Sie übrigens dann auch gleich was fürs Arbeitsklima!). Auch ist Stehen besser als Sitzen, egal, ob beim Telefonieren oder in Bus und Bahn. Und wer sagt, dass Sie Ihre gesamte Mittagspause in der Kantine verbringen müssen oder, noch schlimmer, gleich am Schreibtisch? Gehen Sie doch spazieren! Das lockert die Muskulatur, Sie bekommen den Kopf frei und arbeiten am Nachmittag gleich doppelt effektiv.

Übrigens können Sie auch mit Haus- und Gartenarbeit punkten. Eine Stunde Rasenmähen bringt Sie beispielsweise genauso auf Trab wie zwei Stunden Walken oder fünf Stunden Golfspielen.

Bewegung soll Spaß machen, und je mehr Sie sich bewegen, umso mehr Spaß werden Sie dabei haben.

Legen Sie sich doch ein Bewegungsheft an, in dem Sie neben den Zielen, die Sie erreichen möchten, auch die täglichen Trainingseinheiten vermerken – und natürlich jeden Fortschritt. Interessant ist es, neben den körperlichen Veränderungen auch genau zu beobachten, was mit der Zeit in Ihrem Kopf passiert.

> ### Das sportliche Extra
>
> Für Ihre Gesundheit und Ihren Hormonhaushalt wären täglich 30 Minuten leichtes Lauftraining ideal. Hierbei trainieren Sie nicht nur Muskeln und Kondition, sondern gleichzeitig Herz und Kreislauf. Außerdem versorgen Sie Ihren Körper mit einer Extraportion Sauerstoff und kurbeln die Hormonproduktion an. Wenn Sie zum Laufen überhaupt keine Lust haben, können Sie genauso gut Folgendes tun:
> ▶ 60 Minuten Radfahren
> ▶ 60 Minuten Schwimmen
> ▶ 30 Minuten Langlaufen
> ▶ 30 Minuten Stepper
> ▶ 30 Minuten Cross-Training

# Yoga
## für neue Spannkraft

»Ist das nicht nur was für Schlangenmenschen?« – Nein, keineswegs!

Yoga beinhaltet ein äußerst vielseitiges Bewegungs- und Entspan-

nungsprogramm, das Menschen in jedem Alter und jeder körperlichen

Verfassung ohne Probleme erlernen können.

### Nur für Spinner?

Manche meinen, Yoga sei eine Art altindi-scher Kult, der nicht in unsere Welt passe. Yoga soll zwar der spirituellen Selbstverwirklichung dienen, ist aber keine Religion im herkömmlichen Sinn. Es gibt viele verschiedene Yogawege, die zum Teil rein geistige Übungen beinhalten. Bei uns im Westen wird vorwiegend Hatha-Yoga, das reine Körperyoga, praktiziert. Die Übungen sollen eine innere Reinigung herbeiführen, Blockaden lösen und den Körper harmoni-sieren. Bei regelmäßiger Ausübung sollen diese »Asa-nas« den Geist freier machen und zu innerer Ruhe und Klarheit führen. Probieren Sie es doch einfach einmal aus – für viele Menschen stellt Yoga die ideale Kombination von körperlichem und geistigem Training dar.

Kluge Ratgeber und praktische Anleitun-gen zu allen möglichen sportlichen Akti-vitäten gibt es in Hülle und Fülle. Mit wel-cher Technik Sie joggen oder walken, muss ich Ihnen hier also nicht erzählen. Ich möchte Sie viel lieber auf eine ganz andere Art der Bewegung aufmerksam machen, mit der Sie nicht nur Ihren Körper trai-nieren, sondern auch gleichzeitig et-was für Ihre Seele tun. Anti-Aging ist nämlich durchaus auch eine Sache der seelischen Ausgeglichenheit – und dabei können Ihnen bestimmte Übungen aus dem Yoga ganz hervor-ragende Dienste leisten.

### Fitness und Entspannung in einem

Der Name »Yoga« stammt aus dem Sans-krit und bezeichnete dort das Joch, mit dem ein Rind den Pflug zieht. Gemeint ist damit die harmonische Verbindung voneinander unabhängiger Kräfte (Körper und Seele). Eine Weiterentwicklung beider ist nur in

Einklang und Harmonie möglich. Körperliche Fitness und geistige Power gehen also Hand in Hand.

Damit ist klar, dass die jahrtausendealte indische Philosophie mehr ist als nur ein Gymnastikprogramm. Yoga sorgt durch meditative Versenkung einerseits für das mentale Gleichgewicht, andererseits wird durch Beugen, Strecken und Dehnen der Sehnen und Bänder die Muskulatur elastisch und der Körper damit beweglich. Verspannungen jeglicher Art werden gelöst, und ein Zustand vollkommener Entspannung stellt sich ein. Und darüber freut sich das Jungbrunnenhormon DHEA, denn je entspannter Sie sind, desto niedriger ist die Menge des Stresshormons Cortisol, die produziert wird, und umso mehr DHEA kommt in Ihrem Körper zum Einsatz, das Sie jung und fit hält! Entspannung ist also ebenso grundlegend für ein langes Leben wie die körperliche Fitness, und Yoga ist die ideale Kombination von beidem.

## Keine Akrobatik – Yoga kann jeder lernen

Außerdem gibt es eine Reihe von Yogaübungen, mit denen Sie gezielt die Durchblutung der Steuerungszentrale unseres Körpers, des Gehirns, deutlich verbessern können. Das fördert nicht nur die Sauerstoffversorgung des gesamten Organismus, sondern auch Konzentration und Gedächtnis. Mehr zu diesem Thema erfahren Sie ab Seite 70.

Ein weiterer Pluspunkt: Für Yoga ist man nie zu alt! Sie können jederzeit und unabhängig von Ihrem aktuellen Fitnesslevel einsteigen. Erkennen Sie dabei Ihre eigenen körperlichen Grenzen und Möglichkei-

ten, denn auch hier gilt: Weniger ist im Zweifelsfall mehr. Natürlich besteht nicht die Gefahr einer akuten körperlichen Überanstrengung. Jedoch sind die einzelnen Übungen korrekt ausgeführt anstrengender, als Sie zunächst meinen, und Ihre untrainierten Sehnen und Bänder rächen sich prompt mit einem heftigen Muskelkater.

Der Erfolg lässt bestimmt nicht lange auf sich warten, vorausgesetzt, Sie üben regelmäßig und am besten täglich. Medizinisch ist inzwischen erwiesen, dass regelmäßig praktiziertes Yoga eine stärkende Wirkung auf die inneren Organe und den Bewe-

### Im Zeichen des Mondes

Luna Yoga ist wohl die weiblichste Variante der heilsamen Körperübungen. Grundlage ist die Anerkennung der Wechselhaftigkeit unseres Lebens, der ein ureigener Rhythmus zugrunde liegt. Der Mond stellt hierbei einerseits die Veränderung dar, gleichzeitig ist er nach der indischen Heilkunst auch ein Zeichen für die sexuelle Kraft und symbolisiert die Wiederkehr des weiblichen Zyklus als Urquell allen Lebens. Basierend auf der Einheit von Körper, Geist und Seele, arbeitet Luna Yoga mit Körperhaltungen, Atemübungen und Entspannungstechniken, darüber hinaus aber auch mit tänzerischen Elementen, Trancereisen, Visualisierung, Essenzen und Farben. Jeder Mensch entscheidet aus der Intuition heraus, was ihm gut tut. Die Methode wird also dem Menschen angepasst und nicht umgekehrt.

Hier umfassend auf das Thema Yoga einzugehen, würde den Rahmen des Buches sprengen. Ich möchte Ihnen aber einen Einblick verschaffen und mit einigen einfachen Übungen Lust auf mehr machen! Wenn Sie sich dann näher mit Yoga befassen möchten, empfehle ich, die Grundlagen unter fachkundiger Anleitung in einer Gruppe zu erlernen.

gungsapparat hat und den gesamten Organismus stabilisiert. Und damit, Sie ahnen es natürlich schon, ist Yoga geradezu ideal, um den altersbedingten körperlichen und geistigen Verfall von uns Menschen zu verlangsamen oder zu stoppen.

Die noch junge Bewegung des Luna Yoga geht zurück auf die Tänzerin Aviva Steiner, die Anfang der 1970er Jahre entdeckte, das bestimmte Bewegungen den Menstruationszyklus beeinflussen. Eine ihrer Schülerinnen, die Yogalehrerin Adelheid Ohlig, erweiterte dieses Wissen, kombinierte Körpertherapien und Bewegungselemente mit individuellen Bedürfnissen und gründete vor zehn Jahren die Schule des Luna Yoga.

## Yoga für Einsteiger

In den westlichen Ländern ist das Hatha-Yoga am meisten verbreitet – die Lehre der Erweckung des Körperbewusstseins mit dem Ziel eines ganzheitlichen und bewussten Seins. Die Grundlagen sind die Körperhaltungen (Asanas), die Atmung (Pranayama) und die Meditation. Jede Bewegung und jeder Atemzug wird im Yoga ganz bewusst und meditativ ausgeführt.

Besonders entspannend, aber auch heilsam für den ganzen Körper sind die Yoga-Atemübungen. Dabei wird intensiv das Zwerchfell trainiert, das die Brust vom Bauchraum trennt und bei unserer meist oberflächlichen Atmung kaum eingesetzt wird. Durch das Heben und Senken des Zwerchfells bei der vertieften Atmung werden auch alle Organe des Bauchraums sanft massiert und stimuliert.

*Yoga in der Gruppe macht mehr Spaß und hilft, die Übungen wirklich korrekt auszuführen.*

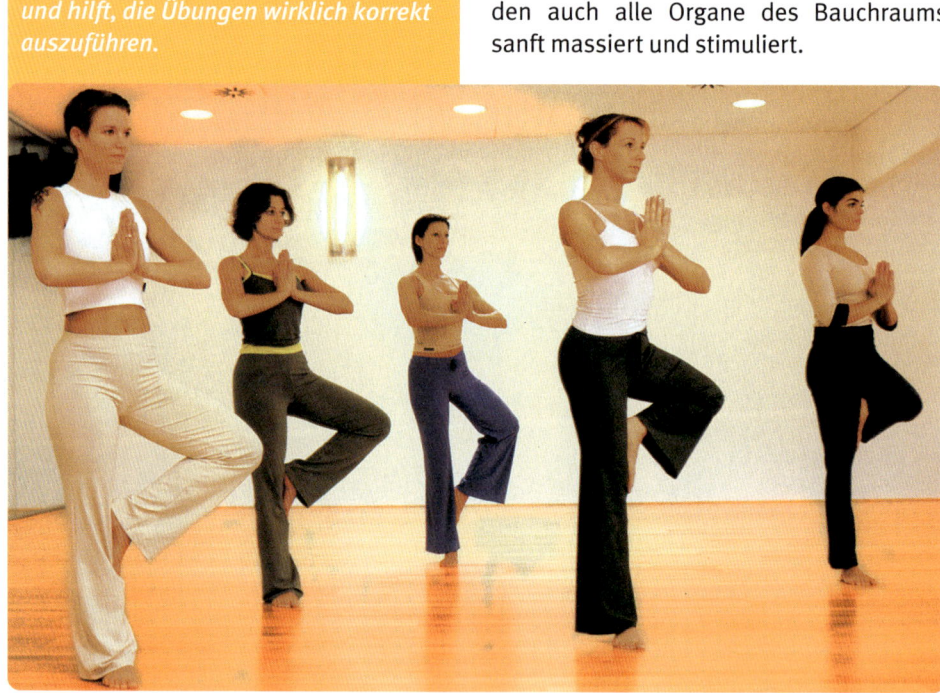

## Richtig üben

Um Yoga effektiv zu gestalten, gibt es ein paar wichtige Vorbereitungen:

❯ Reservieren Sie einen festen Platz und am besten auch eine feste Tageszeit für Ihre Yogaübungen. Machen Sie ruhig eine Art Ich-Ritual daraus, eine Zeit, in der Sie bewusst nur etwas für sich selbst tun. Das erleichtert das Durchhalten.

❯ Sorgen Sie dafür, dass Sie für die Zeit Ihres Trainings unbedingt in Ruhe gelassen werden. Kinder mit dem Hund zu den Nachbarn schicken, Anrufbeantworter ein- und Haustürklingel ausschalten!

❯ Tragen Sie bequeme Kleidung, und verwenden Sie als Unterlage eine Yogamatte oder eine Decke.

❯ Keine Naschereien vor den Übungen und erst recht keine Mahlzeiten! Wenn Sie sich überhaupt nicht zurückhalten können, dann warten Sie lieber ein bis zwei Stunden mit dem Yoga.

❯ Fangen Sie nie mit dem Training an, ohne Ihre Muskulatur vorher mit ein paar einfachen Dehn- und Streckübungen aufgewärmt zu haben. Schütteln Sie Ihre Glieder, und machen Sie, wenn es sein muss, ein paar Mal den Hampelmann. Alles besser als gezerrte Bänder!

## Deep Breath – die Atemübungen

Beginnen Sie Ihr Training mit Atemübungen. Das hilft, den Alltagsmotor abzuschalten und innerlich zur Ruhe zu kommen. Atmen Sie immer durch die Nase. Sauerstoff ist Energie in Reinform, er ist die Grundlage des Lebens und hilft dem Körper beim Abbau von Abfallprodukten des Stoffwechsels, die über Haut, Darm, Lunge und Nieren ausgeschieden werden. Richtiges Atmen ist also eigentlich das einfachste Mittel, um gesund und damit lange jung zu bleiben.

Werden Sie sich Ihres Atems voll und ganz bewusst, und das übrigens nicht nur, wenn Sie Yoga praktizieren. Auch im Alltag gibt es jede Menge Möglichkeiten, um den Körper durch das bewusste Atmen zu entspannen und den Organismus mit einer Extraportion Sauerstoff etwas Gutes zu tun. Öffnen Sie doch beispielsweise mal das Fenster mit dem Bewusstsein, pure Lebenskraft ins Zimmer zu lassen. Sie werden sehen, wie Ihr Körper sofort ganz automatisch auf Tiefenatmung umschaltet. Oder versuchen Sie beim Spazierengehen die unterschiedlichen Gerüche wahrzunehmen, die Sie umgeben. Schon allein das intensiviert die Atmung um ein Vielfaches. Wer viel singt, hat übrigens seine Anti-Aging-Bonuspunkte hier gleich dreifach kassiert: Singen ist gesellig, es entspannt, macht jede Menge Spaß und ist das perfekte Atemtraining.

## Die Dreifache Atmung

Legen Sie sich in Rückenlage auf den Boden. Die Beine liegen hüftbreit nebeneinander. Lassen Sie die Füße locker nach außen fallen. Die Augen sind geschlossen.

**BAUCHATMUNG** Die Hände liegen locker auf dem Bauch. Lassen Sie die Luft in den Bauch strömen. Spüren Sie dabei, wie sich Ihre Hände bewegen. Halten Sie den Atem einen Moment im Körper zurück, bevor Sie wieder ausatmen.

*Es gibt für die Dauer der einzelnen Übungen keine feste Zeitvorgabe. Sie sollten jedoch mindestens vier bis fünf Atemzüge bei einer Übung bleiben. Hören Sie hier ganz auf Ihre innere Stimme; Sie spüren selbst, wann es Zeit ist, aufzuhören und eine neue Übung zu beginnen.*

65

**ZWERCHFELLATMUNG** Die Hände liegen auf dem Brustkorb. Atmen Sie bewusst in den Brustkorb hinein. Lassen Sie den Atem strömen, und halten Sie ihn kurz, bevor Sie wieder ausatmen.

**BRUSTATMUNG** Die meisten Menschen atmen nur mit dem oberen Teil der Lunge. Legen Sie Ihre Hände im Bereich des Schlüsselbeins auf, und spüren Sie, wie sich das im Vergleich zu den beiden vorhergehenden Übungen anfühlt.

> Die Dreifache Atmung aktiviert Ihre Energiereserven im Organismus und regt die Verdauung an. Außerdem steigert sie die Vitalität, vergrößert deutlich die Atemkapazität und stimuliert die natürliche Aktivität des Zwerchfells.

Beenden Sie die Übung, indem Sie mehrmals langsam in alle drei Bereiche hineinatmen: zuerst in den Bauch, dann ins Zwerchfell und dann in die Brust. Die Hände liegen locker neben dem Körper. Halten Sie den Atem kurz an, bevor Sie in umgekehrter Reihenfolge wieder ausatmen.

**Im indischen Sanskrit heißen die Atemübungen Pranayama, was Anhalten, Kontrollieren und Lenken des Atmens bedeutet.**

## Die Wechselatmung

**GRUNDSTELLUNG** Setzen Sie sich auf die Fersen, die Knie sind geschlossen. Der Rücken ist völlig gerade, dabei bleiben die Schultern leicht gesenkt. Senken Sie das Kinn leicht zur Brust, um dadurch den Nacken zu strecken. Ihre Sitzhaltung sollte stabil sein und Ihnen angenehm, und zwar ohne dass Ihre Gelenke schmerzen oder die Beine einschlafen. Nur dann kann der Atem frei fließen.

Wenn Sie mit diesem Fersensitz Schwierigkeiten haben, wählen Sie folgende Variante als Alternative: Legen Sie eine zusammengelegte Decke unter Ihr Gesäß, so dass Ihr Becken höher ist als die Knie. Winkeln Sie erst das eine, dann das andere Bein an, und ziehen Sie die Fersen so nah wie möglich an den Körper. Der Rücken ist gerade, die Schultern sind gesenkt.

**ÜBUNG** Legen Sie den rechten Daumen an das rechte Nasenloch, den Ringfinger der rechten Hand an das linke Nasenloch. Zeige- und Mittelfinger sind abgewinkelt. Verschließen Sie nun mit dem Ringfinger das linke Nasenloch, und atmen Sie rechts tief ein; den Daumen dabei abspreizen. Verschließen Sie dann das rechte Nasenloch, und atmen Sie links wieder aus. Lassen Sie sich bei der Atembewegung viel Zeit.

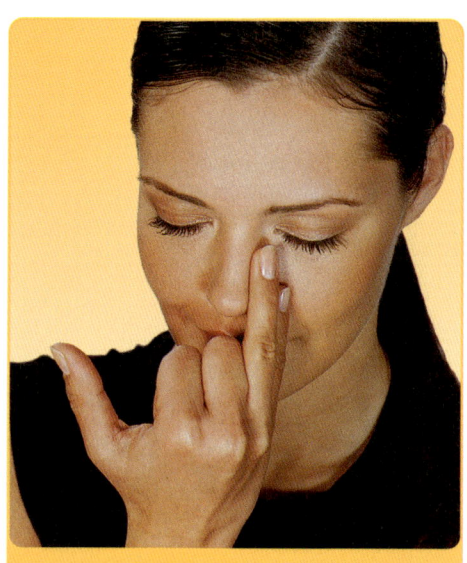

*Die Wechselatmung bringt Körper und Seele in Einklang.*

## Pfeifen

**GRUNDSTELLUNG** Nehmen Sie den Fersensitz ein (siehe Seite 66). Der Rücken ist gerade, die Schultern sind leicht gesenkt und entspannt. Der Nacken ist gestreckt.

**ÜBUNG** Spitzen Sie die Lippen. Atmen Sie durch die Nase ein, und lassen Sie den Atem durch die gespitzten Lippen wieder ausströmen. Wichtig: Atmen Sie so lange aus, wie es geht!

 Das Pfeifen stimuliert das Energiezentrum zwischen den Augenbrauen, fördert Konzentration und Gedächtnis.

# Feel your Body – die Yoga-Körperübungen

Die Körperübungen im Yoga sind auf den gesamten Bewegungsapparat ausgerichtet und verbessern die Beweglichkeit der Gelenke und die Durchblutung des gesamten Organismus. Wenn Sie Asanas längere Zeit praktiziert haben, werden Sie feststellen, dass Sie Ihren Körper ganz anders wahrnehmen. Sie reagieren wesentlich schneller und sensibler auf körperliche Störungen und können damit natürlich auch schneller wirksame Gegenmaßnahmen ergreifen.
Lassen Sie sich nicht täuschen, wenn Ihnen die Übungen simpel erscheinen. Richtig ausgeführt, entspannen und trainieren sie den ganzen Körper. Mit ein bisschen Rumpfbeugen nach links und rechts ist es also nicht getan – schenken Sie jeder einzelnen Bewegung Ihre volle Aufmerksamkeit, und konzentrieren Sie sich darauf, was in Ihrem Körper dabei passiert.

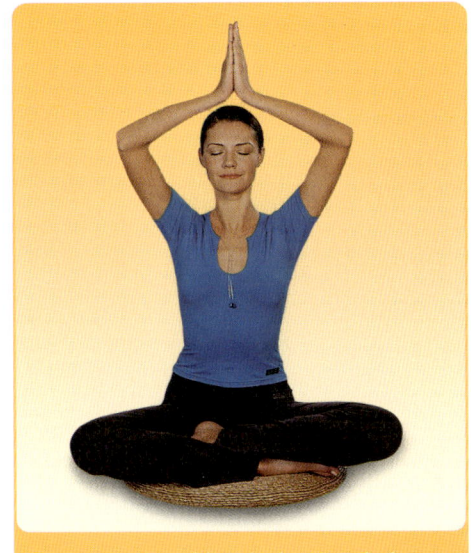

*Der Lotussitz – klassische Yogahaltung mit gerader Wirbelsäule und verschränkten Beinen.*

Eine der Grundstellungen im Yoga ist der Lotussitz – er sorgt sowohl für Entspannung als auch für Konzentration. Allerdings erfordert er einiges an Beweglichkeit und Übung.

## Der Berg

**GRUNDSTELLUNG** Aufrechter Stand. Die Füße stehen parallel.

**ÜBUNG** Spüren Sie den Boden unter Ihren Füßen, und stellen Sie sich vor, wie Sie fest mit der Erde verwurzelt sind. Die Beine sind gerade, aber die Knie locker und nicht durchgedrückt. Achten Sie auf Ihre Wirbelsäule, sie ist aufgerichtet und gerade (Achtung: kein Hohlkreuz machen!), die Schultern sind gerade und entspannt, die Arme hängen locker an der Körperseite. Der Kopf ruht im Gleichgewicht auf der Wirbelsäule, die Augen sind gerade nach vorne gerichtet.
Denken Sie daran: Gerade so einfach scheinende Übungen sind enorm wichtig!

67

## Energie aufladen

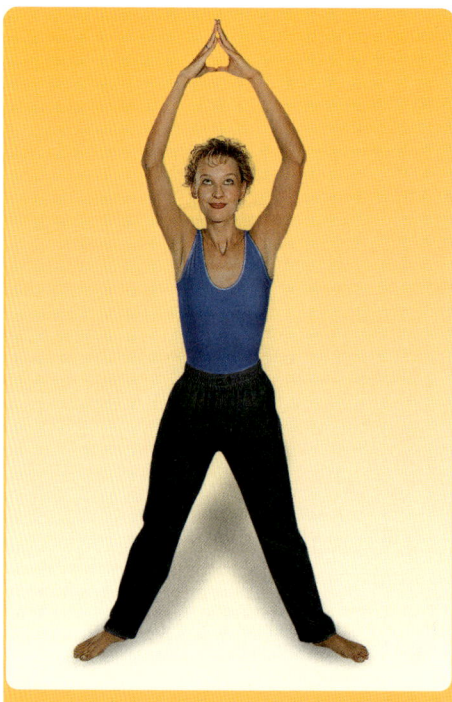

**Die intensiv wahr-genommene Verbin-dung zum Boden und das sehr be-wusste Atmen sind beim Aufladen der Energie besonders wichtig.**

*Diese Übung dehnt Bein-, Arm- und Rumpfmuskeln und vertieft die Atmung.*

**GRUNDSTELLUNG** Aufrechter Stand. Die Beine sind gegrätscht, die Fußsohlen berühren den Boden mit ihrer ganzen Fläche, die Arme hängen locker neben dem Körper.

**ÜBUNG** Heben Sie beim Einatmen die Arme seitlich nach oben, bis sich die Fingerspitzen schließlich über Ihrem Kopf berühren. Halten Sie diese Position so lange wie möglich, und atmen Sie dabei mehrmals tief ein und wieder aus. Spüren Sie dem Atem in Ihrem Körper nach. Beim Ausatmen senken Sie die Arme langsam.

## Die Katze

**GRUNDSTELLUNG** Gehen Sie in den Vierfüßlerstand: Stützen Sie die Hände schulterbreit auf, Ober- und Unterschenkel bilden einen rechten Winkel, Kopf und Nacken eine Linie mit dem Rücken.

**ÜBUNG** Heben Sie beim Einatmen den rechten Arm und das linke Bein gestreckt an. Halten Sie das Gleichgewicht, und atmen Sie tief und gleichmäßig. Beim Ausatmen kehren Sie zurück in den Vierfüßlerstand und wiederholen die Übung mit der anderen Seite.

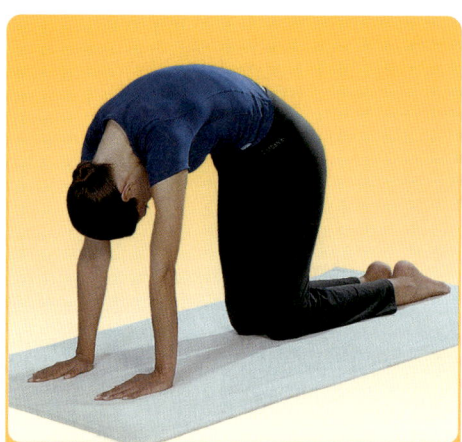

*Die Katze kräftigt und dehnt die Bauch- und Rückenmuskulatur und fördert die Durchblutung der Bauchorgane.*

**VARIANTE** Der Katzenbuckel: Machen Sie dabei beim Einatmen ein leichtes Hohlkreuz, und heben Sie den Kopf. Beim Ausatmen ziehen Sie den Bauch stark ein und wölben den Rücken von den Schultern bis zum Steißbein nach oben.

## Eingerolltes Blatt

**GRUNDSTELLUNG** Nehmen Sie den Fersensitz ein (siehe Seite 66).

**ÜBUNG** Beugen Sie den Oberkörper so weit nach vorne, bis Sie mit der Stirn den Boden berühren. Die Arme liegen dann locker neben dem Körper, die Handflächen zeigen nach oben. Atmen Sie tief und regelmäßig, solange Sie sich in dieser Haltung wohl fühlen.

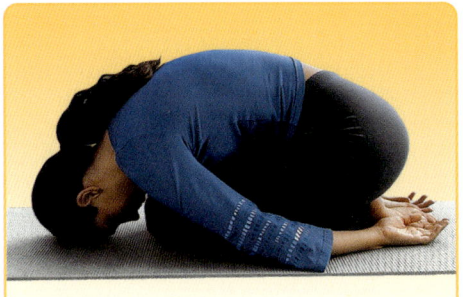

*Das eingerollte Blatt dehnt die Rückenmuskeln, ist gut für die Durchblutung und entspannt sowohl Körper als auch Geist intensiv.*

**VARIANTE I** Nehmen Sie wiederum den Fersensitz ein. Berühren Sie erneut mit der Stirn den Boden. Dann strecken Sie beide Arme weit nach vorne; die Handflächen liegen auf dem Boden. Atmen Sie tief aus und ein.

**VARIANTE II** Grundstellung ist der Fersensitz, die Stirn berührt den Boden. Umfassen Sie jetzt hinter Ihrem Rücken das linke Handgelenk mit der rechten Hand. Atmen Sie tief aus und ein.

## Das Krokodil

**GRUNDSTELLUNG** Rückenlage. Die Beine sind parallel ausgestreckt, die Arme in Schulterhöhe vom Körper weggestreckt.

**ÜBUNG** Heben Sie die Beine vom Boden, und winkeln Sie die Knie so ab, dass die Unterschenkel parallel zum Boden zeigen. Beim Ausatmen senken Sie beide Knie nach links und legen die Beine schließlich auf dem Boden ab; gleichzeitig drehen Sie den Kopf nach rechts. Die Schultern bleiben dabei auf dem Boden. Atmen Sie mehrmals tief in die Dehnung Ihrer Körperseite hinein. Beim Einatmen kommen Sie zurück zur Mitte und wiederholen anschließend die Übung zur anderen Seite.

*Das Krokodil wird von Yoganeulingen meist als besondere Wohltat empfunden; es soll vor allen Dingen die Wirbelsäule positiv beeinflussen.*

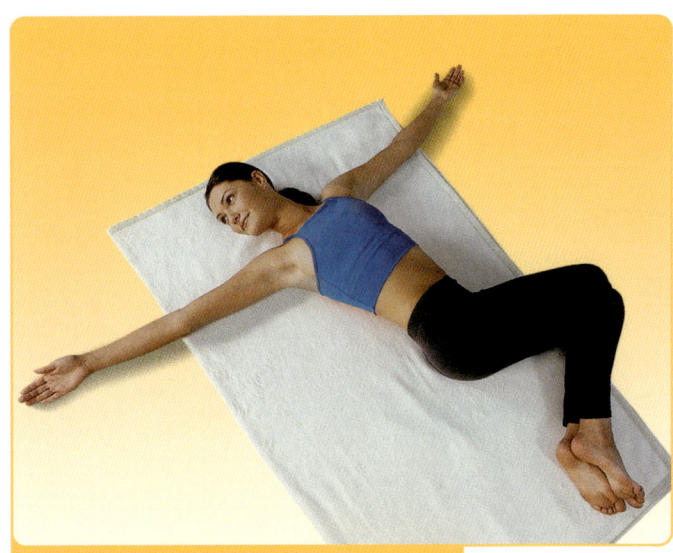

*Das Krokodil sorgt auch für mehr Spaß am Sex; es bringt nämlich neben der Muskeldehnung die Durchblutung des Unterleibs auf Touren.*

**69**

# Frischekuren
## für Gehirn und Geist

Es gibt verschiedene Methoden, wie man Gehirn und Geist in Form

hält. Um auch mit zunehmendem Alter fit im Kopf zu bleiben, können

Sie beispielsweise Rätselfan werden, Aerobic fürs Gehirn betreiben

oder ganz gezielt entspannen.

### Schreckgespenst Alzheimer

Das Nachlassen geistiger Kräfte gehört zu den deprimierendsten Beobachtungen, die man an sich selbst in fortschreitendem Alter machen kann. So vergesslich und zerstreut war man doch früher nicht! Und man hat stille Sorgen, wie das wohl weitergeht: Alzheimerkrankheit und Demenz stehen einem als Schreckensbilder vor Augen. Gegen diese Krankheiten gibt es zwar keine garantierte Vorbeugung, aber gegen die allmählich immer stärkere geistige Unbeweglichkeit und die nachlassende Konzentrationsfähigkeit, die fast jeden Menschen mit den Jahren befällt, können Sie aktiv angehen. Verlassen Sie in diesem Sinne auch mal gewohnte Geleise, im Denken ebenso wie im Handeln!

Keine Lust, das Telefonbuch auswendig zu lernen? Verständlich, und auch nicht notwendig, denn es gibt inzwischen weitaus effektivere Methoden, um die geistige Agilität zu fördern. Und zwar in jedem Alter. Sie müssen nicht warten, bis Ihnen der Name Ihres Nachbarn nicht mehr einfällt – fangen Sie sofort mit Gehirn-Jogging an!

### Wissen Sie noch?

Können Sie sich noch an die Namen Ihrer Schulfreunde erinnern? Nein, nicht nur die Vornamen, die Nachnamen meine ich! Tja, da wird es schon schwieriger, und dabei sind die Gesichter und Namen solcher Menschen, mit denen wir vor langer Zeit zu tun hatten, noch eher in unserem Langzeitgedächtnis verankert als die derjenigen, die uns vor zwei Wochen begegnet sind. Je älter wir werden, umso schwerer fällt es uns, uns zu konzentrieren. Dafür können wir aber nicht nur die Reizüberflutung verantwortlich machen, der wir, wo wir gehen und stehen, ausgesetzt sind. Die Verschlechterung der Merk- und Konzentrationsfähigkeit ist eine ganz normale altersbedingte Erscheinung, die ganz wesentlich von unserer individuellen Stressbelastung abhängt. Stress hat insofern einen wichtigen Einfluss auf unser Gehirn, da er das Zerstörerhormon Cortisol auf den Plan ruft, das, wie wir bereits auf Seite 35 gesehen haben, eine katastrophale Wirkung auf unseren Körper hat.

Cortisol ist der personifizierte Zelltod und greift die Hirnzellen genau dort an, wo gemerkt, gedacht und konzentriert wird – im Hippocampusbereich.

## Auch nur ein Muskel – das Gehirn

Sie müssen aber nicht tatenlos zusehen, wie sich Ihre Erinnerungen in sämtliche Winde zerstreuen. Wie viel man mit der Anti-Aging-Ernährung für seine Gesundheit tun kann und wie viel es bringt, wenn wir körperlich aktiv sind, wissen wir inzwischen. Und gesund soll schließlich auch unser Gehirn sein, damit es richtig funktioniert. Dafür müssen wir es bewegen, denn das Gehirn ist nichts anderes als ein Muskel, der trainiert werden will.

### Gesunder Wechsel von An- und Entspannung

Wie für den Rest unseres Körpers gilt natürlich auch für unser Gehirn das Prinzip von Entspannung und Anspannung. Fordern Sie Ihren Denkapparat heraus, provozieren Sie Ihr Gehirn mit immer neuen Aufgaben und Situationen, gönnen Sie ihm aber auch die notwendige Entspannung. Meditation

oder autogenes Training sind probate Mittel, um gegen jede Form von Stress gewappnet zu sein. Damit hat auch das böse Zerstörerhormon Cortisol keine Angriffsfläche mehr!

### Hirnzellen können regenerieren

Nicht nur Cortisol greift die Hirnzellen an: Umweltbelastungen, Oxidationsprozesse und eine ungesunde Lebensweise mit reichlich Zucker, Alkohol und Fett tun das ihrige, um unseren Denkapparat zu zerstören.

Bereits zerstörte Gehirnzellen können sich unter dem Einfluss von Hormonen wie Östrogenen, Testosteron, DHEA, Progesteron und Pregnenolon durchaus regenerieren und sind nicht, wie lange Zeit als Tatsache hingenommen, für immer verloren. Eine gründliche Statusbestimmung des Hormonhaushalts durch den Facharzt ist hier jedoch unbedingt erforderlich!

### Das Hirn denkt nicht nur

Denken Sie immer daran: Das Gehirn ist die Steuerzentrale unseres Körpers. Es koordiniert unsere Bewegungsabläufe, beherbergt unser Gedächtnis und unsere emotionalen Befindlichkeiten. Und es sorgt für die Produktion von Hormonen, wie beispielsweise Östrogen, DHEA, Progesteron und Testosteron, die alle unser Denkvermögen und unsere Merkfähigkeit entscheidend mit beeinflussen. Wenn Sie dafür sorgen, dass im Kopf genügend Sauerstoff

**71**

und Vitalstoffe vorhanden sind, schaffen Sie die Basis für Gesundheit und Lebenspower, und zwar lebenslang!

## Wichtige Nährstoffe für Ihr Gehirn

Achten Sie darauf, dass Sie Ihr Gehirn vor allem mit B-Vitaminen füttern; besonders das Vitamin B1 ist Balsam für gestresste Seelen, es entspannt, fördert die Konzentration und Kreativität. B-Vitamine finden Sie besonders reichlich in Bierhefe, Weizenkeimen, Sonnenblumen- und Pinienkernen sowie in Nüssen. Jetzt wissen Sie auch, warum das Studentenfutter Studentenfutter heißt! Gut fürs Gehirn sind also grundsätzlich alle Arten von Vollkornprodukten, aber auch Seefische, wie Kabeljau und Lachs (Omega-3-Fettsäure), sowie Eier (Lezithin, Cholin). Schlecht für Konzentration und Gedächtnis sind dagegen zu viel rotes Fleisch, zu viel Kohlenhydrate mit hohem glykämischem Index (aus denen leicht Zucker wird) und zu fette Nahrung. Auch Milchprodukte in großen Mengen schaden mehr, als dass sie nützen. Besser sind dagegen viel Gemüse, insbesondere Petersilie, Brunnenkresse und auch Kohlsorten.

Wer zusätzlich etwas für sein Gedächtnis und seine Konzentration tun möchte, kann mit Ginkgoextrakt nachhelfen. Der darin enthaltene Wirkstoff Tebonin fördert die Gedächtnisleistung.

## Das trainiert den Geist

Wer schon von Haus aus belesen ist und lieber zum Buch greift als zur Fernsehzeitung, dessen Gehirn hat seinen nicht lesenden Zeitgenossen bereits etwas Wesentliches voraus. Lesen ist aber nicht gleich Lesen – natürlich macht es schon einen Unterschied, ob Sie den Sportteil in Ihrer Tageszeitung beim Frühstück durchsehen oder ob Sie sich bewusst auch mit schwierigen wissenschaftlichen oder politischen Texten befassen. Es muss ja nicht gleich ein ganzes Fachbuch sein. Beginnen Sie mit Artikeln in anspruchsvolleren Zeitschriften – da gibt es bestimmt das eine oder andere Thema, mit dem Sie sich schon lange einmal befassen wollten!

## Memorieren und vertiefen

Wichtig ist auch, dass Sie das Gelesene nicht nur konsumieren und dann beiseite legen, sondern bewusst aufnehmen. Versuchen Sie einmal zusammenzufassen, was bei Ihnen nach der Lektüre eines drei- oder mehrseitigen Zeitschriftenartikels hängen geblieben ist. Kriegen Sie den inhaltlichen Textverlauf noch grob zusammen? Die wichtigsten Aussagen? Oder sind es eher die Zwischenüberschriften und Bilduntertitel, die Sie sich gemerkt haben? Auch wenn Ihnen jetzt der kalte Schweiß ausbricht und Sie gedanklich Ihre Felle davonschwimmen sehen, machen Sie sich keine Sorgen! Sie haben den richtigen Weg hin zum Superhirn bereits eingeschlagen. Sie müssen jetzt nur noch weitergehen und die guten Vorsätze in die Tat umsetzen. Zwar wird mit ziemlicher Wahrscheinlichkeit kein zweiter Einstein mehr aus Ihnen werden, aber es gibt ja auch noch etwas zwischen Genie und Alzheimer, und mit Übung, Entspannung und dem richtigen Brainfood wissen Sie auch mit 80 noch, was bei Ihren Enkeln gerade hip ist.

Die Säulen, auf denen unser Denkapparat steht, sind:
▸ Ausreichend Bewegung
▸ Vitamine, Antioxidanzien und Hormone
▸ Gehirntraining
▸ Entspannung

# Wie wär's mal mit Neurobics?

Eine der neuesten amerikanischen Varianten des Gehirnjoggens nennt sich Neurobics und basiert auf der Tatsache, dass unsere Sichtweise mit zunehmendem Alter immer statischer wird. »Kenn ich nicht, mag ich auch nicht« ist eine typische Formel des Altersstarrsinns, die Sie früher vielleicht kopfschüttelnd bei Ihren Großeltern beobachtet haben. Das war kein böser Wille, es ist vielmehr so, dass mit den Jahren nicht nur der Körper steif und unflexibel wird, sondern auch der Geist. Wir beharren auf festgelegten Meinungen und Erfahrungen, lehnen Neues kategorisch ab und schränken unsere Wahrnehmung zunehmend ein. Wir werden nicht nur körperlich, sondern auch geistig unbeweglich. Neurobics sind einfache Übungen, die Sie völlig unproblematisch in das integrieren können, was Sie sowieso jeden Tag tun. Mit ihrer Hilfe können Sie Ihrem Gehirn neue und ganz unerwartete Impulse liefern. Wenn Sie erst einmal begonnen haben, Ihr Leben aus dem neurobischen Blickwinkel heraus zu betrachten, wird Neurobics fast von allein zu einer Art Lebensphilosophie, die Ihnen in Fleisch und Blut übergeht. Das Ziel dabei ist es, Ihr persönliches Niveau an geistiger Flexibilität und Stärke mit zunehmendem Alter aufrechtzuerhalten und sogar zu steigern. Hier ist alles möglich – außerdem macht es viel Spaß!

## Erfrischende Neuentdeckung

Neurobics konfrontiert das Gehirn mit Erfahrungen, die von den üblichen Gewohnheiten abweichen, wobei alle Sinne – Riechen, Hören, Schmecken, Tasten und Sehen – neu miteinander kombiniert werden. Hierbei werden Nerven aktiviert, die neue Verbindungen zwischen unterschiedlichen Bereichen des Gehirns schaffen.

Sie selbst müssen hierfür eigentlich nur zwei Dinge tun: unerwartete Ereignisse bewusst annehmen und mit allen Ihren Sinnen darauf reagieren! Ziehen Sie sich doch morgens beispielsweise mal mit geschlossenen Augen an, und versuchen Sie, die passenden Kleidungsstücke nur anhand Ihres Tastsinns im Schrank zu finden.

## Haben Sie Ihre fünf Sinne beisammen?

Die meisten Methoden, mit denen Sie Ihr Gehirn trainieren können, bauen auf dem Prinzip der Logik auf – Rätsel, Muster, Zahlenreihen, alles ist letztlich mit dem Verstand zu lösen. Das Besondere an Neurobics ist die Einbeziehung aller Sinne, derer Sie sich jeden Tag völlig unbewusst bedienen. Neurobics macht sich die natürliche Lernfähigkeit unseres Gehirns zunutze. Wir lernen über Assoziationen, die unser Gehirn aufgrund von verschiedenen Sinneseindrücken herstellt. Der Duft eines Parfums kann uns beispielsweise an einen ganz bestimmten Menschen erinnern. Oder uns fällt immer, wenn wir Champagner trinken, eine besonders heiße Liebesnacht ein, weil unser Gehirn das prickelige Champagnergefühl mit genau diesem sinnlichen Erlebnis in Verbindung bringt.

**Der Neurobiologe Lawrence Katz von der Duke-Universität in North Carolina entwickelte ein Übungsprogramm, mit dem man sein Gehirn wie einen Muskel trainieren kann. In Anlehnung an den Fitnesstrend der 1980er Jahre nannte Katz es Neurobics.**

Katz entwickelte problemlos in den Alltag integrierbare Übungen, die er auch als »Treppensteigen für den Kopf« bezeichnete und bei denen es um ein systematisches Training der grauen Zellen geht.

Dieses assoziative Lernen beginnt schon im frühesten Kindesalter, wenn die Kinder erkennen, dass sie mit bestimmten Lauten bei anderen Personen ein bestimmtes Verhalten auslösen. Sie lernen auf diese Weise sprechen. Einmal im Gehirn geschaffene Verbindungen sind in der Regel auf immer und ewig im Langzeitgedächtnis verankert. Wir können aber noch mehr von den Kindern lernen. Ein Kleinkind findet einen Gegenstand, z. B. ein kleines Holzauto. Wir Erwachsene würden den Gegenstand sehen und sofort wissen: Aha, ein Holzauto – und die Sache ist für uns erledigt! Das Kind aber wird den Gegenstand zuerst sehen, dann in die Hand nehmen, drehen und

wenden, vielleicht schütteln, um zu sehen, welche Geräusche das Auto macht, und natürlich auch – wie alle kleinen Kinder – in den Mund stecken, um zu testen, ob es nicht auch schmeckt. Es versucht den Gegenstand also mit allen Sinnen zu begreifen und lernt so, was ein Holzauto ist – und dass man es nicht essen kann.

### »Eselsbrücken« bauen durch Assoziationen

Je älter wir werden, umso weniger verlassen wir uns bei neuen Erlebnissen auf alle unsere Sinne. Wir sehen, wir hören – und damit haben wir unser Bild bereits geprägt. Dass wir damit nicht besonders weit kommen, merken Sie jeden Tag selbst. Sie treffen jemanden und können sich partout nicht an den Namen erinnern. Ganz klar, Sie haben die Person ja auch nur ein- oder

*Neurobics bietet keine Denksportaufgaben, sondern lädt ein, Alltagsdinge einfach ein bisschen anders als sonst zu tun.*

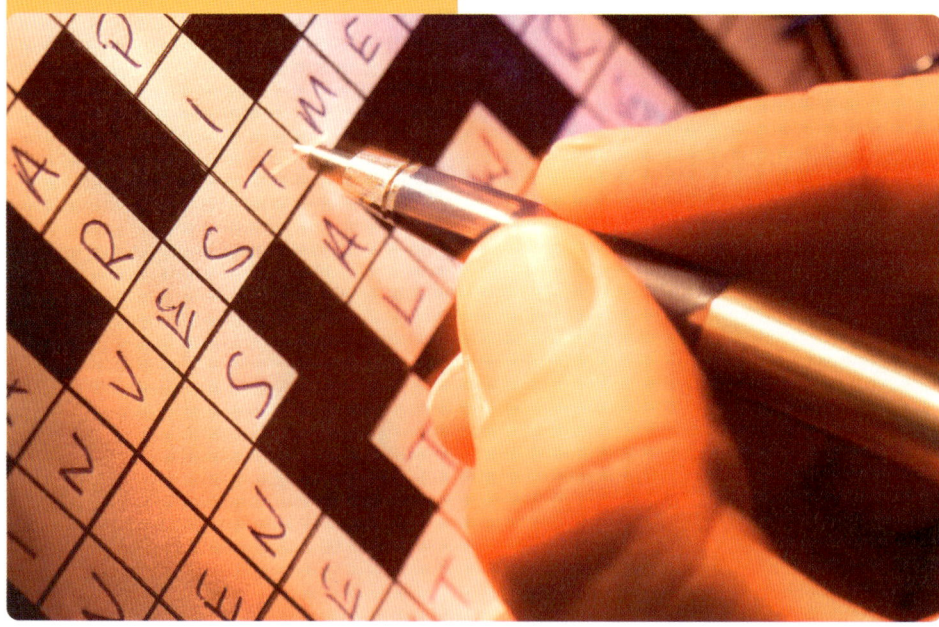

zweimal gesehen, man hat sich namentlich vorgestellt, bestenfalls ein paar Worte miteinander gewechselt, und seitdem sind Ihnen ungefähr hundert Leute auf die gleiche Weise über den Weg gelaufen.

Versuchen Sie doch einmal, mit den Menschen, die Sie ab heute kennen lernen, bestimmte Assoziationen zu verknüpfen. Es reicht nicht, sich nur das Gesicht und den Namen einzuprägen; ein so fantastisches Gedächtnis haben außerdem nur ganz wenige Menschen, die über Jahre hinweg den richtigen Namen zum passenden Gesicht zuordnen können. Achten Sie besser darauf, was die Person an diesem Tag trägt; vielleicht finden Sie die Schuhe besonders hässlich oder die Comic-Krawatte komisch. Welchen Geruch nehmen Sie an Ihrem Gegenüber wahr? Hat er einen schwachen, feuchten Händedruck, oder bricht er Ihnen die Finger? Beschränken Sie sich nicht nur auf das, was Sie sehen! Nützen Sie die ganze Palette an Wahrnehmungen, die sich Ihnen bietet.

## Die Routine durchbrechen

Ein Beispiel: Jeden Tag, wenn Sie nach Hause kommen, greifen Sie blind in Ihre Tasche und fühlen ganz automatisch, mit welchem Schlüssel Sie die Tür aufsperren müssen. Vorschlag: Greifen Sie doch einmal mit der anderen Hand in die Tasche – ich wette, Sie haben nicht auf Anhieb den richtigen Schlüssel erwischt!

Dafür hat Ihr Gehirn aber eine neue Aufgabe zu lösen bekommen. Und genau damit sorgen Sie dafür, dass Sie mental auf Draht bleiben. Unser Alltag ist in eigentlich allem, was wir normalerweise tun, so vorhersehbar, dass viele Handgriffe schon ganz automatisch passieren. Morgens ins Bad, Frühstück, der Weg ins Büro, Mittagspause, Einkaufen – und sogar abends gehen wir meistens ins gleiche Kino, weil die Sessel da so schön bequem sind, in die gleiche Bar, weil wir die Bedienung dort schon kennen, und auch wenn wir sportlich aktiv sind, haben wir so unsere speziellen Runden, die zu Fuß oder mit dem Rad gedreht werden. Und genau das ist die gehirntödliche Routine, die unsere geistige Fitness auf ein Minimum herunterschraubt. Das muss doch nicht sein, oder?

Ihr Gehirn verzehrt sich geradezu nach neuen Erfahrungen, die es machen darf! Geben Sie ihm das nötige Futter, dann lässt es Sie auch garantiert nicht im Stich, wenn es darauf ankommt.

Was macht eine Übung neurobisch? Nicht jede Veränderung, die Sie in Ihrem Tagesablauf vornehmen, ist damit automatisch Training fürs Gehirn. Es kommt auf die Assoziation an und auf die Sinne, die an der Übung beteiligt sind. Neurobisch ist eine Übung also dann, wenn der üblicherweise primär daran beteiligte Sinn ausgeschaltet ist, wenn die Übung Ihre ganze Aufmerksamkeit und Konzentration erfordert oder die Routine bestimmter Abläufe unterbrochen ist.

Möglichkeiten für Neurobics gibt es wie Sand am Meer:

▶ Waschen Sie sich morgens unter der Dusche doch mal mit der linken Hand, wenn Sie es normalerweise rechts tun, und putzen Sie sich auch die Zähne mit links. Da muss man sich plötzlich richtig konzentrieren, nicht wahr?!

Assoziationen können übrigens auch über Emotionen hervorgerufen werden. Wenn Ihnen also die Krawatte nicht gefällt, ist der Impuls zwar visuell, der bleibende Eindruck ist jedoch emotional verankert, und Sie werden z. B. bei jeder Comic-Krawatte sofort wissen, dass Frank Meier vor drei Jahren geschmacklich ähnlich danebengegriffen hatte.

▶ Wenn es bei Ihnen morgens grundsätzlich Marmeladenbrot gibt, dann nehmen Sie sich doch ab morgen jeden Tag einen anderen unserer Vorschläge fürs Frühstück (siehe Seite 115f.) vor – volle Power für Körper und Gehirn.

▶ Nehmen Sie immer den gleichen Weg zur Arbeit? Ändern Sie doch mal Ihre Route, oder steigen Sie einfach eine Station eher aus, wenn Sie mit Bus oder Bahn unterwegs sind. Damit sammeln Sie nicht nur zusätzliche Bewegungspunkte, das gibt auch einen Extrapluspunkt für Ihre geistige Fitness.

▶ Schalten Sie im Autoradio mal Jazz oder Klassik anstelle des üblichen Lieblingssenders. Oder wie wär's mit einem Hörbuch für unterwegs? Andere Alternative: Gehen Sie doch mal mit Ohrenstöpseln aus dem Haus, und testen Sie, wie sich eine Welt ohne Geräusche anfühlt. Aber Vorsicht: Wer nichts hört, muss doppelt gut sehen! Also das Auto unbedingt stehen lassen.

▶ Klar, im Supermarkt um die Ecke bekommen Sie alles, was Sie normalerweise brauchen. Und natürlich wissen Sie inzwischen auch genau, wo Sie hingreifen müssen. Aber Supermärkte gibt es viele, und wann haben Sie zuletzt eigentlich auf dem Wochenmarkt eingekauft? Darüber freut sich nicht nur Ihr Gehirn, sondern auch Ihr innerer Anti-Aging-Koch, weil er genau weiß, dass die frischen Produkte viel besser zu seiner Anti-Aging-Küche passen als die Lebensmittel aus dem Supermarkt.

▶ Wissen Sie eigentlich, wie viele verschiedene Restaurants es in Ihrer Stadt gibt? Hiermit ernenne ich Sie zu Ihrem persönlichen Restaurant- und Kneipentester. Al-

**Die hier genannten Beispiele für kleine Änderungen in Ihrem Tagesablauf kosten Sie nicht viel, haben aber eine unglaubliche Wirkung.**

les, was Sie dafür tun müssen, ist, jedes Mal, wenn Sie ausgehen, ein anderes Restaurant aufzusuchen.

▶ Wenn Sie zu Hause essen, warum denn immer am gleichen Platz? Setzen Sie sich doch mal auf einen anderen Stuhl, verrücken Sie den Tisch, oder machen Sie im Schlafzimmer ein Picknick.

Gehört Sex für Sie ins Schlafzimmer? Dann sollten Sie aber Ihrem Gehirn und vor allem Ihrer Beziehung schleunigst einen erotischen Frischekick verpassen und mal Ihre Fantasie spielen lassen! Wie wär's denn beispielsweise mal beim Zähneputzen, im Wäschekeller, im Auto in der Tiefgarage oder unter freiem Himmel – muss ich dazu wirklich noch mehr sagen? Aber auch wenn Sie lieber in Ihren eigenen vier Wänden bleiben, können Sie mit Düften, Kerzen, Blumen, Tüchern, Federn und Kissen einen Rausch der Sinne inszenieren, wenn das nächste Schäferstündchen naht.

## Stress lass nach!

Unser Gehirn ist den ganzen Tag damit beschäftigt, das Übermaß an Reizen aus unserer Umgebung aufzunehmen und zu verarbeiten.

Selbst im Schlaf reagieren wir noch auf Geräusche, die unser Gehör wahrnimmt und als Reaktionsimpuls an das Gehirn weiterleitet. Nicht einmal nachts haben wir also tatsächlich unsere Ruhe und können unserem Gehirn die notwendige Auszeit verschaffen, die es so dringend braucht, um sich zu regenerieren.

Diese permanente Hab-Acht-Stellung, die wir oft auch unbewusst einnehmen, trägt natürlich zu einem ständig steigenden Stresspegel bei, der sich negativ auf unsere Gesundheit auswirkt und im Extremfall unser Leben verkürzt. Dabei ist der Umkehrschluss doch eigentlich ganz einfach: je weniger Stress, umso länger das Leben!

Was nach paradiesischen Zuständen aus fernen Galaxien klingt, ist inzwischen aber auch wissenschaftlich erwiesen. Wir, die wir uns anderen Kulturen so überlegen fühlen, bringen uns mit unserem ständigen Streben nach Schneller, Höher, Weiter, Besser nicht etwa auf die vorderen Ränge der Evolutionsgeschichte, sondern ins eigene Grab. Und das recht flott, noch bevor unsere biologische Uhr eigentlich abgelaufen wäre. Dagegen: Nur eine entspannte Lebensweise ist der Motor für anhaltende Lebensfreude und sorgt für Balance im Hormonhaushalt und Stoffwechsel. Denn wenig Stress bedeutet auch, dass wenig des Zerstörerhormons Cortisol im Körper gebildet wird und sich unsere Gehirnzellen somit in Sicherheit befinden.

## Finden Sie eine wirksame Entspannungsmethode

Was liegt also näher, als unser Leben so stressfrei wie möglich zu gestalten? Denn wer sich seelisch wohl fühlt und innerlich zufrieden ist, der bleibt gesund und attraktiv, und wer einen schönen, gesunden Körper hat, der bleibt länger jung.

Leider ist es natürlich nicht ganz so einfach, denn schließlich hat jeder ein gewissen Quäntchen Stress, das er nicht umgehen kann, sei es der cholerische Chef, die böse Schwiegermutter oder die pubertie-

### Cool down! Notprogramm für den Akutfall

Der Chef hat gerade Akten fürs Wochenende auf Ihrem Schreibtisch abgeladen, Ihr Süßer erklärt Ihnen, dass er sowieso lieber mit den Kumpels auf Tour geht, der Babysitter sagt ab, und zu Hause sind die Handwerker – kann man da noch ruhig bleiben?

Natürlich kriegen Sie auch solche Situationen in den Griff, Sie müssen nur versuchen, den Film anzuhalten, der da gerade abläuft, und das funktioniert am besten, indem Sie ein deutliches akustisches Signal setzen: Rufen Sie laut STOPP – damit unterbrechen Sie schon mal die negative Gedankenspirale. Machen Sie das Fenster auf, und atmen Sie ein paar Mal tief ein und wieder aus. Wenn es nicht besser wird, dann gehen Sie eine Runde um den Block. Starren Sie dabei aber nicht auf den Boden vor Ihren Füßen, sondern versuchen Sie bewusst, die positiven Dinge wahrzunehmen. Die Sonne, die Blumen, grüne Bäume, oder freuen Sie sich auf das Glas Wein am Abend: Es kommt darauf an, das negative Energiepotenzial positiv umzulenken.

**Die häufigsten Stressfaktoren:**
▶ Über- oder Unterforderung im Job
▶ Mobbing
▶ Beziehungskrisen
▶ Freizeitstress

renden Kinder, die einem das Leben manchmal zur Hölle machen. Aber Sie können Ihr Leiden durchaus mildern – mit den richtigen Entspannungsmethoden nämlich. Und bei der Vielzahl an Möglichkeiten, die es hier gibt, finden bestimmt auch Sie Ihren persönlichen ultimativen Stresskiller.

## Relaxation Response – z. B. Meditation

Relaxation Response bezeichnet die Reaktionen im Körper, die auf das Vermeiden von Stress und auf die Durchführung verschiedener Entspannungsübungen zurückzuführen sind. Der Begriff wurde von dem amerikanischen Physiologen und Nobelpreisträger Walter Hess geprägt, der schon in den 1940er Jahren nachwies, dass der Körper durch Meditation in einen Zustand gleitet, der sich zum einen als optimal erwiesen hat für die körpereigene Produktion unseres Jungbrunnenhormons DHEA, der zum anderen den Cortisolspiegel sowie die Cholesterinwerte senkt.

### Meditation

Wenn Sie meditieren, dann finden Sie, der lateinischen Bedeutung des Begriffs »Meditation« nach, »in die eigene Mitte«. Der Sinn dahinter ist der, das innere Gleichgewicht zu finden und sich auf das zu konzentrieren, was man für wesentlich hält. Meditationen werden meist im Sitzen praktiziert, weil es in dieser Position am einfachsten ist, die Aufmerksamkeit nach innen zu richten, ohne dabei gleich einzuschlafen oder zu sehr abgelenkt zu werden. Es gibt unterschiedlichste Meditationsformen, die alle ein gemeinsames Ziel haben: den Strom der alltäglichen Gedanken zu unterbrechen, äußere Sinneseindrücke auszublenden, um sich von der Umwelt zurückzuziehen – und dabei den Zustand vollkommener Entspannung zu erfahren. Möglichkeiten zur Meditation gibt es, wie schon erwähnt, mehrere. Die Konzentration kann sich auf ein inneres Bild richten, auf eine brennende Kerze, aber auch auf einen Klang, einen Ton oder ein gesprochenes Wort (Mantra). Wenn Sie sich für die oben beschriebenen Yogaübungen erwärmen können, dann machen Sie auch die wohltuende Erfahrung der Meditation. Die im Kasten geschilderte Übung ist eng mit der Yogaatmung verknüpft und dürfte Ihnen vielleicht bekannt vorkommen.

---

### Abtauchen ins eigene Innere

Suchen Sie sich einen ruhigen Platz, an dem Sie von niemandem gestört werden. Vielleicht sitzen Sie im Sommer gerne unter einem Baum oder an einem Bach – natürlich können Sie auch zu Hause eine stille Ecke finden. Achten Sie darauf, dass Ihr Rücken gerade ist, die Beine sollten sich nicht kreuzen. Wenn Sie möchten, können Sie eine der ab Seite 67 beschriebenen Yogahaltungen einnehmen. Schließen Sie die Augen, und atmen Sie ruhig und gleichmäßig. Versuchen Sie, sich auf das Strömen Ihres Atems zu konzentrieren, auf das Heben und Senken Ihres Bauches, der Lunge, auf das Ein- und Ausfließen der Luft. Fühlen Sie jedem Atemzug hinterher, und begleiten Sie die Luft, wenn sie Ihren Körper wieder verlässt. Lassen Sie Ihre Gedanken los, wenn sich Gedanken einstellen, ist das nicht so wichtig. Je mehr Sie meditieren, umso besser werden Sie lernen, sich in sich selbst zu versenken und die Konzentration auch über einen längeren Zeitraum aufrechtzuerhalten.

# Andere Entspannungs-methoden

Natürlich gibt es noch jede Menge andere Möglichkeiten zur Entspannung. Beispielsweise das autogene Training, das durch Selbstsuggestion (»Mein rechter Arm ist ganz schwer«…) bestimmte Gefühlszustände wie Schwere, Wärme und eben auch Entspannung hervorruft.

Es gibt die progressive Muskelrelaxation nach Jacobson, die nach dem relativ simplen Prinzip der Anspannung und Entspannung funktioniert. Einzelne Muskelbereiche – Hände, Unterarme, Oberarme, Gesicht, Schultern, Rücken, Brust, Bauch etc. – werden zunächst angespannt, wobei das wohltuende Gefühl der Entspannung durch das sich anschließende Auflösen der Kontraktion hervorgerufen wird.

## Qi Gong und Tai Chi

Sie können aber auch nach den fernöstlichen Methoden Stress abbauen und zu einer entspannten Lebenshaltung finden, beispielsweise mit Qi Gong oder Tai Chi. Qi Gong wird in der chinesischen Heilkunst als Therapieform eingesetzt und versetzt durch bewusste Atmung in Kombination mit bestimmten Körperhaltungen und Bewegungsabläufen in einen Zustand der Entspannung. Die Ausgangshaltungen tragen Tiernamen, deren Bewegungen mit den in Zeitlupentempo ausgeführten Übungen nachgeahmt werden sollen.

Tai Chi ist die Verbindung aus chinesischer Kampfkunst und Philosophie. Die Abfolge der über 100 Bewegungen stellt in stilisierter Form den Kampf mit einem imaginären Gegner dar. Auch hier werden die Übungs-

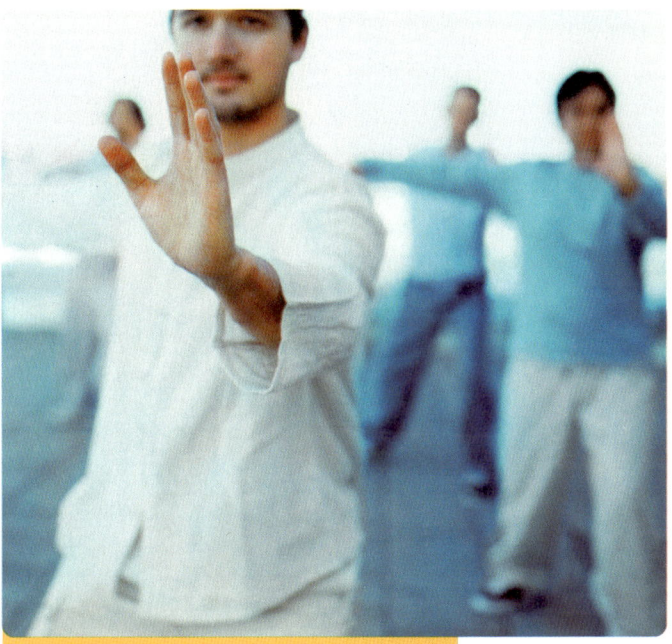

*Fernöstliches wie Tai Chi bietet die Möglichkeit zur intensiven Selbsterfahrung und Entspannung.*

schritte ganz langsam ausgeführt, was wiederum die Harmonie und Entspannung von Körper und Geist fördert.

Die Buchhandlungen bieten einen schier unerschöpflichen Vorrat an schlauen Büchern zu Technik und Ausführung der hier nur kurz angerissenen Möglichkeiten. Besser ist es jedoch auf jeden Fall, die Grundlagen unter fachkundiger Anleitung zu lernen. So ein Kurs, den Sie an jeder Volkshochschule belegen können, bringt Geselligkeitspunkte und sichert außerdem eine wirklich korrekte Durchführung der Übungen. Entsprechende Adressen bekommen Sie bei Ihrer Krankenkasse oder natürlich auch über das Internet.

## Lazy Cooking oder Wellness zu Hause

Auch im Alltag gibt es viele Möglichkeiten, um sich bewusst zu entspannen und gleichzeitig auch noch etwas für Ihr körperliches Wohlbefinden zu tun. Mal abgesehen vom sinnlichen Intermezzo mit dem/der Liebsten! Laden Sie sich ein paar Freunde zum Kochen ein, und kreieren Sie Ihr individuelles Relaxing Dinner. Geselliges Rühren im Kochtopf hat den ultimativen Entspannungsfaktor und bringt außerdem noch was fürs Gehirn, wenn Sie Ihre Fantasie spielen lassen, und den extra Anti-Aging-Punkt, wenn Sie die Ernährungsprinzipien ab Seite 114 berücksichtigen. Gemeinsam kochen und anschließend in entspannter Runde genießen ist also Anti-Aging auf ganzer Linie!

Auch Wärme hat eine überaus entspannende Wirkung. Mit Kerzenlicht, duftendem Badeöl, entspannender Musik und vielleicht einem kleinen Gläschen Wein wird Ihr Badezimmer zu Ihrer ganz persönlichen Wellnessoase.

Oder entspannen Sie in der Sauna. Wer sich beim Saunieren an die Regeln hält und Abkühlung und Ruhephasen einhält, stärkt auf Dauer nicht nur sein Immunsystem, sondern versetzt sich auch gedanklich in einen wohlig-warmen Dämmerzustand. Gesünder als die 90-°C-Sauna ist übrigens die Biosauna, die Ihnen auch bei 60 °C gehörig einheizt. Vorteil: Der Kreislauf wird nicht so stark belastet.

Wer also einen instabilen Kreislauf hat, muss nicht ganz auf das Schwitzen verzichten; er sollte allerdings auf eine moderate Temperatur achten.

### Sieben Tipps für ein schönes Alter

▸ Lassen Sie sich ganz bewusst auch mal auf neue Erfahrungen ein.
▸ Versinken Sie nicht in Sorgen und Verpflichtungen, sondern lernen Sie, rechtzeitig innerlich abzuschalten.
▸ Lernen Sie eine für Sie passende Entspannungsmethode, besuchen Sie vielleicht einen Kurs dazu.
▸ Pflegen Sie alte und auch neue Freundschaften und Geselligkeit.
▸ Genießen Sie mit allen Sinnen Ihr Essen, und bereiten Sie es mit viel Liebe zu.
▸ Pflegen Sie Ihren Körper, und gönnen Sie sich kleine wohltuende Extras.
▸ Bleiben Sie sportlich und aktiv.

## Impulse von der Außenwelt

Unser individueller Lebensstil hat einen ganz entscheidenden Einfluss darauf, wie alt wir uns fühlen und wie alt wir dabei letztlich aussehen. Laut Untersuchungen sind es etwa zu einem Drittel die Gene, die unseren biologischen Alterungsprozess bestimmen, zu zwei Dritteln sind es die äußeren Umstände. Wenn wir uns mit der Frage auseinandersetzen, wie wir uns unsere Jugendlichkeit und Vitalität möglichst lange erhalten können, müssen wir uns natürlich auf die äußeren Faktoren konzentrieren, da wir nur diese bewusst steuern können.

# Ein schönes Leben hält lange jung

Dass wir alt werden, daran können wir trotz Anti-Aging mit all seinen wunderbaren Möglichkeiten letztlich nichts ändern. Wie wir alt werden, das ist allerdings ganz allein unsere Sache. Nicht zu unterschätzen sind neben den körperlichen auch soziale und psychische Aspekte, die uns das Leben erst richtig schön machen und dafür sorgen, dass wir uns rundum wohl fühlen. Und wie wir inzwischen wissen, trägt die Lebensfreude als Jungbrunnen wesentlich zu unserer Gesundheit bei.

## Beziehungen bewusst gestalten

Wer in einer gut funktionierenden festen Beziehung lebt, egal, ob mit oder ohne Trauschein, tut viel für sein seelisches Gleichgewicht. Glücklich verheiratete Paare beispielsweise leben durchschnittlich länger als ihre unverheirateten Zeitgenossen. Verantwortlich hierfür sind Gefühle wie Sicherheit und Stabilität, die eine Partnerschaft mit sich bringt und die im Alltag stressmindernd wirken. Die Folge: weniger antioxidative Prozesse im Organismus, die uns altern lassen.

Außerdem ist es so, dass laut Statistik Singles hinsichtlich ihrer Ernährung weniger gut auf ihre Gesundheit achten als Paar- oder Familienmenschen. Grundsätzlich ist jede Form von zwischenmenschlichen Kontakten Balsam für die Anti-Aging-Seele. Mit zunehmendem Alter verändert sich häufig auch unser soziales Umfeld. Der Kontakt zu Arbeitskollegen verliert sich nach dem Eintritt in den Ruhestand, Kinder werden erwachsen und leben ihr eigenes Leben, Freunde setzen sich vielleicht irgendwo im Süden zur Ruhe, und ehe wir uns darüber klar werden, stehen wir ziemlich allein und isoliert da. Und das wiederum lässt uns altern, denn wenn der Austausch und die Ansprache fehlen, wenn keine Bewegung mehr in unserem Alltag stattfindet, dann rosten wir nicht nur geistig, sondern auch körperlich.

Wer sagt, dass das Internet nur für Teenager interessant ist? Nutzen Sie die Möglichkeiten, die dieses Medium Ihnen bietet. Lernen Sie beispielsweise, wie E-Mails funktionieren, das hält gleich in zweifacher Hinsicht jung. Eine meiner älteren Patientinnen hat mit knapp 80 Jahren nach erfolgreicher Anti-Aging-Therapie nicht nur selbst einen Computerkurs gemacht, sondern gibt heute Computerkurse für Senioren. Sie sehen, alles ist möglich. Es ist nur eine Frage der inneren Einstellung!

Pflegen Sie also Ihre Kontakte sorgfältig, und suchen Sie sich neue, wenn sich Bekanntschaften zerlaufen. Es muss ja nicht immer gleich die innige Freundschaft fürs Leben sein – es reicht vollkommen, wenn Sie einige nette Menschen in Ihrem Umfeld haben, mit denen Sie ein paar gemeinsame Interessen teilen. Beispielsweise könnten Sie gemeinsam kochen, am Wochenende einen Ausflug planen oder einfach Ihre Begeisterung für Tennis oder die Oper teilen. Auch das ist nämlich eine wichtige Form von Lebensqualität, und je mehr wir uns wohl fühlen, umso länger leben wir schließlich.

### Die Seele auch mal baumeln lassen!

Optimisten leben länger. Vollkommen logisch, denn wer sich ständig um alles Sorgen macht, vergisst dabei, die schönen Seiten des Lebens zu genießen, hat mehr Stress und wird schneller alt. Also lieber öfter mal den Herrgott einen guten Mann sein lassen und den Sorgen bewusst aus dem Weg gehen, auch wenn's schwer fällt.

Und lachen Sie doch mal! Lachen trainiert nicht nur die Gesichtsmuskeln und strafft dadurch die Haut, es ist zentral für unsere Gesundheit. Denn wer herzlich lacht, steigert nicht nur die Sauerstoffversorgung und Durchblutung seines Gehirns, er baut auch aktiv Stress ab. Außerdem werden durch das Lachen verstärkt Endorphine ausgeschüttet, die für gute Laune sorgen.

### Konsequenz hält fit

Es gibt aber noch andere psychische Voraussetzungen, die ein langes Leben garantieren. Dazu gehören beispielsweise Pflichtbewusstsein und Gewissenhaftigkeit, denn solche Menschen wissen genau um die Bedeutung ihrer Gesundheit und geraten selten in Versuchung, sich mit Alkohol, Nikotin und anderen ungesunden Gewohnheiten das Leben schwer zu machen. Außerdem sind sie, was den Sport betrifft, konsequent bei der Sache und gehen regelmäßig zum Gesundheits-Check, betreiben also aktive Vorsorge.

Gute Voraussetzungen für ein langes Leben haben auch Menschen, die gerne gegen den Strom schwimmen. Angepasste Jasager fordern ihr Gehirn nicht, sie werden geistig träge und bauen mental deutlich ab. Wer

**Kinder lächeln durchschnittlich etwa 400-mal am Tag, Erwachsene nur noch 15-mal – Tendenz traurigerweise sinkend. Dabei kann die Lachforschung (Gelotologie) wissenschaftlich belegen, wie wichtig Lachen für unsere Gesundheit ist.**

dagegen die landläufigen Meinungen hinterfragt und sich lieber seinen eigenen Standpunkt sucht, der hat gute Chancen, lange geistig und körperlich fit zu bleiben.

*Auch der finanzielle Status spielt eine wichtige Rolle im Alterungsprozess, denn je sicherer die Existenz ist, umso größer ist auch die Bereitschaft, für die gesundheitliche Vorsorge und Pflege Geld zu investieren. Andererseits können finanzielle Katastrophen wie der Verlust des Arbeitsplatzes, Pleiten oder Schulden sehr viel Stress verursachen und uns dadurch schnell altern lassen. Je stabiler also die Finanzen sind, umso positiver ist der Einfluss, den das Geld auf unser Alter nimmt.*

## Aktiv sein – und bleiben!

Sind Sie ein Stubenhocker? Dann nichts wie raus aus den vier Wänden! Werden Sie aktiv, und bringen Sie dadurch nicht nur Ihren Körper, sondern auch Ihren Geist auf Trab. Gehen Sie spazieren, ins Theater, in Museen, und sorgen Sie dafür, dass Ihr Gehirn genügend Futter bekommt, um mentale Purzelbäume zu schlagen! Natürlich ist ein gewisses Maß an sportlicher Aktivität wichtig, um jugendlich und vital zu bleiben, aber auch das Gehirn braucht immer wieder neue Impulse, um nicht irgendwann buchstäblich den Geist aufzugeben.

Ein bewegter Körper und ein bewegter Geist sorgen dafür, dass man Ihnen Ihre Jahre nicht anmerkt, und Sie steigern zusätzlich Ihre körperliche und psychische Stabilität.

# Gesunder Schlaf als Jungbrunnen

Eigentlich können wir im Schlaf jung werden – ist das nicht fantastisch? Wer tief und fest schläft, verpasst seinem Organismus die ultimative Frischekur. Während wir nämlich süß träumen, regenerieren sich Zellen, Gewebe und Organe.

Einige unserer Hormone arbeiten jetzt auf Hochtouren, wie beispielsweise das Melatonin (siehe Seite 37), das dafür sorgt, dass wir einschlafen, wenn es dunkel wird, oder auch das Wachstumshormon (siehe Seite 17f.), das uns die Tiefschlafphasen beschert.

Wer wie viel Schlaf braucht, ist eine sehr individuelle Angelegenheit. Mittlerweile ist jedoch wissenschaftlich erwiesen, dass weniger als sieben bis acht Stunden Schlaf pro Nacht auf Dauer gesundheitliche Schäden zur Folge hat. Der Körper braucht diese Stunden, um sich von den Belastungen, denen er tagsüber ausgesetzt ist, zu regenerieren.

## Die innere Uhr

Unser Körper tickt noch immer nach dem uralten natürlichen Prinzip von Hell und Dunkel, wie uns die Wirkungsweise des Melatonins deutlich zeigt. Wird es Nacht, wird das Hormon ausgeschüttet, und wir werden als Folge davon müde; wenn es morgens dämmert, dann geht die Melatoninproduktion zurück, in den Nebennieren wird Cortisol freigesetzt, und wir werden wieder munter – oder sollten es zumindest werden.

Je unregelmäßiger und kürzer unsere nächtlichen Pausen also sind, umso mehr gerät unsere innere Uhr aus dem Takt, und wir sind als Folge davon nur noch müde. Sie sollten sich die Zeit daher wirklich nehmen und auf eine ausreichende und regelmäßige Nachtruhe achten, denn letztlich verkürzen Sie Ihr Leben um mindestens die Stunden, die Sie hier zu sparen glauben. Außerdem sind Sie in der Zeit, in der Sie wach sind, dann auch natürlich wesentlich produktiver.

## Einfach besser schlafen!

Achten Sie darauf, dass Sie genügend Platz haben im Bett. Nichts nervt mehr als nächtliche Kämpfe um Matratze und Zudecke. Die ideale Temperatur im Schlafzimmer liegt zwischen 15 und 20 °C, die Farben sollten beruhigen – ideal ist Himmelblau.

Viele Menschen sind der Meinung, dass sie mit möglichst viel frischer Luft auch besser schlafen, und reißen deshalb nachts das Fenster sperrangelweit auf. Stimmt nicht, im Gegenteil. Denn wird es nachts zu kalt im Schlafzimmer, fangen unter der warmen Bettdecke die Muskeln an zu arbeiten, um den Körper zu wärmen. Die logische Folge: Sie schwitzen irgendwann – und schlafen schlecht. Also lieber das Fenster nur kippen und die dicke Daunendecke dafür zugunsten einer leichteren Variante ausmustern.

Wer Schwierigkeiten mit dem Einschlafen hat, versucht es mit einem heißen Bad oder einem Glas warmer Milch mit Honig vor dem Zubettgehen.

Am gesündesten schläft man, wenn die innere Uhr nicht oder nur wenig verstellt wird – der Schlaf-wach-Rhythmus sollte also möglichst gleich bleibend sein.

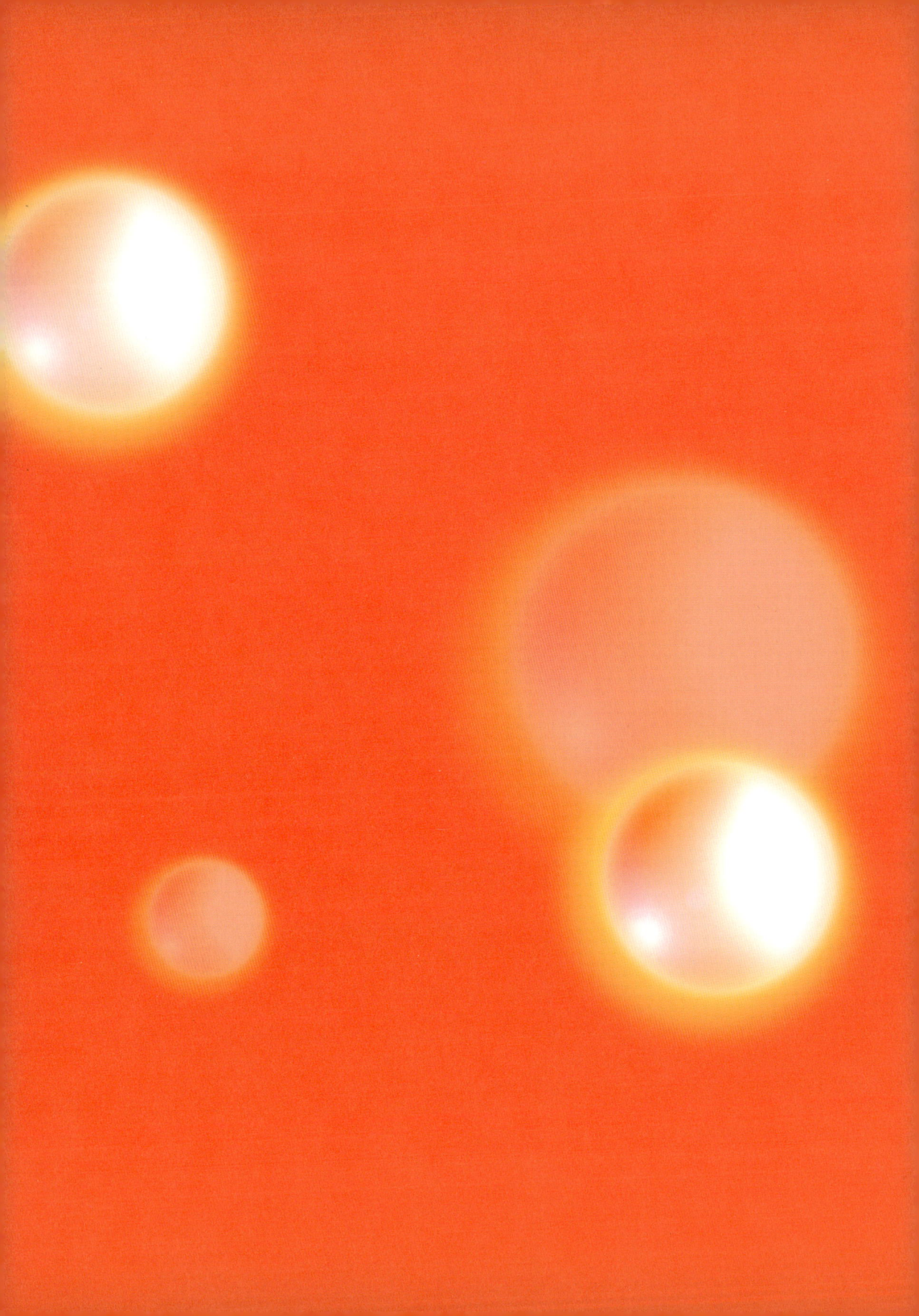

# Die Anti-Aging-Medizin

Auch wenn ein gesundheitsbewusstes Leben, Gehirn-Jogging sowie ein aktives Antistressprogramm sehr viel dazu beitragen, dass wir länger jung bleiben und das Altern genießen können, reicht das nicht immer und vor allem nicht immer auf Dauer aus. Die moderne Anti-Aging-Medizin bietet weitere Möglichkeiten, Gesundheit, geistige Fitness und seelische Ausgeglichenheit auf lange Zeit zu erhalten und sogar deutlich zu verbessern.

# Altern –
## warum muss das sein?

**Die Erforschung dieser Frage hat die Wissenschaft zwar nicht dazu geführt, ein Wundermittel gegen das Altern zu finden, aber durch Erkenntnisse über den Ablauf des Alterungsprozesses können wir Abbauerscheinungen wirksamer begegnen.**

## Ewige Jugend – ein ewiger Traum

Ein Buch würde nicht ausreichen, um zu schildern, was alles die Menschheit seit Tausenden von Jahren ausprobiert hat, um den Traum von der ewigen Jugend Wirklichkeit werden zu lassen. Die durchschnittliche Lebenserwartung bei uns liegt heute für Frauen bei 80 Jahren, bei Männern knapp unter 74 Jahren. Und obwohl die Tendenz weiter steigend ist, tröstet uns das wenig: Nicht nur viele Lebensjahre möchten wir gewinnen, sondern auch gesund, aktiv, attraktiv und voll jugendlichem Schwung bleiben. Manche dieser Wünsche lassen sich durch einen gesunden Lebensstil und mit Hilfe moderner Wissenschaft erfüllen – die biologische Uhr völlig zurückzudrehen, wird nach dem Stand heutigen Wissens aber nie gelingen.

Unser Körper ist eigentlich nichts anderes als eine komplexe, hochsensible Ansammlung von Zellen. Ohne dass wir es wahrnehmen, findet in unserem Organismus ein permanentes Absterben und Erneuern von Zellen statt. Gut zu beobachten ist das beispielsweise beim Heilen von Wunden. Solange wir jung sind, geht das relativ schnell, weil unsere Körperzellen eine relativ lange Lebenszeit haben und sich bis zu 50-mal teilen können. Mit steigendem Alter sinkt jedoch die Wachstums-, Regenerations- und Teilungsfähigkeit der Zellen – und damit beginnt der Alterungsprozess. Unsere Körperzellen sind von unseren Genen derart programmiert, dass sie nur eine bestimmte Anzahl von Zellteilungen überstehen, bevor sie absterben. Verantwortlich hierfür ist das Telomerase-Gen, das die Anzahl der Zellteilungen festlegt.

Dieser Vorgang ist zwar unabänderlich in unseren Genen festgeschrieben; bestimmte positive und negative Einflüsse können jedoch den Zellabbau bremsen bzw. beschleunigen und so dafür sorgen, dass wir entweder schnell altern oder eben lange jung und fit bleiben. Einer dieser Faktoren, der für das Wachstum und die Regeneration der Körperzellen eine wichtige Rolle spielt, sind die Hormone. Das optimale Zusammenspiel verschiedener Hormone sorgt dafür, dass wir körperlich und geistig gesund und fit bleiben.

## Was passiert im Körper?

Alles, was wir tun, hat Einfluss auf unseren Alterungsprozess – egal, ob wir träge auf der Couch liegen und uns auf den allabendlichen Schweinebraten freuen, solange es eben geht, oder ob wir uns aktiv um unsere Körperzellen kümmern und ein langes aktives Leben genießen. Wie Sie also lange jung bleiben, haben Sie zum größten Teil selbst in der Hand. Sie müssen sich nur ganz bewusst dafür entscheiden!

### Herz und Kreislauf

Der wichtigste Bereich, auf den Sie aufpassen sollten, sind Ihre Arterien. Hier können sich durch Fettmoleküle und Aminosäureabbaustoffe wie Homozystein Ablagerungen bilden, die den lebensnotwendigen Sauerstoff und die Nährstoffe auf ihrem Weg zu den Zellen behindern. Die Folgen davon sind ein geschwächtes Herz-Kreislauf-System und ein beschleunigter Alterungsprozess des gesamten Organismus. Natürlich gibt es Möglichkeiten, um die Verstopfung der Arterien zu vermeiden. Mit Folsäure beispielsweise (mehr hierzu siehe Seite 135) oder Omega-3-Fettsäuren und natürlich mit einer gesunden Ernährung ohne tierische Fette.

### Die Suche nach dem Jungbrunnen

Warum wir überhaupt altern, beschäftigt die Altersforscher schon seit Jahrhunderten. Bereits im Mittelalter versuchte man, sich mit Hilfe von Stierhoden, Mumienhaut und auch Gold ein möglichst langes Leben zu sichern. Heute sind die Möglichkeiten zum Glück etwas fundierter und auch erfolgversprechender.

Auch Sigmund Freud glaubte übrigens an die verjüngende Wirkung von Stierhodenextrakt. Beispielsweise behandelte er seinen berühmten Patienten Gustav Mahler mit dem Serum, der ihn wegen Eheproblemen mit seiner um viele Jahre jüngeren Frau Alma um Rat ersuchte. Gustav Mahler war somit einer der Ersten, der sich einer Frühform der Hormonersatztherapie unterzog, um sich seine Jugendlichkeit zu erhalten. Über das Ergebnis gibt es keine verlässlichen Aussagen …

### Knochen und Gelenke

Unsere Gelenke zeigen uns deutlich, was wir versäumt haben, wenn's plötzlich knackt und kracht. Mit den Jahren verflüssigt sich die Gelenkschmiere, d. h., die Knochen reiben stärker aufeinander, was natürlich zu einer schnelleren Abnutzung der Gelenkknorpel führt. Und dann tut's irgendwann mächtig weh beim Bewegen.

Arthrose tritt zwar in der Regel erst mit fortgeschrittenem Alter auf; Übergewicht und

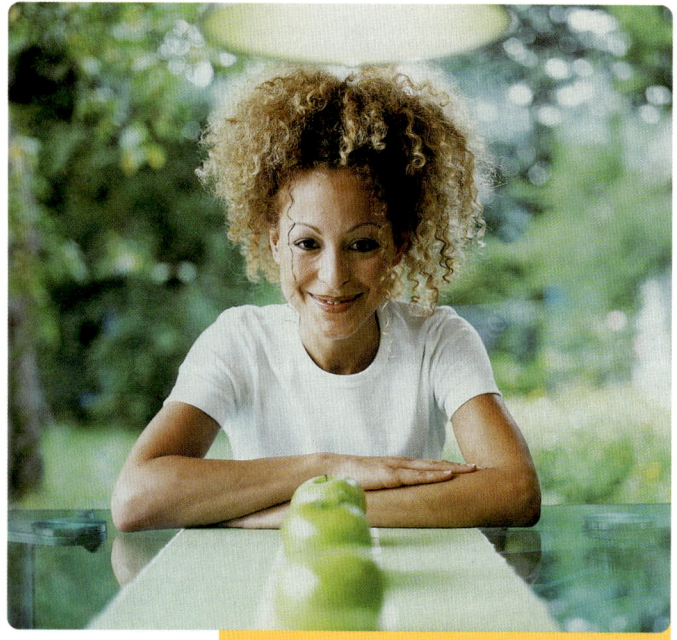

*Fangen Sie möglichst gleich an, schlechte Gewohnheiten abzulegen und alles dafür zu tun, um lange fit zu bleiben.*

## Das körpereigene Abwehrsystem

Auch das Immunsystem ist ein Indikator für unser Alter. Je älter wir werden, umso schwächer werden unsere Abwehrkräfte. Also müssen wir mit Vitaminen, Hormonen und anderen Vitalstoffen etwas dafür tun, dass unser Immunsystem stark bleibt und uns vor Krankheiten schützt.

Das geschieht aber nicht nur auf organischer Ebene. Hier spielen auch andere Faktoren wie ein regelmäßiger und erholsamer Schlaf oder ein stabiles soziales Netz eine wichtige Rolle, die unser psychisches Gleichgewicht aufrechterhalten. Hierüber haben wir bereits gesprochen. Denken Sie immer daran: Je wohler Sie sich in Ihrer Haut fühlen, umso jünger sind Sie auch!

# Die Rolle der Gene beim Alterungsprozess

Welchen Einfluss hat aber die familiäre Veranlagung auf unsere Gesundheit und damit auf das Alter? Gerade bei Krankheiten wie beispielsweise Alzheimer und Diabetes mellitus spielen genetische Faktoren durchaus eine Rolle. Manche Menschen haben auch eine Veranlagung für Übergewicht oder hohe Cholesterinwerte. Die Gene sind jedoch nur die Anlage. Was daraus wird und ob eine Krankheit ausbricht, haben wir selbst in der Hand. Wenn unsere Eltern also 75 Jahre und älter geworden sind, heißt das nicht automatisch, dass wir das gleiche Lebensalter erwarten können. Dazu spielen zu viele andere Faktoren wie Umwelteinflüsse und unsere persönlichen Lebensbedingungen eine wichtige Rolle. Es ist

**Hormone beeinflussen das Immunsystem:**
▶ **DHEA, Wachstumshormon und Testosteron stärken das Immunsystem.**
▶ **Cortisol und Östrogen schwächen das Immunsystem.**

Bewegungsarmut führen jedoch dazu, dass heute bereits 30- bis 40-Jährige unter schmerzhaften Gelenkerkrankungen leiden. Mit Omega-3-Fettsäuren, Vitamin E und Glukochondrin können Sie die Geschmeidigkeit Ihrer Gelenkknorpel erhalten. Glukochondrin ist eine natürliche Aminosäure, die dem Körper als Nahrungssupplement zugeführt werden kann und nicht nur vor altersbedingten Abnutzungserscheinungen der Gelenke schützt, sondern auch auf Knorpel aufbauend wirkt und Gelenkschmerzen und -entzündungen verringert. Und wieder einmal lege ich es Ihnen ans Herz: Bewegen Sie sich, jetzt und heute und jeden Tag!

jedoch erwiesen, dass das Auftreten bestimmter Krankheiten bei den Eltern, wie beispielsweise Krebserkrankungen, das Risiko der Nachkommen erhöht, ebenfalls daran zu erkranken.

## »Vererbt« werden auch ungesunde Gewohnheiten

Wenn bestimmte Krankheiten in Ihrer Familie gehäuft auftreten, muss das nicht bedeuten, dass Sie irgendwann das gleiche Schicksal erwartet und Sie unter derselben Krankheit zu leiden haben. Wenn bekannt ist, dass eine gewisse Krankheitsdisposition innerhalb einer Familie besteht, kann man vorbeugend schon jede Menge tun, um den Ausbruch der Krankheit zu vermeiden.

Ein gutes Beispiel hierfür ist der Altersdiabetes. Bei manchen Menschen kann eine genetische Veranlagung vorhanden sein, aber ob wir krank werden und früh altern, hängt auch ganz wesentlich von unserem Verhalten ab.

Oft übernehmen wir falsche Verhaltensmuster jedoch schon in unserer Kindheit von den Eltern – ungesunde Ernährungsweisen beispielsweise oder das Rauchen. Wer als Kind bereits gesättigte Fettsäuren in Massen vorgesetzt bekam oder in einem nikotingeschwängerten Wohnzimmer groß geworden ist, der wird in Verbindung mit seinem individuellen genetischen Muster schneller alt werden als der vom Schicksal begünstigte Kindergartenkollege, der frisches Obst im Frühstücksbeutel hat und dessen Eltern Nichtraucher sind.

Wenn Menschen im Alter eine jugendliche Ausstrahlung haben und auf ihre Umgebung einfach umwerfend wirken, dann haben diese Menschen nicht die besseren

### Alter wird in der Kindheit vorgeprägt

Man muss es sich nur mal richtig klar machen: Ernährung, Bildung, Berufswahl, soziales Umfeld, Umwelt, Selbstwertgefühl – das alles sind Faktoren, die den Alterungsprozess schon in der Kindheit und Jugend beeinflussen.

▸ Essstörungen wie Bulimie oder Magersucht beispielsweise haben zur Folge, dass die natürliche Knochendichte (Peak Bone Mass), deren Maximum ein Mensch etwa mit dem 20. Lebensjahr aufweist, nach einer solchen Krankheit niemals mehr erreicht werden kann.

▸ Gleichermaßen fatal für das Knochengerüst sind Colagetränke. Das braune Zuckerwasser hemmt nämlich die Aufnahme von Kalzium; der Stoff wird aber von unserem Organismus dringend für die Knochendichte gebraucht.

▸ Auch Müsliesser leben nicht unbedingt gesund, es sei denn, sie sorgen für eine Sonderportion Kalzium. Müsli hemmt nämlich die Kalziumaufnahme. Sie sollen aber deswegen nicht darauf verzichten, denn schließlich sind viele andere wichtige Vitalstoffe und wertvolle Ballaststoffe enthalten. Aber ergänzen Sie es mit kalziumhaltigen Milchprodukten wie Joghurt, Quark oder Milch!

**Die Sache mit der gesunden Lebensführung: Durch die Vermeidung von Genussgiften wie Nikotin, vernünftige Ernährung und ausreichend Bewegung lässt sich viel steuern.**

Gene, aber sie haben die bessere Entscheidung getroffen: nämlich die, jung zu bleiben. Und das können Sie auch!

# Hormonersatz –
## Chancen und Risiken

Jeder hat andere Assoziationen zum Thema Hormonersatz: Manche

denken dabei an erhöhtes Krebsrisiko oder an breitschultrige, ver-

männlichte Hochleistungssportlerinnen, andere glauben schlicht,

durch Einnahme einiger Pillen verjüngt zu werden.

### Altern beginnt bei der Geburt

Das Gefühl des Älterwerdens stellt sich meist dann ein, wenn man plötzlich neue Falten oder ergrauende Haare entdeckt oder sich ohne konkrete Erkrankung einfach nicht mehr so leistungsfähig wie früher fühlt. Wir werden aber bereits geboren mit einer Art innerer Uhr, den Telomeren, die bestimmen, wie lange unsere Zellen leben. Sie gehören zu unserer individuellen genetischen Ausstattung und lassen sich bisher nicht beeinflussen. Wohl beeinflussen lassen sich aber zahlreiche schädliche Faktoren, die im Lauf unseres Lebens auf unsere Zellen einwirken und deren »voreingestellte« mögliche Lebenszeit weiter verkürzen. Anti-Aging heißt daher also vor allem Zellschutz!

In den USA stehen einige Hormonpräparate wie DHEA und Melatonin neben Vitaminpillen, Pflaster und Aspirin in den Gesundheitsabteilungen der Supermärkte. Als Nahrungsergänzung wandern die Produkte in die Einkaufstaschen von Menschen, die darauf hoffen, die Uhr zurückdrehen zu können und quasi über Nacht eine straffe, faltenfreie Haut zu bekommen. Gut gelaunt, fit, potent und leistungsfähig wollen sie sein, wie sie es in ihren jüngeren Jahren vielleicht einmal gewesen sind. Das ist ja auch verlockend, oder etwa nicht? Ein Häppchen Anti-Aging nach dem Abendessen – und ab geht die Post!

### Jugendlichkeit kann man nicht kaufen

Leider muss ich Sie enttäuschen. Ihre Gesundheit und Jugendlichkeit ist nicht käuflich. Anti-Aging aus dem Supermarkt funktioniert nicht. Zwar sind die Hoffnungen berechtigt, lassen sich doch mit den als

Jungbrunnen bekannten Hormonpräparaten wie DHEA, Melatonin oder bestimmten Östrogenen sehr wohl gesundheitliche Verbesserungen altersbedingter Erkrankungen erzielen. Jedoch gehört mehr zu einer jugendlich vitalen Ausstrahlung und einer stabilen Gesundheit als die Einnahme von Hormonpräparaten. Wer nicht auf die biologischen Anforderungen seines Körpers hört und sein Leben danach ausrichtet, hat wenig Aussicht auf Erfolg im Kampf gegen das unerbittliche Alter. Also Finger weg von Hormonmitbringseln aus den USA und dubiosen Internetangeboten! Auch wenn es noch so einfach scheint, ohne einen erfahrenen Arzt sollte keine Hormonersatz-

therapie durchgeführt werden. Zum einen wissen Sie ohne einen gründlichen Hormon-Check-up bei Ihrem Arzt nicht, wo Ihre Schwachstellen liegen. Zum anderen sind die Angaben zu Inhaltsstoffen und die Dosierungsanleitung ausländischer Präparate oft ungenau und unzuverlässig.

### Verunreinigte Präparate

Eine unkontrollierte Einnahme kann dadurch zu gesundheitlichen Schäden führen! Durch unsaubere Abfüllanlagen passiert es auch immer wieder, dass an sich »harmlose« Präparate wie Vitamintabletten oder Zahnpasta mit Rückständen zuvor hergestellter Hormone verunreinigt werden. Hormonrückstände können sich also auch zufällig in Ihre Nahrungskette einschleichen und unkontrollierbare Wirkungen hervorrufen.

*Hormonersatz kommt grundsätzlich nur nach ausführlicher Untersuchung und Beratung beim Arzt infrage!*

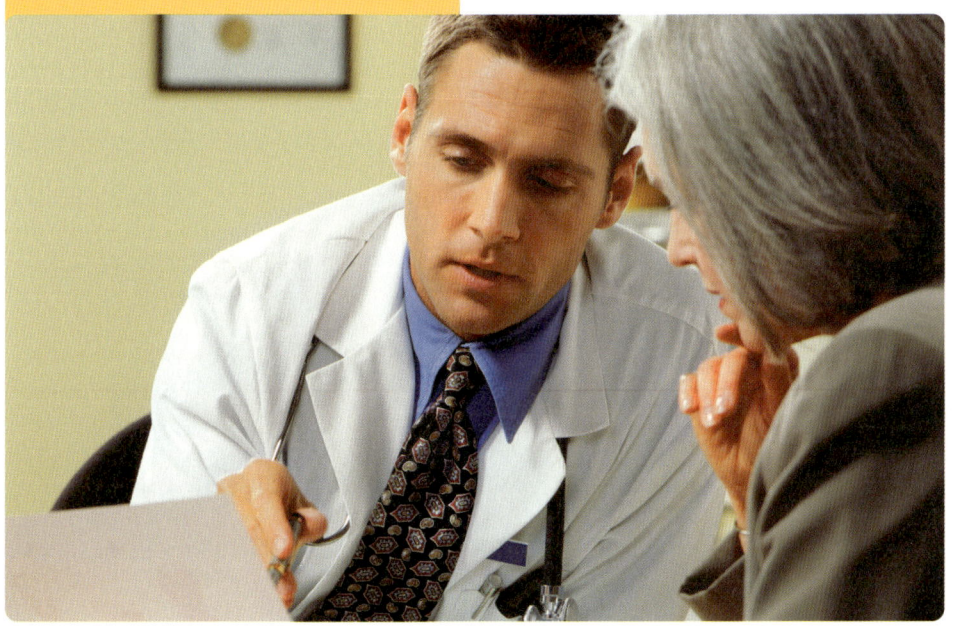

# Wann sind synthetische Hormone sinnvoll?

Lebensfreude und Wohlbefinden hängen genauso wie bestimmte altersbedingte Krankheitsbilder stark von unserem Hormonhaushalt ab. Ist der Hormonspiegel im Lot, geht's uns gut. Je größer die hormonellen Defizite, umso wahrscheinlicher auch gesundheitliche Störungen wie beispielsweise Osteoporose. Was spricht also dagegen, den Mangel durch das Verabreichen eines Präparats auszugleichen, den Hormonstatus auf diese Weise auf gleich bleibendem Niveau zu halten?

**Von der Firma Novartis Pharma ist das bislang weltweit kleinste Hormonpflaster auf den Markt gebracht worden. Es trägt den Namen Estradot und hat eine Fläche von gerade mal 50 Quadratzentimetern. Studien haben erwiesen, dass es deutlich hautverträglicher ist als andere Pflaster.**

Ein gezielter Ausgleich der fehlenden Hormone durch einen erfahrenen Arzt ist risikolos. Mehr noch: Ein ausbalancierter Hormonhaushalt schützt vor altersbedingten Erkrankungen. Die Entwicklung aller bekannten Alterskrankheiten steht mit dem zunehmenden Hormonmangel im Alter in Verbindung. Es ist also konsequent, die Hormone wieder in Balance zu bringen, damit der Körper sich selbst regulieren kann, bevor chemische Medikamente verabreicht werden.
Dosierung und Kenntnis über das Zusammenspiel mit anderen Substanzen sind dabei entscheidend. Aber: Hormone sind Naturstoffe – es gibt kein Medikament auf dem Markt, das eine Erfahrung von 150 000 Jahren aufweisen kann.

Viele Menschen leiden nicht nur unter körperlichen Beschwerden, die durch Hormondefizite hervorgerufen werden, sondern auch die psychische Belastung ist ganz erheblich. Sinkende Attraktivität, Vergesslichkeit, mangelnde Unternehmungslust sind Alterserscheinungen, die zwar nicht als Krankheit im schulmedizinischen Sinn gelten, die jedoch Lebensfreude und -qualität maßgeblich beeinflussen. Die Hormontherapie wirkt also nicht nur präventiv gegen altersbedingte Erkrankungen wie Osteoporose und Herzinfarkt, sondern sorgt darüber hinaus für psychische Ausgeglichenheit und ein längeres erfülltes und zufriedenes Leben.

### Unverzichtbar – die Beratung durch den Arzt

Im Grunde hat die Hormontherapie viele gute Seiten – vorausgesetzt, Sie beraten sich vor der Einnahme gründlich mit Ihrem Arzt und lassen während der Behandlung regelmäßig Blutfett-, Blutdruck- und Leberwerte kontrollieren. Denn nur, wenn die Konzentration des Hormons im Blut genau bestimmt wird, kann die richtige Dosierung verschrieben werden. Schon kleinste Überdosierungen können hier sehr bedenkliche Folgen haben.
Denken Sie immer daran: Hormonpräparate sind hochwirksame Medikamente, die nur von Ihrem Arzt verschrieben werden dürfen. Hier ist in jedem Fall seriöses Fachwissen gefragt!
Grundsätzlich sind Hormone wichtige Stoffe, deren Ersatz logisch und notwendig ist, wenn ein Mangel vorliegt und aufgrund dieses Mangels gesundheitliche Probleme auftreten. Nichts anderes wird schon jahrelang z. B. bei Diabetes mellitus durch die Gabe des Hormons Insulin gemacht. Hier hilft der Hormonersatz, Leben zu retten, wo sonst keine Hoffnung bestünde.

## Der Lebensstil entscheidet

Wichtig ist jedoch, immer daran zu denken, dass eine Verbesserung der Gesundheit und Lebensqualität nicht allein durch synthetische Hormonpräparate hervorgerufen wird, sondern durch eine Änderung des persönlichen Lebensstils. Die richtige Ernährung, Bewegung und Lebensfreude helfen mit beim Gesundbleiben bis ins hohe Alter. Hormone können also nur unterstützend zur Seite stehen.

## Testosteronabfall bei Männern

Denken Sie daran: Wenn Ihr Testosteron in den Keller sinkt, dann geht es mit Ihnen auch körperlich und psychisch abwärts. Ziel sollte es deshalb sein, das Testosteronniveau auf einem normalen jugendlichen Level zu halten, das nicht allzu weit von dem entfernt ist, das Sie als 30- bis 35-Jähriger hatten.

Wie immer ist auch hier die richtige Ernährung die Basis der Behandlung, begleitet von Sport und Bewegung. Um die Folgen eines altersbedingten Testosteronabfalls, wie beispielsweise ein erhöhtes Risiko für Herz-Kreislauf-Erkrankungen, Alzheimer, Osteoporose, den Verlust der Libido und Potenz oder auch Stimmungsschwankungen und Depressionen, zu vermeiden, gibt es verschiedene Präparate. Am häufigsten wird Testosteron als Pflaster verschrieben, da hier die gleichmäßige Wirksamkeit am ehesten gewährleistet ist. Die orale Therapie ist weitgehend vom Markt verschwunden, da Nebenwirkungen im Leberstoffwechsel nicht ausgeschlossen sind.

## DHEA – um länger jung zu bleiben

DHEA ist eine der wichtigsten Substanzen in der Anti-Aging-Medizin. Die Einnahme von DHEA gilt heute beinahe als Universallösung gegen den unerwünschten Alterungsprozess.

In der Tat zeigen wissenschaftliche Forschungsergebnisse, dass mit DHEA Wohlbefinden, Leistungsfähigkeit und Stresstoleranz ganz massiv gesteigert werden können. Das bedeutet konkret beispielsweise: Die Lust auf Liebe kehrt zurück, Unternehmungsgeist und Lebensfreude erwachen wieder.

DHEA kann Krebserkrankungen leider nicht heilen und darf auf keinen Fall anstelle einer durchzuführenden Krebstherapie eingenommen werden! Aber internationale Studien zeigen auch, dass der Ausbruch von Krebserkrankungen mit einem niedrigen DHEA-Spiegel in Zusammenhang stehen könnte.

DHEA wird in Form von Tabletten, Kapseln oder auch als Gel angeboten. Je nach Bedarf wird die Substitution mit einer Menge zwischen 10 und 50 Milligramm durchgeführt.

### Senkt Blutfette und beugt Krankheiten vor

Es wird vermutet, dass DHEA die Blutfettwerte senken hilft und sogar vorbeugend gegen Krebserkrankungen und Alzheimer wirkt. In zahlreichen Versuchen wurde festgestellt, dass DHEA das Herz-Kreislauf-System positiv beeinflusst, das Gedächtnis merklich verbessert und das Immunsystem stärkt. Es steuert den Hormonstoffwechsel und bringt den Hormonspiegel auf jugendliche Werte.

## Mehr Lust durch Wachstumshormone

In vielen amerikanischen Kliniken wird das Wachstumshormon mit Erfolg verabreicht. Es baut Knochen auf, unterstützt den Muskelaufbau sowie den Abbau von Fett, bügelt Fältchen weg und verbessert sowohl das Haut- als auch das Blutbild.

Außerdem erhöht es die Lust auf Sex, reguliert den Schlaf, kurbelt die Zellerneuerung an, verbessert die Gedächtnisleistung und senkt Cholesterin und Blutdruck.

### Die Injektionen sind teuer

Der Haken an der Sache? Die Injektionen, die derzeit die einzige Verabreichungsform darstellen, um den Wachstumshormonspiegel zu steigern, sind sehr teuer. Pro Jahr ist eine Spritzkur über einen Zeitraum von sechs Monaten notwendig, um eine dauerhafte Wirkung zu erzielen.

Und denken wir an das Gesamtkonzept der Anti-Aging-Medizin, so ist auch hier natürlich wieder klar: Die Hormongabe kann nur in Verbindung mit der richtigen Ernährung und einem Bewegungsprogramm den gewünschten Erfolg bringen.

## Wann verzichtet man besser auf die Therapie?

Trotz zahlreicher wissenschaftlicher Untersuchungen gibt es immer noch viele Vorbehalte gegenüber der Behandlung mit Hormonen. Dabei ist die Behauptung falsch, Hormontherapien seien nicht ausreichend erforscht. Bis heute gibt es allein etwa 37 000 wissenschaftliche Studien zur

*Wenn mich meine Patienten nach den Nebenwirkungen einer Hormonersatztherapie fragen, antworte ich mit einer Gegenfrage: Was sind die Nebenwirkungen, wenn das bestehende Hormondefizit nicht ausgeglichen wird?*

Substitution mit DHEA, die den Vorteil einer Behandlung zur Vorbeugung altersbedingter Herz-Kreislauf-Erkrankungen, psychischer Störungen und Immunerkrankungen eindeutig belegen.

*DHEA ist seit über 20 Jahren in Deutschland in Kombination mit einem Östrogen erfolgreich unter dem Namen »Gynodian Depot« auf dem Markt. Es wurden keine schwer wiegenden Nebenwirkungen bei Hunderttausenden von Anwendungen beobachtet. Mittel zur Regulation des Fettstoffwechsels dagegen können lediglich 500 Publikationen vorweisen, und die nehmen wir inzwischen fast so häufig wie Aspirin! Im Sommer 2002 zitierte der »Focus« eine Studie, nach der in den letzten Jahren 16 000 Menschen an der falschen Verschreibung von Medikamenten gestorben sind.*

### Nicht bei Krebserkrankungen oder in der Schwangerschaft

In bestimmten Fällen ist es jedoch ratsam, auf eine Hormontherapie zu verzichten:

▶ Bei allen Tumor- und Krebserkrankungen: Hier kann die unkontrollierte Einnahme von Hormonpräparaten das Wachstum der kranken Zellen noch beschleunigen und den Krankheitsverlauf ungünstig beeinflussen.

▶ Während der Schwangerschaft und in der Stillzeit: Die Einnahme von Hormonpräparaten beeinflusst natürlich auch den Organismus des ungeborenen Kindes und kann schwere gesundheitliche Folgen haben.

## … und nie auf eigene Faust!

In keinem Fall sollten Sie Hormonpräparate ohne Rücksprache mit dem Arzt einnehmen. Was anderen geholfen hat, muss Ihnen deswegen noch lange nicht gut tun. Sie sind ein Individuum, Ihr Organismus reagiert auf die Einnahme von Medikamenten wie kein Zweiter auf dieser Welt.

Eine genaue Bestimmung Ihrer Blutwerte zur richtigen Dosierung der Hormonpräparate ist also durch nichts zu ersetzen.

# Die möglichen Nebenwirkungen

Sehr viele Menschen, die unter den Begleiterscheinungen des Älterwerdens leiden, wissen zwar von der Möglichkeit einer Hormonersatztherapie. Der negative Beigeschmack, der in vielen Köpfen einer solchen Behandlung eigenartigerweise anhaftet, hält jedoch viele davon ab, sich genauer damit zu befassen.

Dabei kommt es heute kaum noch zu Nebenwirkungen, da es dank langjähriger medizinischer Untersuchungen inzwischen gelang, die Zusammensetzung der Präparate zu optimieren und unangenehme Begleiterscheinungen auf ein Minimum zu reduzieren.

## Das geringere Übel wählen

Beides, die Vor- und die Nachteile einer Hormontherapie, müssen immer gut gegeneinander abgewogen werden, um zu einer vernünftigen und Erfolg versprechenden Behandlungsmethode zu kommen. Alle Nebenwirkungen sind letztlich abhängig

von einer regelmäßigen Überwachung und Kontrolle der Therapie. Suchen Sie also das intensive Gespräch mit Ihrem Arzt, und informieren Sie ihn über alle Ihre Sorgen und Bedenken.

## Das Beispiel Wachstumshormon

▶ Das Wachstumshormon dient in den ersten 15 Jahren des Lebens dem Wachstum der Gliedmaßen.

▶ Später ist es ein sehr wichtiges Hormon, das den Stoffwechsel des Muskels, des Knochens, der Haut, des Bindegewebes und des Fettgewebes regelt.

▶ Ein Mangel an Wachstumshormon führt zu Schwäche, vorschneller Ermüdung, Zunahme an Fettgewebe, Abnahme der Muskelmasse, Austrocknung.

▶ Wird die Ausschüttung des Wachstumshormons stimuliert, z. B. durch abendliche Aminosäurezufuhr, dann verschwinden diese Symptome wieder.

Allerdings müssen wir hier wie bei allen anderen Hormonen auch Grenzen der natürlichen Stimulation feststellen. Wenn diese natürliche Stimulation also nicht ausreicht, dann sollte man es von außen zuführen, wie man es bei Insulinmangel und Zuckerkrankheit, bei Schilddrüsenunterfunktion oder bei Testosteron- bzw. Östrogenmangel in den Wechseljahren seit Jahrzehnten bereits tut.

# Wechseljahre
## sind keine Leidensjahre

Die Wechseljahre der Frau sind eine Zeit des Wandels. Dies beinhaltet durchaus auch positive Veränderungen, die aber oft überschattet werden von körperlichen Beschwerden und Gefühlen des Verlusts – es gibt aber durchaus Strategien dagegen.

### Schreck, lass nach ...

In den Wechseljahren kommt es bei Frauen zu einem unglaublichen Vorgang. Es ist wie ein Generalstreik der Telegrammboten: Die Eierstöcke stellen ihre Funktion ein. Der Östrogenspiegel ist zu gering, um die Botschaften zwischen den Zellen auszutauschen, so dass die Kommunikation zwischen den Geweben und Zellen eingestellt wird. Abrupt setzen die Alterungsprozesse ein. Nicht nur Haut und Schönheit verwelken; auch die inneren Organe, die Blutgefäße, das Herz, das Gehirn und die Knochen, eines der größten menschlichen Organe, werden alt und brüchig. Jetzt schnell die fehlenden Hormone ersetzen? Hier erfahren Sie die Möglichkeiten und Risiken und was dabei unbedingt zu beachten ist.

Setzt man nach Eintritt der Menopause Östrogene ein, so geschieht ein Wunder. Die Frauen blühen wieder auf, denn Zellprozesse, die ihre Funktion eingestellt haben, finden wieder statt, da sie die Signale dank der im Organismus zirkulierenden Östrogene wieder empfangen können.

### Erste Erfahrungen mit der Östrogentherapie

Die positiven Wirkungen von Östrogen sind neben einer Verbesserung der psychischen Befindlichkeit die Wiederherstellung des normalen Köpertemperaturempfindens über den Endorphinmechanismus, langfristiger Schutz vor Osteoporose, eine Primärprävention bei der Entstehung der Arteriosklerose und des Herzinfarkts, Verbessern des Cholesterinstoffwechsels und Schutz vor der Neurodegeneration bei Alzheimer. So entstand die Hormonersatztherapie, die in den letzten Jahren wegen undifferenzierter und nicht individueller Einstellung der Frauen mit Östrogenen in Verruf gekommen war. Was war geschehen? Sowohl in den USA als auch bei uns wendeten die Ärzte nicht die zwei Grundsätze der ärztlichen Ethik an: »Nicht schaden« (Nil nocere) des griechischen Arztes Hippokrates und die wichtigen Worte des Grazer Mönchs Paracelsus: »Die Dosis macht's«.

### Das größte Übel war die falsche Dosierung

Die Nebenwirkungseffekte beruhen auf Überdosierung und bewegen sich von leichten Problemen bis hin zu schwer wiegenden Nebenwirkungen. Grundsätzlich gilt: Es gibt kaum einen Stoff, dessen Einfluss auf den Menschen so viel untersucht wurde wie die Östrogene.

Die Dosierung der Östrogene richtet sich nach den individuellen Ab- und Umbaumechanismen im Organismus. Brust- oder Gebärmutterkrebs, Thrombose, Embolie oder Herzinfarkt entstehen nur in einer Therapie mit überhöhten Dosen.

### Individuell – der Hormonabbau

Wir wissen inzwischen, dass alle Menschen unterschiedliche Abbaumöglichkeiten der Hormone haben, die genetisch festgelegt sind. Einige sind durch Mutationen entstanden. Wir sprechen dann von genetischen Polymorphismen, die wir heute messen können. Männer oder Frauen mit verlangsamten Abbaumechanismen speichern die Hormone im Gewebe. Diese Frauen sind nicht unbedingt von einer Östrogenersatztherapie auszuschließen, jedoch sehr individuell dosiert zu behandeln.

## Hormonersatz ist heute meist ein Segen

Besonders für Frauen mit starken Beschwerden in den Wechseljahren kann sich die Therapie mit Östrogenpräparaten als wahrer Segen entpuppen. Zwar wird das Pro und Kontra der Hormonsubstitution unter Fachleuten sehr kontrovers diskutiert, doch herrscht Einigkeit zumindest darüber, dass mit der Gabe von synthetischen Östrogenen Wechseljahrebeschwerden erfolgreich behandelt werden können. Altersbedingte Krankheiten wie Osteoporose und Herz-Kreislauf-Erkrankungen können durch die langfristige Einnahme von Hormonpräparaten weitgehend vermieden werden, solange der Hormonspiegel im Blut konstant bleibt.

Die Schutzwirkung lässt jedoch nach, sobald die Hormone dem Körper nicht mehr zugeführt werden, und der natürliche Alterungsprozess mitsamt seinen Krankheitsbildern setzt ein. So sinnvoll also die Therapie bei bestimmten Beschwerden ist, so wenig kann sie das Alter letztlich allerdings überlisten.

### Verschiedene Präparate sind inzwischen im Einsatz

Für die Behandlung mit Östrogenen stehen heute verschiedene Präparate zur Auswahl. Grundsätzlich können Östrogene in Form von Tabletten, Pflastern, als Gel oder als Injektion verabreicht werden. Die transdermale Verabreichung (d.h. über die Haut) gilt als besonders günstig, weil sie den Organismus weniger belastet als Tabletten oder Injektionen. Welches Präparat aber am besten geeignet ist, hängt ganz von den persönlichen Bedürfnissen und Voraussetzungen des Einzelnen ab. Ein seriöser Mediziner wird eine Therapie auf Ihre individuelle Situation abstimmen und Sie auch immer über mögliche Risiken aufklären. Gerade durch Beratung und Kontrolle durch den Arzt lassen sich jedoch Nebenwirkungen aufgrund leichtfertiger Verordnungen oder Überdosierungen vermeiden.

Der natürlichste Östrogenlieferant ist Soja und daraus hergestellte Produkte. Mit einem viertel Liter Sojadrink beispielsweise erreichen Sie die empfohlene Tagesdosis von 50 bis 60 Milligramm.

*Lust statt Frust: Wechseljahre sind nicht »das Ende«, sondern der spannende Aufbruch in eine neue Lebensphase.*

## Zu den Risiken der Östrogengabe

Immer wieder wird eindringlich darauf hingewiesen, dass bei einer Behandlung mit Östrogenen ganz massive Nebenwirkungen auftreten können. Sie erweitern die Gefäße und verlangsamen dadurch den Blutfluss; gleichzeitig fördern sie die Gerinnung des Blutes. Dadurch könnten Thrombosen, Herzinfarkte und Embolien gefördert werden.

Östrogene haben außerdem einen Wachstumseffekt. Sie stimulieren die Zellteilung in den Organen, die unter ihrem Einfluss stehen: die Gebärmutter und die Brustdrüsen. Das unerwünschte Ergebnis können Geschwulste sein, Zysten und im schlimmsten Fall Brustkrebs. Auch Besenreiser, Krampfadern und Zellulite werden durch Östrogene gefördert. Außerdem machen

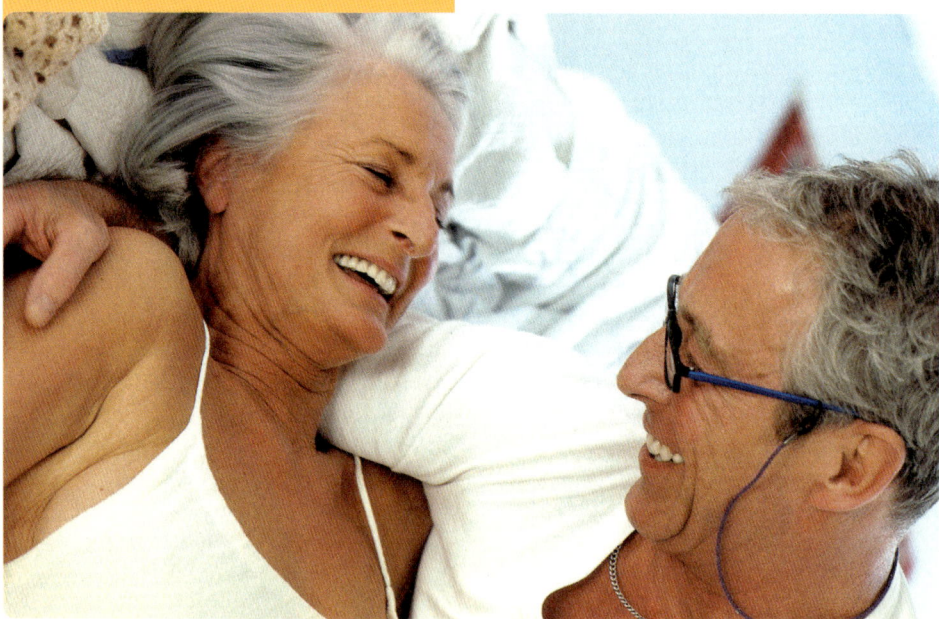

die Hormone dick. Das liegt daran, dass es zu ihrer naturgegebenen Aufgabe gehört, während der Schwangerschaft das Wohl des Kindes zu sichern. Und das tun sie, indem sie im Gewebe Fett anlagern.

So viel zu den schlechten Seiten. Östrogene haben aber vor allem und in erster Linie positive Effekte. Die Frage, die sich hierbei stellt, lautet also nicht: Östrogene – ja oder nein? Die zentrale Frage, um die es geht, heißt: Östrogene für wen, in welcher Dosis und in welcher Form?

Konkret bedeutet das: Durch ihr genetisches Programm sind Frauen und Männer entweder Östrogentypen oder keine Östrogentypen. Der Test zu Beginn dieses Buches (siehe Seite 20f.) hat Ihnen bereits die wichtigen Unterscheidungsmerkmale der verschiedenen Hormontypen erklärt.

Quintessenz: Wir alle unterscheiden uns dadurch, wie wir mit unseren Hormonen im Körper verfahren.

## Für Venus-Typen leider nicht geeignet

Etwa 40 Prozent aller Frauen z. B. bauen die Östrogene sehr langsam ab. Es sind dies die Venustypen, die leicht an Gewicht zunehmen, zu Krampfadern neigen, Hämorrhoidalleiden entwickeln können, eher unter Brustzysten, Myomen und Zellulite leiden, dafür aber eine rosige, faltenlose Haut besitzen, fröhlichen Gemüts sind, mit einem großen Schuss Herzlichkeit und Melancholie. Genau diese Frauen sind es aber auch, die das höchste Risiko bei einer Östrogentherapie tragen und deshalb niemals mit Hormonen behandelt werden dürfen. Warum? Weil ihr Hormonspiegel viel zu hoch ist, bauen sie Östrogen schlecht ab.

### Alternativen zur Östrogengabe

Leider kommt die Hormonersatztherapie für Sie nicht infrage, wenn Sie zu den Frauen gehören, die Östrogen nur sehr langsam abbauen. Dies hat allerdings nicht nur Nachteile: Beispielsweise haben gerade Menschen mit hohen Östrogenspiegeln eine hervorragende Knochendichte. Zur Linderung von Wechseljahrebeschwerden sollten Sie auf pflanzliche Östrogene setzen:

▸ Sie sollten täglich 200 Gramm Tofu oder 500 Milliliter Sojamilch verzehren.
▸ Wenn Sie Sojaprodukte nicht mögen, sind Kapseln aus Soja und Leinsamen optimal.
▸ Phytoöstrogene sind z. B. auch enthalten in Datteln, Hafer, Möhren und Knoblauch.

**Wichtig: Insgesamt gesehen gehört die Ersatztherapie aller Hormone, seien es Östrogene, DHEA, Wachstumshormone oder Testosteron, immer in die Hand eines erfahrenen Arztes!**

Für diese Frauen, die gerade unter den Wechseljahren sehr leiden, da ihr Östrogenspiegel nicht auf einmal von 100 auf 0, sondern von 200 auf 30 abfällt, ist eine Behandlung mit Gelbkörperhormon oder pflanzlichen Östrogenen sinnvoll. Auch sie müssen also Wechseljahrebeschwerden nicht einfach erdulden.

Wer nicht zu dieser Risikogruppe der Venus-Typen gehört, kann durchaus von einer Hormonersatztherapie profitieren, vorausgesetzt, die Dosierung ist so niedrig wie möglich und wird auf der Grundlage einer gründlichen medizinischen Untersuchung festgesetzt.

99

# Interview
## mit Prof. Dr. Christian Wüster

Es klingt zu schön, um wahr zu sein: einfach fehlende Hormone in

Pillenform einnehmen und so dem Alter ein Schnippchen schlagen. So

simpel ist es eben aber nicht. Wir haben einen Fachmann zu Vor- und

Nachteilen des Hormonersatzes befragt.

## Pro und kontra Hormonersatz

So viel steht fest: Eine Entscheidung für oder gegen eine Hormontherapie ist nur sinnvoll nach ausführlicher ärztlicher Beratung zu treffen. Sicher ist, dass Hormongaben in vielen Fällen Wechseljahrebeschwerden und auch männliche Alterserscheinungen wirksam bessern können. Fest steht aber auch, dass für einen großen Personenkreis erhöhte Gesundheitsrisiken mit dem Hormonersatz verbunden sind. Wenig bekannt ist, dass oft viel Zeit vergehen kann, bis ein Präparat und eine Dosierung gefunden sind, die der Patient gut verträgt. Dies sollte Sie nicht davon abhalten, eine Hormonersatztherapie in Erwägung zu ziehen – aber es sollte Sie davor warnen, unkontrolliert Hormonpräparate einzunehmen.

## Was bringt denn ein Hormonersatz?

**FRAGE** Wann ist aus Ihrer Sicht eine Hormontherapie sinnvoll?

**PROF. WÜSTER** Eine Hormonersatztherapie ist generell immer nur dann sinnvoll, wenn der Patient dadurch Vorteile für sein körperliches und/oder seelisches Wohlbefinden hat, wenn also ein klinisches Symptom dadurch verbessert wird oder wenn Krankheiten oder Symptomen durch eine solche Therapie mit Hormonen vorgebeugt werden kann.

**FRAGE** Welchen Stellenwert hat für Sie denn die Hormonersatztherapie gegenüber den anderen äußerst wichtigen Säulen der Anti-Aging-Medizin mit Ernährung, Bewegung und Regulierung des Vitalstoffhaushalts?

**PROF. WÜSTER** Die Hormontherapie stellt die wirkungsvollste Säule des Anti-Aging dar. Sie ist also als zweite Stufe im Arsenarium des behandelnden Arztes zu sehen und braucht die Basis der Ernährung und der Bewegung, um ihre Wirksamkeit auch voll entfalten zu können.

## Sind Bedenken wirklich begründet?

**FRAGE** Mit welchen Vorurteilen und Ängsten werden Sie in Ihrer Praxis immer wieder im Zusammenhang mit Hormonersatztherapien konfrontiert?

**PROF. WÜSTER** Die häufigste Sorge, welche die Patienten haben, ist die Angst vor Krebs. Häufige Krebsarten wie der Brustkrebs bzw. das Prostatakarzinom führen bei vielen Betroffenen, Freunden und Bekannten in dieser Altersgruppe zu massiven Beeinträchtigungen in der Gesundheit und im täglichen Leben. Viele Menschen versterben früh, eben an diesen erwähnten Erkrankungen. Die Presse ist voll mit suggestiven Artikeln, dass Hormone Krebs erzeugen würden.

Die zweite Sorge, welche die Menschen haben, ist das Körpergewicht. Vielfach wird eine Hormontherapie mit einer Gewichtszunahme in Verbindung gebracht, und nur wenige wissen, dass dieses Phänomen in eindeutiger Abhängigkeit von der Dosis ist. Noch weniger Menschen wissen, dass Hormone wie z. B. das menschliche Wachstumshormon zu einer deutlichen Gewichtsabnahme, insbesondere zur Abnahme des Bauchfetts, führen.

**FRAGE** Sind diese Ängste begründet?
**PROF. WÜSTER** Wie bereits gerade verdeutlicht, sind diese Ängste sehr wohl darin begründet, dass sie in Teilen der Presse geschürt werden.

Manche Krebsarten wie Brustkrebs oder Prostatakarzinom wachsen hormonabhängig. Es ist allerdings nicht hundertprozentig erwiesen, dass Hormone diese Krebsarten neu entstehen lassen. Es ist vielmehr wahrscheinlich, dass diese häufigen Karzinome bei Patienten, die Hormone einnehmen, schneller wachsen. Weniger bekannt ist, dass dies dazu führt, dass sie früher erkannt werden und die Sterblichkeit an diesen Karzinomen dadurch bei Menschen, die Hormone einnehmen, auf etwa die Hälfte reduziert ist.

Die Gewichtszunahme ist darin begründet, dass früher Hormone, insbesondere die

**Zu den häufigen Krebsarten gehören Brust- und Prostatakrebs. Sehr wichtig ist die Früherkennung – daher sollten jährliche Vorsorgeuntersuchungen selbstverständlich sein!**

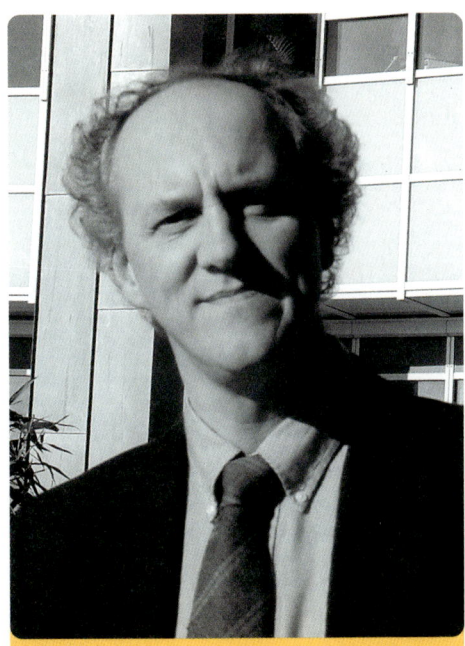

*Prof. Dr. Christian Wüster ist Endokrinologe und Mitglied des ECARE (European Center for Aging Research and Education).*

weiblichen Geschlechtshormone, viel zu hoch dosiert wurden, ohne dass einschleichend therapiert worden wäre. Dies führt in der Tat zu Wassereinlagerungen und zu den von den Patienten berichteten Gewichtszunahmen. Heute dosiert man niedriger und fängt langsam einschleichend an, so dass es in der Regel zu keinerlei Gewichtszunahme kommt.

In großen Studien wurde gezeigt, dass das Körpergewicht bei Patienten mit und ohne Hormone nach zwei Jahren völlig identisch ist.

## Wie begegnet man den Risiken?

**FRAGE** Mit welchen tatsächlichen Risiken und Nebenwirkungen ist denn die Einnahme synthetischer Hormone Ihrer Meinung nach verbunden?

**PROF. WÜSTER** Die Einnahme weiblicher Geschlechtshormone kann bei Patientinnen mit spezieller Veranlagung zu tiefen Thrombosen in den Beinen oder auch der unteren Körperhohlvene führen. Bei Patienten mit entsprechender Veranlagung sollte daher eine gründliche internistische Abklärung vor der Einnahme solcher Hormone erfolgen.

Die Gabe des Wachstumshormons kann zu einer Stoffwechsellage führen. Dies muss also genau kontrolliert werden.

Andererseits profitieren übergewichtige Patienten mit einer diabetischen Stoffwechsellage von der Bauchfett auflösenden Wirkung des Wachstumshormons, da hierdurch die Zuckerkrankheit sogar völlig zum Verschwinden kommen kann – eine höchst erwünschte Nebenwirkung.

**FRAGE** Wie kann man diese Risiken minimieren?

**PROF. WÜSTER** Zum Krebsrisiko: Hier ist es wichtig, eine regelmäßige Vorsorgeuntersuchung der häufigsten Karzinomarten durchzuführen. Dies ist die Mammografie, die Suche nach verstecktem Blut im Stuhl oder die Dickdarmspiegelung, die Ultraschalluntersuchung der Prostata und die Bestimmung des prostataspezifischen Antigens (PSA) beim Mann; in Risikofällen wird man auch die Lunge röntgen. Dennoch ist es nicht völlig ausgeschlossen, dass man eine Hormontherapie beginnt, obwohl doch ein versteckter Tumor vorhanden ist. Insofern ist die regelmäßige Wiederholung dieser Untersuchungen unter einer Hormontherapie einmal pro Jahr sinnvoll.

> Die Messung der Knochendichte hat entscheidende Bedeutung. Nicht nur, weil Hormone gegen Osteoporose (Knochenschwund) wirken können, sondern weil Patienten mit Osteoporose ein geringeres Karzinomrisiko haben als solche mit hoher Knochendichte. Die Knochendichte ist also ein wichtiger Vorhersagemarker für Karzinome.

Wie schon zuvor erwähnt, wird die Gewichtszunahme durch eine niedrige Anfangsdosis und einschleichende Steigerung der Dosis vermieden. Die Thromboseneigung muss vorher abgeklärt werden; hier gibt es entsprechende genetische Marker. Unter einer Wachstumshormontherapie ist eine regelmäßige Messung des HbA1c-Werts (Anlagerung von Traubenzucker an den roten Blutfarbstoff) und des Nüchternblutzuckers erforderlich.

Mit »Einschleichen« ist eine allmähliche Steigerung der Medikamentendosis zu Beginn einer Behandlung gemeint. Dadurch gewöhnt man den Körper langsam an den Wirkstoff und beugt Nebenwirkungen vor.

# Was muss der Patient unbedingt beachten?

**FRAGE** Worauf sollte man bei der Einnahme von Hormonpräparaten unbedingt achten?

**PROF. WÜSTER** Man sollte Hormone nicht undifferenziert einnehmen oder sich verabreichen (Wachstumshormon muss injiziert werden). Wichtig ist eine genaue Beobachtung des eigenen Körpers, insbesondere hinsichtlich der zuvor beschriebenen Risiken. Darüber hinaus ist natürlich darauf zu achten, ob die Hormontherapie auch die gewünschte klinische Verbesserung der ursprünglichen Symptomatik bringt, die den Patienten in die Sprechstunde geführt hat. Sollte sich das Symptom nicht verbessern, muss mit dem Arzt über alternative oder zusätzliche Therapieoptionen gesprochen werden.

**FRAGE** Hormone sind keine Vitaminpillen, sondern hochwirksame Substanzen. Was ist in diesem Zusammenhang von frei verkäuflichen Präparaten zu halten, wie sie z. B. über das Internet zu bekommen sind?

**PROF. WÜSTER** Ich halte jegliche Medikation über das Internet für obsolet. Medikamente werden von Ärzten verschrieben, die Einstellung erfolgt im direkten Gespräch zwischen Arzt und Patient. Insbesondere für das Wachstumshormon führte dies im Internet zu einer irrsinnigen Ausuferung. Unter dem Namen »hGH« werden Nahrungsergänzungsstoffe als Wachstumshormon verkauft, die dieses Hormon gar nicht enthalten. Darüber hinaus ist eine wirksame Verabreichung nur über eine Injektion unter die Haut möglich, da ansonsten das Präparat in der Mundschleimhaut bzw. durch die Magensäure inaktiviert wird.

*Adresse:*
**PROF. DR. MED. CHRISTIAN WÜSTER**
Facharzt für innere Medizin/Endokrinologie
Untergasse 6, 55234 Offenheim
Tel.: 01 71/2 84 55 82
ChristianWuster@t-online.de

## Das sollten Sie beachten

Wenn Sie eine Hormontherapie in Erwägung ziehen, sollten Sie folgende Ratschläge beachten:

▸ Ganz wichtig ist es, zunächst einmal den Status quo festzustellen – Ihren Hormonstatus nämlich. Den können Sie bei einem Labormediziner, einem Endokrinologen oder einem Anti-Aging-Institut testen lassen.

▸ Dann stoßen Sie rasch auf die Frage: »Wer soll das bezahlen?« Also müssen Sie bald abklären, ob die Krankenkasse im Rahmen einer Behandlung Kosten übernimmt oder ob Sie auch selbst bereit sind, für eine längerfristige Hormonbehandlung und die nötigen Kontrollen zu zahlen.

▸ Ob und welche Hormone in welcher Dosierung für Sie infrage kommen, kann nur der Arzt beurteilen – und zwar wiederum ein Endokrinologe oder ein Fachmann von einem spezialisierten Anti-Aging-Institut.

▸ Bauen Sie nicht nur auf die verjüngende Wirkung der Hormontherapie, sondern werden Sie auch selbst aktiv! Ausreichend körperliche Bewegung verstärkt die Wirksamkeit der Hormone und hält Sie gesund.

**Vorsicht vor Heilsversprechungen und Präparaten für ewige Jugend aus dem Internet! Das kann Sie nicht nur finanziell, sondern besonders auch gesundheitlich teuer zu stehen kommen.**

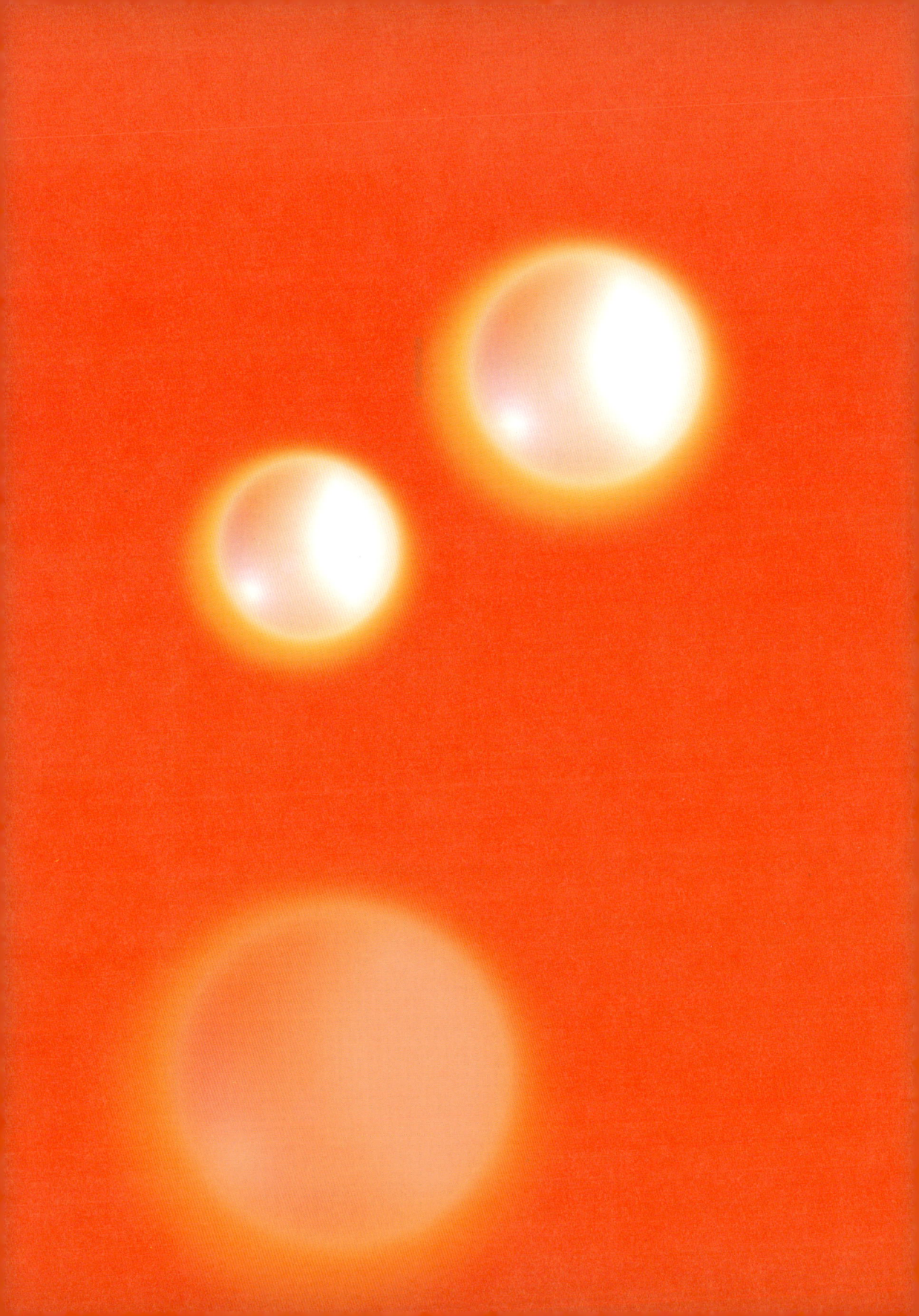

# Sanfte Wege zur »ewigen« Jugend

Für immer jung bleiben – dieser Traum ist so alt wie die Menschheit. König Salomon beispielsweise versuchte dem Alter mit Jungfrauen beizukommen, Kleopatras Geheimrezept war Eselsmilch. Auch die unsterblichen Götter der Antike wussten um die Vorzüge eines ewigen Lebens, sie unterschätzten dabei jedoch das Altern: So bat Aurora den Göttervater Zeus, ihren Mann Tithonos unsterblich zu machen. Von ewiger Jugend hatte Aurora allerdings nichts gesagt – Tithonos musste ein ewig währendes Siechtum ertragen, bis er sich von allein den Tod wünschte.

# Älter werden
## ist keine Strafe

Sie werden nicht einfach älter – Sie gewinnen an Erfahrungen und Einsichten. Anti-Aging findet nicht nur auf körperlicher Ebene statt: Nutzen Sie den Tag auch, um sich über Erreichtes zu freuen und neue Pläne für die Zukunft zu schmieden!

## Sie haben es in der Hand

Normalerweise ist das Älterwerden keine Strafe, sondern eine ganz natürliche Entwicklung unseres Lebens. Mit den Methoden der Anti-Aging-Medizin ist es heute möglich, den Prozess des Älterwerdens und die damit verbundenen Begleiterscheinungen zu beeinflussen. Sie selbst haben es in der Hand, wie Sie alt werden wollen: Entweder Sie leben weiter wie bisher und entsprechen in ein paar Jahren dem Klischee des 50- bis 60-Jährigen, der mit dem Tempo der heutigen Zeit einfach nicht mehr mitkommt und körperlich wie geistig abbaut. Oder Sie fangen jetzt an, ändern Ihre Lebenseinstellung und gehören mit 70 Jahren zu den aktiven und gesunden Menschen, denen man ihr Alter einfach nicht anmerkt.

Nehmen Sie sich die Zeit und denken Sie einmal in Ruhe darüber nach, was Sie von Ihrem Leben in den kommenden Jahren erwarten.

Wie steht es mit Ihren Plänen und Träumen, die Sie immer irgendwann realisieren wollten? Wo sehen Sie sich, wenn Sie an Ihre Familie oder an den Partner denken? Und welche Ziele gibt es, die Sie in den nächsten Wochen, Monaten und Jahren verfolgen möchten?

## Entwerfen Sie Ihre Zukunft

Nehmen Sie Stift und Papier, und entwerfen Sie Ihr ganz persönliches Zukunftsszenario, beschreiben oder zeichnen Sie sich Ihre Zukunft so, wie sie für Sie im Optimalfall aussieht.

Hierbei sind auch Ihre Ängste sehr wichtig. Haben Sie die Befürchtung, dass Sie gesundheitlich und mental bald nicht mehr mithalten können mit den jüngeren Freunden, Bekannten und Kollegen? Haben Sie

Angst davor, im Alter krank und hilfsbedürftig zu werden und vielleicht den eigenen Kindern zur Last zu fallen?

Und dann überlegen Sie sich, was Sie tun müssen, damit das positive Bild Wirklichkeit wird und sich Ihre Ängste nicht erfüllen. Wo müssen Sie bei der Gestaltung Ihrer Zukunft aktiv ansetzen?

## Anti-Aging als Lebensphilosophie

Fangen Sie einfach damit an, Ihren Lebensstil zu überdenken. Lieber auf dem Sofa als auf den Beinen? Zu wenig Sport? Zu viel fettes Essen? Seit Jahren beispielsweise nicht im Konzert oder Museum gewesen? Womit sind Sie im Lauf der Jahre mehr und mehr unzufrieden geworden? Was stört Sie, wenn Sie sich im Spiegel betrachten? Was würden Sie gerne ändern?

Sie müssen ja nicht sofort Ihr gesamtes Leben auf den Kopf stellen. Schon kleine Veränderungen in Ihrem Alltag sind ein großer Schritt hin zu einem längeren gesunden und glücklichen Leben.

### Machen Sie eine Bestandsaufnahme

Unterziehen Sie auch Ihre Gesundheit einer gründlichen Bestandsaufnahme. Sie wissen vermutlich bereits selbst einigermaßen genau, wo es überall hapert. Lassen Sie sich von einem Arzt Ihres Vertrauens gründlich durchchecken, und sprechen Sie mit ihm offen über Ihre Ziele und Ängste. Der intensive Austausch zwischen Arzt und Patient sowie eine vertrauensvolle Zusammenarbeit beider ist die entscheiden-

de Grundlage einer erfolgreichen Anti-Aging-Therapie.

Betrachten Sie Anti-Aging als Ihre ganz persönliche Lebensphilosophie, die Körper und Seele in einem ganzheitlichen Sinn individuell behandelt, und nutzen Sie die bestehenden medizinischen Möglichkeiten, die Ihnen ein langes erfülltes und aktives Leben ermöglichen.

Das Alter ist nicht Ihr persönlicher Feind – im Gegenteil! Nur durch das Alter lernen wir uns selbst mit unseren Stärken und Schwächen wirklich kennen. Und nur durch das Alter lernen wir zu schätzen, was es heißt, gesund, glücklich und zufrieden zu sein.

## Die neue Lust am Jüngerwerden

Die meisten Menschen in Deutschland erreichen heute ein durchschnittliches Alter von 70 bis 80 Jahren. Doch die wenigsten bleiben dabei körperlich fit und gesund. Im Gegenteil, viele Frauen und Männer merken schon recht bald jenseits der »rockin' twenties«, dass der Körper nicht mehr so folgenlos all das wegstecken kann, was wir ihm tagtäglich zumuten. Schlechte Lebensgewohnheiten im Hinblick auf Ernährung und Sport schleichen sich meistens ganz heimlich ein, solange wir noch jung sind, und sie sind, je älter wir werden, auch umso schwerer wieder loszuwerden. Also lieber gleich damit anfangen und auf die Bedürfnisse unseres Körpers hören! Mit Obst, Gemüse, viel Bewegung und der richtigen mentalen Einstellung kommen wir nämlich auf dem Weg zu anhaltender Vitalität und Jugendlichkeit schon ein wesentliches Stück weiter.

**Zu einem allgemeinen Gesundheits-Check gehören ein ausführliches Gespräch mit dem Arzt, eine Ganzkörperuntersuchung und Labortests von Blut und Urin. Die Krebsvorsorge umfasst Checks zu Darm-, Brust- bzw. Prostata- und Hautkrebs. Je nach Ergebnissen wird der Arzt weitere Schritte mit Ihnen besprechen.**

# Schlemmen
## hebt die Lebensgeister

**Essen Sie sich jung, schön und sexy – das Anti-Aging-Ernährungs-konzept hilft Ihnen dabei, die nachlassende Hormonproduktion anzukurbeln, den Stoffwechsel auf Touren zu bringen und vor allem Altersbeschwerden wirksam vorzubeugen und zu lindern.**

### Neue Kräfte tanken

Müdigkeit, mangelnde Konzentrationsfähigkeit, »null Bock« im Bett und nachlassende körperliche Kraft sind nicht einfach naturgegebene Alterserscheinungen. Sie stellen in jedem Lebensalter vor allem eine Art Notprogramm des Körpers dar, um bei mangelnder Nährstoffversorgung die überlebenswichtigen Funktionen des Organismus aufrechtzuerhalten. Nehmen Sie sich die Zeit und finden Sie heraus, was Ihr Körper wirklich braucht und wo es in Ihrer Ernährung hapert. Dazu gehört nicht nur ein allgemeines Wissen über eine »gesunde« Ernährung – Sie müssen auch Ihre individuelle Konstitution berücksichtigen: Welcher Hormontyp sind Sie? Vielleicht verblüffend, aber wichtig: In welcher Klimazone leben Sie?

Die Anti-Aging-Ernährung ist vitamin- und mineralstoffreich, fördert die Enzym- und Hormonstimulation, sie ist fettarm, weitgehend zuckerfrei und vermeidet auch sonst alles, was den Stoffwechsel und die Regeneration der Körperzellen beeinträchtigt. Allein eine bewusste Ernährung kann Ihre Lebenserwartung um vier Jahre steigern. Eine Ernährungsumstellung ist deshalb die Basis für jedes erfolgreiche Anti-Aging-Programm.

### Gesunde Genüsse halten Sie fit

Aber keine Angst – niemand muss hungern oder auf seinen persönlichen Schlemmerfaktor verzichten, um fit und in Form zu bleiben. Und wer glaubt, gesundes Essen schmecke nicht, sollte sich ab Seite 147 vom Gegenteil überzeugen. Für jede umgangene Ernährungssünde, die Sie durch die gesunde Anti-Aging-Ernährung ersetzen, werden Sie sofort mit einem Vitalitäts- und Motivationskick belohnt, der es in sich hat! Einfach ein paar wenige Power-Rules beachten (siehe Seite 111f.), und das Leben lässt sich auch mit 80 noch in vollen Zügen genießen!

## Die Ziele der Anti-Aging-Ernährung

»Du bist, was du isst«, wusste schon im 18. Jahrhundert der Philosoph Georg Christoph Lichtenberg – und spätestens seit den 1960er Jahren ist auch wissenschaftlich bewiesen: Die Ernährung hat wesentlichen Einfluss auf die Lebenserwartung und den Alterungsprozess. Doch wer denkt bei Torte, Pizza und Schweinebraten schon an die langfristigen Folgen, wenn es gerade so gut schmeckt. Oft gönnen wir's uns schließlich nicht, und Sie wissen ja eigentlich, was es mit der gesunden Ernährung auf sich hat bzw. wie wichtig Obst und Gemüse sind.

### Junkfood beschert Nährstoffmängel

In der Mittagspause hastig heruntergeschlungenes Junkfood befriedigt vielleicht den leeren Magen für den Moment, Ihrem Körper tun Sie damit aber bestimmt keinen Gefallen. Denn lebensnotwendige Vitalstoffe wie Vitamine, Ballaststoffe, Mineralien, Spurenelemente und sekundäre Pflanzenstoffe sind in dieser Form der Ernährung bestimmt nicht enthalten. Gerade darauf ist Ihr Körper aber dringend angewiesen, um wichtige Stoffwechselvorgänge durchführen zu können und um auch für den Rest des Tages körperlich und geistig leistungsfähig zu bleiben.

### Sekundäre Pflanzenstoffe

Sekundäre Pflanzenstoffe sind typische Geschmacks-, Geruchs- und Farbstoffe in Obst und Gemüse, die eine gesundheitsfördernde Wirkung besitzen. Zu den wichtigsten gehören:

▶ Die Flavonoide, die hauptsächlich in den äußeren Blättern von Kopfsalat, in Kohlgemüse, in den Schalen von Äpfeln, Trauben und Sellerie, Zwiebeln, Sojabohnen und auch in Wein sowie in Bitterschokolade enthalten sind und vor Herzinfarkt und Krebserkrankungen schützen.

▶ Die Phytohormone, die unseren Hormonhaushalt regulieren und die Produktion auf Trab bringen. Neben Soja gelten vor allem Rotklee, Leinsamen, Gerste, Roggen und Weizen sowie Ginseng und Hafer als gute Hormonstimulanzien.

## Brain-Fitness

Wenn Sie essen, sollten Sie zuerst an Ihr Gehirn denken und nicht an Magen oder Figur. Von unserem Kopf werden alle wichtigen Prozesse im Körper gesteuert. Das umfasst das Ab- und Zunehmen genauso wie emotionale Befindlichkeiten; dazu gehört auch, ob wir z.B. müde und lustlos sind oder vor Energie nur so strotzen.

Da unser Gehirn keine Vorräte anlegt, muss es über das Blut ständig mit Nährstoffen wie Eiweiß, Kohlenhydraten und Fetten, mit Mineralstoffen und Spurenelementen und natürlich auch mit Vitaminen versorgt werden. Nur dann kann es mit Hilfe von so genannten Neurotransmittern, den Botenstoffen im Gehirn, Informationen in alle Bereiche des Körpers verschicken. Um effektiv arbeiten zu können, brauchen diese Neurotransmitter Futter, das sie über die Nahrung bereitgestellt bekommen. Werden sie nicht ausreichend satt, arbeiten sie nur langsam oder gar nicht, und Müdigkeit, Konzentrationsstörungen oder Lustlosigkeit sind die spürbare Folge.

> Neurotransmitter sind kleine Boten, die in unserem Gehirn sitzen und nichts anderes zu tun haben, als Reize von einer Nervenzelle in die andere zu übertragen.

### Den »kleinen Hunger« mit Obst beruhigen

Tun Sie sich selbst also einen Gefallen und essen Sie, um Ihr Nachmittagstief zu überbrücken, lieber einen Apfel oder eine Orange anstelle des Schokoriegels.

Die in Obst, in Vollkornprodukten oder Naturreis enthaltenen Kohlenhydrate tragen nämlich beispielsweise zur Bildung des Botenstoffs Serotonin bei, der Ihren Geist wieder wachrüttelt und in heißen Arbeitsphasen für die nötige Konzentration sorgt. Haben Sie Ihr Tagessoll erfüllt, dann können Sie sich mit Fisch, Hülsenfrüchten, Tomaten und vor allem Bananen entspannen. Die darin enthaltene Aminosäure Tryptophan sorgt für die Produktion körpereigener Beruhigungsmittel, die die abendliche Ruhephase einleiten. Mehr über die Bedeutung und Wirkungsweise von Aminosäuren erfahren Sie ab Seite 141.

**»Nahrung soll deine Medizin sein.«** Schon Hippokrates kannte die wichtigen Stoffe in der Nahrung, die die Gesundheit erhalten.

# Die Reue kommt oft zu spät

Schon unsere Großmütter wussten es: Aus dem dicken Hänschen wird irgendwann ein fetter Hans. Und Recht hatten sie. Denn Ernährungsfehler von heute machen sich frühestens 10 bis 15 Jahre später bemerkbar. Aber meist fangen wir häufig erst an, über unsere Ernährung nachzudenken, wenn die Waage Alarm schlägt und wir uns an die Taille in unserer Körpermitte nur noch schwach erinnern können.

### In jungen Jahren vorsorgen

Es ist aber nicht Ihre Traumfigur, um die es hier in erster Linie geht. Sie sollten an Ihre Gesundheit denken, an ein möglichst langes vitales und erfülltes Leben. Es ist ganz einfach, schon in jungen Jahren – und damit meine ich wirklich bereits die attraktiven und noch schlanken 20er – dafür zu sorgen, dass es uns auch jenseits der 50 und später noch rundum gut geht. Während unser Organismus nämlich mit 20 Jahren den absoluten Höhepunkt seiner Leistungsfähigkeit erreicht hat und auch das Maximum an lebensbestimmenden Hormonen produziert, verliert er danach bereits wieder an Regenerationsfähigkeit – und auch die Hormonproduktion lässt nach. Ernährungssünden schlagen also in jungen Jahren schon stark zu Buche – auch wenn wir das erst Jahre später büßen müssen. Denken Sie also bereits jetzt gut darüber nach, was Sie in 30 Jahren noch so alles vorhaben könnten, und stellen Sie gleich heute – und nicht etwa erst ab nächster Woche – mit der entsprechenden Ernährungsweise die Weichen.

## Viele »Krankheiten« ließen sich vermeiden

Mit den richtigen Nahrungsmitteln und Essgewohnheiten können Sie nicht nur optisch Ihre gute Form wahren, sondern – und das ist noch viel wichtiger – die Alterungsprozesse im Organismus verlangsamen. Sie allein sind dazu in der Lage, eine ganze Reihe von typischen Altersbeschwerden zu vermeiden und ernsthaften Erkrankungen vorzubeugen. Häufige Krankheitsbilder wie Arthrose, Osteoporose, Altersdiabetes, grauer Star oder Herz-Kreislauf-Erkrankungen, die viele Menschen untrennbar mit dem Altwerden verbinden, sind also kein unausweichliches Übel, dem Sie mit zunehmendem Alter hilflos ausgeliefert sind. Lassen Sie sich nicht verunsichern, und fangen Sie am besten heute gleich an, Ihren individuellen Alterungsprozess ganz gezielt über die Ernährung mit zu steuern. Das erfreuliche Ergebnis: mehr Gesundheit, mehr Vitalität und Lebensfreude – und dadurch ein längeres Leben!

Jetzt haben Sie einen ersten Eindruck davon, was Sie durch die Anti-Aging-Ernährung alles steuern und bewirken können. Bevor Sie jedoch hoch motiviert anfangen, die Ernährungsprinzipien ab Seite 114 zu berücksichtigen, achten Sie bitte unbedingt auf einige grundlegende Dinge.

## Power-Rules für Genuss und Vitalität

▸ Wer sich ballaststoffreich ernährt, altert erwiesenermaßen langsamer. Also möglichst viel Obst und Gemüse essen, und zwar mit der Schale. Denn hier sitzen die

### So wirkt's

Wenn Sie die Regeln der Anti-Aging-Ernährung beherzigen, dann haben Sie wirklich etwas davon! Denn mit der Anti-Aging-Ernährung können Sie:
▸ Den Alterungsprozesse in Ihrem Körper verlangsamen
▸ Eine Vielzahl der häufigsten altersbedingten Erkrankungen wirkungsvoll vermeiden
▸ Ihre Lebenserwartung um ein Vielfaches steigern
▸ Einfach viel mehr Spaß am Älterwerden haben
▸ Auch äußerlich wieder attraktiver und schlanker werden
▸ Beweglichkeit zurückgewinnen

die meisten wichtigen Stoffe, die unseren Körper bei seiner Entgiftungsarbeit unterstützen. Viele der enthaltenen Vitamine und Flavonoide haben außerdem antioxidative Wirkung – und das hält unseren Körper jung! Machen Sie es den Pflanzen nach. Die schützen sich nämlich mit genau diesen Stoffen vor schädlichen Umwelteinflüssen wie UV-Strahlen und Giftstoffen.
▸ Essen Sie Vollkornprodukte. Wertvolle Ballaststoffe sind nämlich auch beispielsweise in Naturreis, Nüssen und Wildgetreide enthalten.
▸ Die Nahrungsmittel sollten frei von Antibiotika, Hormonen und anderen Umweltbelastungen sein – also frische Kost entweder im Ökoladen oder am besten gleich beim Biobauern kaufen.

*Mit vernünftiger Ernährung können Sie viel bewirken, doch so richtig gut geht es Ihnen, wenn Sie auch körperlich und geistig auf Trab bleiben! Lesen Sie dazu die Seiten 52ff. und 70ff.*

111

▶ Gleiches gilt für den Kauf von Fleisch. Wenn schon, dann unbedingt aus kontrollierter Tierhaltung und vom Metzger Ihres Vertrauens. Besser ist es jedoch, ganz darauf zu verzichten. Werden Sie zum Vegetarier; allein dadurch vermindern Sie nach einer jüngst durchgeführten Studie das Risiko einer Herz-Kreislauf-Erkrankung um etwa 24 Prozent!

▶ Frische Lebensmittel immer möglichst schnell verzehren, denn durch langes Lagern gehen wertvolle Inhaltsstoffe verloren. Wenn Sie das zeitlich nicht immer einplanen können, greifen Sie ruhig auf Tiefkühlkost zurück. Der Münchner Ernährungswissenschaftler Dr. Lutz Lautenbacher hat in einer aktuellen Studie nachgewiesen, dass Ihnen tiefgefrorenes Obst und Gemüse mehr gesunde Vitalstoffe bietet als gelagerte Ware!

▶ Denken Sie daran: »Five a day keeps the doctor away.« Fünfmal am Tag frisches Obst und Gemüse, und Ihre Vitamindepots platzen aus allen Nähten! Achten Sie jedoch auf jahreszeitengerechte Produkte aus heimischen Gebieten. Denn ob in den neuseeländischen Äpfeln noch so viele Vitamine enthalten sind, wenn sie bei uns auf dem Tisch landen, wage ich zu bezweifeln.

▶ Milchprodukte sollten unbedingt auf Ihrem täglichen Speiseplan stehen. Gehören Sie zu den 20 Prozent der Europäer, die keinen Milchzucker vertragen und damit aufgrund Ihrer Laktoseintoleranz auf Milch verzichten müssen, können Sie auch Käse essen (hier wurde der Milchzucker in besser verträgliche Milchsäure umgewandelt), oder Sie weichen gleich auf die gesunde Sojavariante aus. Soja ist der reinste Jungbrunnen für unseren Körper, und es gibt diesen Jungbrunnen nicht nur als Sauce oder in Form von Tofu – schauen Sie mal im Bioladen nach!

**Oberstes Prinzip bei allem, was Sie zu sich nehmen: mit sämtlichen Sinnen genießen. Anti-Aging ist schließlich keine Strafe, sondern die neue Lust am Jüngerbleiben!**

Ein Leben lang gewohnte Essrituale zu verändern, funktioniert nicht von heute auf morgen. Tricksen Sie sich doch selbst aus, fangen Sie damit an, die Altersbeschleuniger in Ihrer Küche durch gesunde Zutaten zu ersetzen. Nehmen Sie z. B. Olivenöl anstatt Butter. Und Suppen und Saucen müssen auch nicht mit Sahne gebunden werden; pürierte Zucchini erweisen Ihnen denselben Dienst.

## Ihr Körper spricht mit Ihnen!

Etwa ab der Lebensmitte arbeitet unser Stoffwechsel spürbar langsamer, und die Wahrscheinlichkeit eines Nährstoffmangels wächst. Umso wichtiger ist es, dass Sie darauf achten, Ihrem Körper nicht nur Kalorien zu geben, sondern in erster Linie die wichtigen Vitamine, Mineralstoffe und Spurenelemente auf natürliche Art und Weise zuzuführen. Denn je älter Sie werden, umso weniger Kalorien braucht Ihr Körper und mit umso mehr Nährstoffen müssen Sie ihn versorgen. Sie können sich sicher sein, Ihr Körper zeigt Ihnen ganz genau, wo seine Schwachstellen liegen, wo er Defizite an notwendigen Vitalstoffen hat und an welchen Stellen seine körpereigenen Reserven bereits aufgebraucht sind. Ihre Aufgabe ist es, Ihren Körper genau kennen zu lernen, zu beobachten und die Signale richtig zu deuten, die er Ihnen sendet. Arbeiten Sie mit Ihrem Körper und nicht gegen ihn, dann wissen Sie bald ganz automatisch, was Ihnen gut tut und was Ihrem Körper eher schadet.

## Ins Gesicht geschrieben

Es sind nicht nur äußere Veränderungen, die auf eine ungesunde Ernährungsweise zurückzuführen sind. Auch organisch hinterlassen Fett & Co. ihre Spuren.
Ihre Zunge zeigt's Ihnen! Erinnern Sie sich an Ihren Kinderarzt, bei dem Sie endlich mal ungestraft die Zunge rausstrecken durften? Anhand der Färbung Ihrer Zunge kann der Arzt natürlich auch heute noch sehen, was Ihnen fehlt. Und Sie können das auch: Ist sie beispielsweise hochrot, haben Sie Fieber, eine erdbeerfarbene Zunge ist ein Hinweis auf Scharlach, und Herpesbläschen weisen auf ein geschwächtes Immunsystem hin. Durchblutung und Beläge sind also untrügliche Zeichen für mögliche Krankheiten, insbesondere auch im Darm, die Sie ziemlich leicht selbst diagnostizieren können.

### Schau mir in die Augen …

Und wenn Ihnen Ihr Arzt oder Ihre Ärztin tief in die Augen schaut, ist das nicht zwangsläufig die Aufforderung zu einem heißen Flirt. Denn auch Veränderungen der Retina (innerste lichtempfindliche Haut des Augapfels) geben Aufschluss über Krankheiten, die sich möglicherweise in Ihrem Körper ausbreiten.

*Auch am Gesicht eines Menschen kann man ablesen, ob er sich sein Leben lang gesund ernährt hat.*

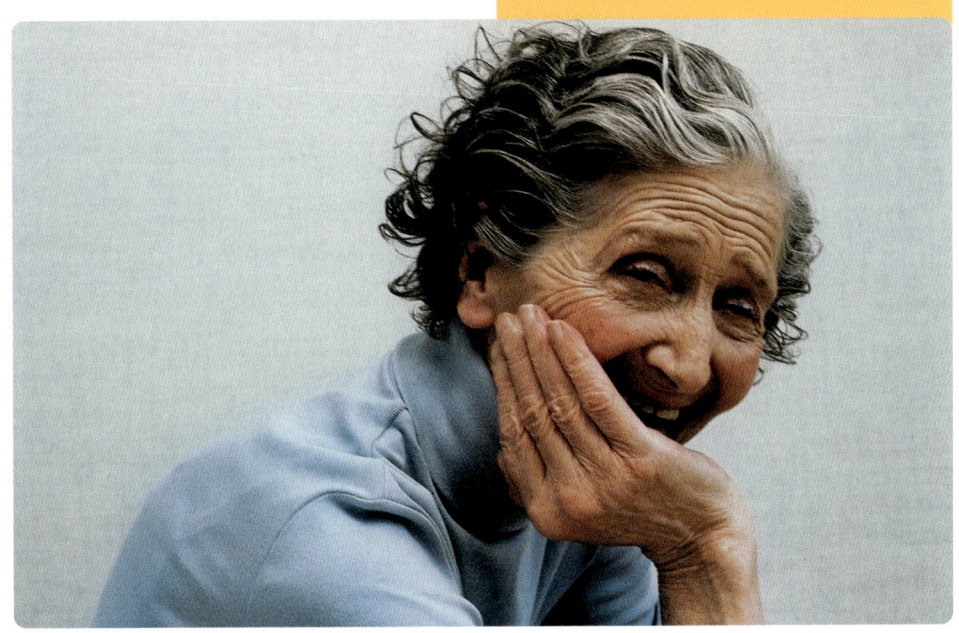

113

# Die Anti-Aging-
## Ernährungsprinzipien

Eine gesunde Ernährung im Sinne von Anti-Aging bedeutet kein freudloses Kalorienzählen oder dogmatisches Körner- und Rohkost-knabbern – hier geht es darum, mit allen Sinnen zu genießen, was Ihnen schmeckt und Ihnen zugleich gut tut.

## Vom Leben gezeichnet

Wie kommt es zu unseren Ernährungsgewohnheiten? Es lohnt sich, einmal darüber nachzudenken und das Ruder rumzuwerfen. »Der ist aber vom Leben gezeichnet«, denkt man schnell, wenn man einem Menschen mit faltig-zerfurchtem Gesicht begegnet. Von wegen! Natürlich wäre es wunderbar einfach, wenn wir dem Leben die Schuld für unsere Fettpolster und Falten in die Schuhe schieben könnten. Unbequemerweise sind wir aber selbst massiv für unser Äußeres verantwortlich, und wer sich über Jahre hinweg ungesund ernährt, raucht, gerne trinkt und sich nie bewegt, der trägt seinen schlechten Lebensstil irgendwann wie eine ins vernarbte Gesicht geschriebene Botschaft vor sich her.

Betrachten Sie das Essen einmal aus einer ganz anderen Perspektive – nicht als Pausenfüller, Hungerstiller, Sattmacher, sondern als Auftakt zu einem genussvollen Start in vitale, erfolgreiche und schöne Stunden danach.

Essen Sie, solange Sie Hunger haben, solange es Ihnen schmeckt – und nur das, was Ihnen gut tut. Kauen Sie jeden Bissen genüsslich, damit Sie die vielen feinen Aromen spüren, die Ihre Lebensfreude wecken. Denken Sie auch daran: Das Auge isst mit.

## Tafelfreuden bewusst genießen

Hören Sie in sich hinein: Essen kann ein Erlebnis sein, Spaß machen und Glücksgefühle auslösen. Freuen Sie sich jeden Tag aufs Neue darauf, was der große Garten der Natur an Gaumenfreuden nur für Sie bereitstellt. Stecken Sie Liebe in die Zubereitung, und investieren Sie reichlich Zeit in den Genuss.

# Nachtarbeit

Während der Nacht passiert in Ihrem Organismus mehr, als Sie denken. Die Hirnanhangsdrüse pumpt etwa eine Stunde nach dem Einschlafen stoßweise Wachstumshormon, ein Stress- und Schlankmacherhormon, ins Blut. Für die Produktion neuer Körperzellen saugt es die ganze Nacht über Fett aus den Fettzellen. Nachts läuft der Stoffwechsel zwar nicht auf Hochtouren, doch die Eiweißvorräte wurden für Reparaturarbeiten an unzähligen Körperzellen geplündert und müssen jetzt wieder aufgefüllt werden.

Gegen Morgen stoppt die innere Hormonuhr die Produktion des Schlafhormons Melatonin, während das Wachhormon ACTH in der Hirnanhangsdrüse munter wird und ins Blut fließt. Mit ACTH strömt neues Leben in uns. In der Nebennierenrinde lockt es das Stresshormon Cortisol, und der erste Hunger regt sich. Deshalb nutzt der Körper morgens das Angebot an Aminosäuren und Vitalstoffen am besten aus.

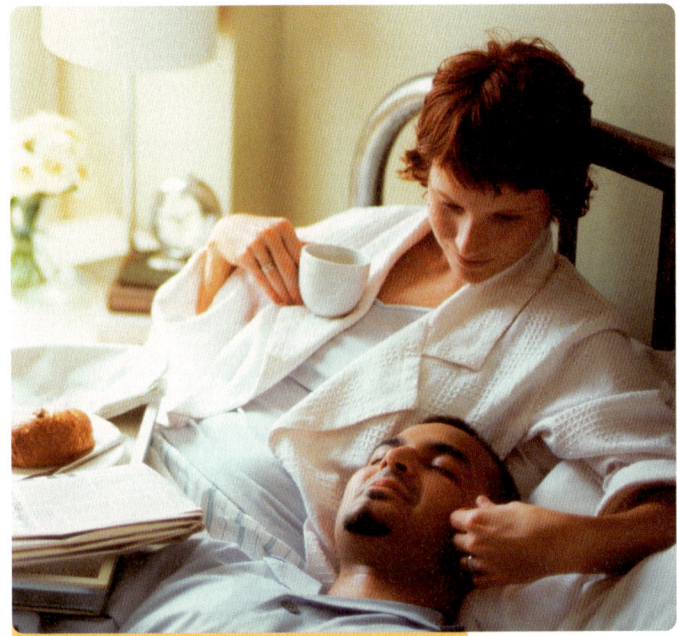

*Frühstücken Sie am Wochenende doch mal mit Ihrem Partner im Bett – so starten Sie genussvoll in den Tag!*

# Der optimale Start

Wenn Sie sich klar gemacht haben, dass Essen mehr ist als ein Sattmacher oder Hungerstiller, dann können Sie vieles für Ihr Wohlgefühl selbst in die Hand nehmen.

### Frühstücken mit Lust

Die Nacht durchzecht, heiß geliebt, schlecht geschlafen oder süß geträumt? Egal, wie die Nacht für Sie war, mit einem kraftvollen Frühstück lassen sich sämtliche Lebensgeister wieder aktivieren. Die richtigen Fitmacher zum Auftakt des Tages bringen Nachtschwärmer und Langschläfer, Frühaufsteher und Morgenmuffel, »Hyperaktive« und auch diejenigen, die den Tag lieber etwas langsamer angehen möchten, allmählich auf Trab. Am besten leicht und locker, frisch und fruchtig, damit Sie nicht nur rasant in den Morgen starten, sondern auch bis zum Feierabend spielend leicht durchhalten können.

### Für jeden etwas

Morgens ist die Welt nicht für jeden in Ordnung.
▶ Wer in der Früh nur langsam in die Gänge kommt, braucht Powerstoffe.

## Experimente wagen

Beim Frühstück sind die meisten von uns hoffnungslose Gewohnheitstiere: Ob Marmeladensemmel, Käsestulle oder nur die hektische Tasse Kaffee im Stehen, das Ritual ist jahrein, jahraus dasselbe. Für frische Energiekicks am Morgen sollten Sie mal Neues ausprobieren:

▸ Müsli mit frischen Früchten
▸ Naturreine Obst- oder Gemüsesäfte
▸ Ein Sandwich mit körnerreichem Brot, frischem Salat und magerem Geflügelaufschnitt
▸ Kräuterquark mit frischen Gemüsesticks zum Dippen und dazu eine Vollkornsemmel
▸ Hüttenkäse, Joghurt oder Quarkspeise

▸ Wer schöpferisch und kreativ sein will, muss Eiweiß aus fettarmen Milchprodukten und B-Vitamine aus Vollkornprodukten tanken.
▸ Wer es eilig hat und immer der Zeit hinterherrennt, sollte wenigstens für eine kleine Grundlage sorgen.
▸ Die Aktiven, die schon ihren Walk an der frischen Luft oder die Gymnastik hinter sich haben, sind mit einem kräftigeren Frühstück gut bedient.
▸ Wer als »Nachteule« unterwegs war, kann mit Vitaminen, Mineralstoffen und einem Eiweißstoß die Spuren der Nacht etwas vertuschen und halbwegs frisch in den Tag starten.
▸ Genießer sollten in Maßen zugreifen, damit sie sich nicht schwer und müde vom Frühstückstisch wegschleppen.

*Schmeckt fein, macht fit: Sanddornsaft im Müsli – der sorgt schon morgens für einen kräftigen Vitaminstoß.*

## Zum Aufwachen und Durchstarten

Wer mit dem beliebten Marmeladenbrötchen den Tag beginnt, macht sehr schnell wieder schlapp. Die Mischung aus Zucker und Weißmehl erhöht den Blutzuckerspiegel, viel Insulin muss ausgeschüttet werden, der Blutzucker sinkt rapide. Die Folge: Müdigkeit, Konzentrationsschwäche, Heißhunger auf Süßes.

Wer will das schon? Die starken Drei dagegen – Früchte, Milch und fettarme Milchprodukte sowie Vollkorn – sind das bessere Sprungbrett in den Tag. Frisches Obst der Saison läutert den Geist, rüstet den Körper mit reichlich Vitalstoffen und macht angenehm satt, ohne unnötig zu belasten. Mit Soja- und fettarmen Milchprodukten füllen Sie Ihre leeren Eiweißtanks wieder auf. Durch Vollkorn, also Getreide oder Vollkornbrot, ist nicht nur die Energieversorgung, sondern auch der Vitamin-B-Nachschub gesichert. So bleiben die Nerven stark, egal, was der Tag an Überraschungen bringen mag.

Das Frühstück darf reichlich gespickt sein mit hormonaktiven Substanzen, B-Vitaminen, Antioxidanzien, Aminosäuren, Mineralstoffen und Spurenelementen. Mit den starken Drei, beliebig kombiniert, gelingt der Frühstart fast wie von selbst.

## Turbosnacks gegen Tiefs

Die einen begnügen sich mit drei Hauptmahlzeiten am Tag, andere brauchen ein gesundes Doping zwischendurch – für glänzenden Erfolg, tolle Ideen, starke Nerven, gute Konzentration und auch für eine stabile Psyche. Wer für spektakuläre Zwischenstarts fit sein will, braucht Eiweiß, Vitamine, Spurenelemente, sekundäre Pflanzenstoffe und viel Flüssigkeit. Greifen Sie zu Fingerfood, mundgerechte Häppchen aus Obst und Gemüse, mal pur, mal mit Dip, je nach Lust und Laune. Je kräftiger die Farben der Früchte, desto mehr Vitalstoffe sind im Angebot. Wenn Sie dann noch Obst und Gemüse mit verschiedenen Farben kombinieren, dann isst nicht nur Ihr Auge mit, sondern Sie verwöhnen sich mit reichlich Vitalstoffen.

## Gegen Lustlosigkeit und Müdigkeit

Hier hilft das natürliche Aufputschmittel Tyrosin, eine Aminosäure, die der Körper mit Ihrer Unterstützung selbst bilden kann. Alles, was der Körper dazu braucht, ist Eiweiß. Gönnen Sie sich vormittags oder nachmittags einen Eiweißsnack, möglichst fettarm. Ein Schluck Buttermilch, Sojamilch oder Molke, zwei bis drei Löffel Hüttenkäse, Sojajoghurt oder cremig gerührter fettarmer Joghurt – und schon steigt der Eiweißspiegel an. Hohe Eiweißspiegel sind hier erwünscht, denn nur dann steht Tyrosin dem Gehirn zur Verfügung und macht Sie fit und leistungsstark.

## Gegen Stress am Nachmittag

Muskeln sind große Eiweißdepots, doch diese sind nicht immer sicher. Unter Stress, z. B. wenn Sie nachmittags nochmals so richtig körperlich oder geistig loslegen müssen, geht's an die Reserven. Bei den ersten Anzeichen von Stress werden die Depots attackiert, damit zur Bildung von Stresshormonen sofort Aminosäuren bereitgestellt werden. Zum Auffüllen brauchen die Depots einen kräftigen Eiweißnachschub. Wie reagieren Sie in Stressmomenten auf leere Eiweißdepots? Mit großem Appetit auf Eiweiß? Oder eher mit Heißhunger auf Süßes? Lassen Sie sich nicht täuschen, löffeln Sie lieber einen fettarmen Eiweißsnack – und schon geht es Ihnen wieder besser. Dazu noch ein Schuss Vitamine, Mineralstoffe und Spurenelemente in Form von frischen süßen Früchten, und die strapazierten Gehirnzellen bleiben frisch und munter.

Die alltägliche Büroszene: Das nachmittägliche Leistungstief setzt ein, und ein Kollege »springt mal rasch zum Bäcker«. Dann verschlingt man seinen Zuckerkringel oder Krapfen – und ist kurz danach noch müder. Beugen Sie der Versuchung vor: Stellen Sie sich eine Schale mit frischem Obst auf den Schreibtisch, deponieren Sie einen Vorrat von leichten Eiweißsnacks im Kühlschrank.

## Heißhunger ade!

Wer kennt sie nicht, diese Gier auf Kuchen oder Torte, Kekse oder Schokoriegel, Schokolade oder Pralinen. Plötzlich ist das Gefühl da und lässt einen nicht mehr los. Das muss nicht sein! Nicht, wenn Sie bis zum Nachmittag Kohlenhydrate aus frischem Obst oder Gemüse und Vollkornprodukten genießen. Nur sie halten auf Dauer jung, vital und geistig wach. Zucker, Weißmehl und zuckerhaltige Getränke locken dagegen Insulin, ein Hormon aus der Bauchspeichel-

**Frisches für den Büroalltag, das sich bequem auch zwischendurch knabbern lässt – achten Sie aber darauf, was gerade Saison hat: Sellerie, Fenchel, Cocktailtomaten, Möhren, Paprikaschoten, Bananen, Äpfel, Kiwis, Birnen usw.**

drüse, hervor. Es treibt den Zucker in die Fettzellen, deponiert ihn dort und hindert seinen Gegenspieler Glukagon daran, Fett zur Verbrennung in die Muskelzellen zu bewegen. Solange Insulin durch Zucker im Blut regiert, haben Anti-Aging-Hormone keine Chance, ihr Wunder zu vollbringen.

## Aufforderung zum Lunch

Bis zum Mittag haben die meisten Hormone ihren Tiefstand erreicht. Diesem Tief gilt es entgegenzuwirken – mit etwas Gesundem und Leichtem. Gönnen Sie sich Anti-Aging-Food, wann immer Ihr Körper danach verlangt.

Um die Mittagszeit ist das Verlangen besonders groß. Rüsten Sie sich in der Mittagspause zum Durchstarten bis zum Abend. Geben Sie Ihrem Körper alles, was er jetzt zum Durchhalten braucht.

*Mittags wäre der richtige Zeitpunkt für die Hauptmahlzeit des Tages, um nicht am Abend den Magen zu überlasten. Berufstätige haben allerdings selten die Zeit für eine ausgiebige Mittagspause und genießen deshalb lieber ein üppiges Abendessen mit der Familie. Schließen Sie einen Kompromiss und versuchen Sie, mittags leicht, aber eiweißbetont, abends ebenfalls leicht, aber kohlenhydratbetont zu essen.*

### Leichtes für den Aufschwung

Naturnahes Essen hat direkten Einfluss auf Geist und Seele, es kann Wohlgefühl und Leichtigkeit auslösen. Optimales Essen

**Wer ab und zu mal in die Kantine oder in ein Schnellrestaurant geht, braucht keine Gewissensbisse zu haben – wenn er sich sonst ausgewogen ernährt. Übrigens kann man auch in »Abfütterbuden« vernünftig wählen: z. B. gemischte Salate, klare Suppen, gedünsteten Fisch, Gemüse- und Geflügelgerichte, Nudeln mit fettarmen Saucen, frisches Obst oder Sushi.**

macht fröhlich und schön, leistungsstark und vital, klug und kreativ. Der Lunch, der Sie auf Trab bringt, enthält viele Biostoffe, verpackt in Gemüse, Salaten und Rohkost. Etwa die Hälfte des Lunchs sollte roh sein, am besten immer eine Portion leckeren Salat oder knackige Rohkost – extra large – vorwegessen.

Zum Abrunden danach darf es etwas Eiweißreiches sein – ein leichtes Seefischgericht oder ein kleines Stück zartes mageres Fleisch vom Biometzger. Wenn Sie mittags die Eiweißtanks mit einem guten Stück Fisch oder Geflügel auftanken, kann der Körper in Ruhe sein eigenes Material bilden, beispielsweise Muskeln, Hormone, Abwehrkörper und Glücksbotenstoffe.

Wem der Sinn nach Vegetarischem steht, setzt statt auf tierisches Eiweiß auf einen Mix aus hochwertigem pflanzlichem Eiweiß, etwa Bohnen und Mais, Linsen und Pilze oder Kartoffeln und Ei, vielleicht angereichert mit dem vielseitigen Tofu.

### Kantine, Fastfood oder schnell ins Bistro?

Dazu gibt es jede Menge tolle Alternativen. Wie wär's mit einem Lunchpaket morgens sicher verpackt, Officefood abends liebevoll vorbereitet, einem Minipicknick am Schreibtisch, einem Longlife-Sandwich, einem knackigen gemischten Salat oder, oder, oder …

Wer häufig in die Kantine geht, bekommt zu wenig Folsäure, weil sie leicht verkocht. Fehlt Folsäure, dann ist auch Ihr Noradrenalin, das Schlankmacher- und Antistresshormon, im Minus. Dieses Minus geht zu Lasten der Konzentration, Fröhlichkeit, Wachheit und Stressresistenz. Doch keine

Panik, mit frischem Obst und Gemüse zusätzlich, besonders dem grünen, können Sie das Minus prima ausgleichen.

## Abends was Leichtes und Kohlenhydrate satt

Abends können Sie die kleinen Defizite des Tages wieder ausgleichen. Nehmen Sie sich wenigstens für diese Mahlzeit genügend Zeit, und lassen Sie den Tag in Ruhe ausklingen.

Mit komplexen Kohlenhydraten versorgen Sie Ihren Körper mit denjenigen Nährstoffen, die tagsüber zu kurz kommen. Wer mittags kalt gegessen hat, darf sich abends warme Gemüse-, Naturreis- oder Nudelgerichte gönnen. Gab es mittags schon Gemüse mit magerem Fisch oder Fleisch, kann es zum Abendbrot eine kalte Brotmahlzeit mit knackigem Gemüse sein.

Im Sommer sind frische Salate mit Olivenöl oder Gemüsecarpaccio ideal, und im Winter schmecken Gemüseeintöpfe oder leichte Gemüsesuppen, gewürzt mit frischen Kräutern, sehr gut.

Kombinieren Sie Getreidegerichte oder Nudel- und Reisgerichte mit Gemüse der Saison und leichten, cremigen Saucen. So sind Sie bestens gerüstet für einen erholsamen Schlaf.

## Krank durch Ernährung – Beispiel Diabetes

Wie die Ernährung den Hormonspiegel beeinflusst, kann man sehr gut daran verdeutlichen, wie es zu Altersdiabetes kommt. Das Insulin hat die Aufgabe, die Zucker-spiegel zu regulieren und den Zucker in die Zelle zum Verbrennen zu schleusen. Die Insulinspiegel steigen im Alter an, wodurch die Zuckerverbrennung schlechter wird und es zu Verklebungen der Zuckermasse mit wichtigen Eiweißmolekülen kommt. Ferner hat Insulin selbst einen schlechten Einfluss auf die Arterienwände – mit den Folgen von Arterienverhärtung und hohem Blutdruck, indem es die Gefäßinnenwände der kleinen Herzkranzgefäße verstärken und starr machen kann. So entstehen Durchblutungsstörungen der Herzkranzgefäße. Wenn die tägliche Insulinausschüttung über Jahre zu hoch ist, kommt es außerdem zu einer Erschöpfung der Langerhans-Inseln in der Bauchspeicheldrüse. Die Folgen sind Insulinmangel oder Altersdiabetes.

### Die Bauchspeicheldrüse wird schachmatt gesetzt

Wenn wir also unseren Insulinspiegel nicht rechtzeitig durch eine entsprechende Ernährung regulieren, ist die Wahrscheinlichkeit, an Diabetes Typ 2 mit allen Komplikationen zu erkranken, sehr hoch. Selbst wenn wir diesen durch chemische Kunstgriffe überleben, werden Altersdiabetes und damit Insulinpflicht die Folge sein.

Bei allen Menschen, besonders aber bei Übergewichtigen, wird Insulin mehr und mehr wirkungslos, weil die Zelle gegenüber Insulin resistent wird. Die Langerhans-Inseln der Bauchspeicheldrüse versuchen nun, immer mehr Insulin zu produzieren, um den ansteigenden Zuckerspiegel in den Griff zu bekommen. Doch wenn das Hormon in zu hohen Mengen zugeführt wird, entsteht eine Insulinresistenz.

**Diabetes mellitus (Zuckerkrankheit) ist ein wahres Volksleiden mit steigender Tendenz. Wenn Sie mehr darüber wissen wollen, lesen Sie »Diabetes Typ 1 und 2« von S. Holst und U. Preußiger-Meiser, ebenfalls im Südwest Verlag erschienen.**

# Geografie
## für typbewusste Esser

Sagen Sie mir, wo Sie wohnen, und ich sage Ihnen, was Sie essen müssen! – Ganz so ist es nicht, aber es ist nicht völlig gleichgültig, wo unsere Wiege stand: Der Stoffwechsel ist u. a. auch den klimatischen Verhältnissen angepasst.

Wussten Sie, dass schon allein durch unsere Herkunft bestimmte Stoffwechselprozesse in unserem Körper vorprogrammiert sind? Eigentlich ist das ja auch ganz logisch, denn schließlich war die Ernährungsweise jahrtausendelang davon abhängig, was in den jeweiligen Klimazonen wuchs und welche Nahrungsmittel zur Verfügung standen.

## Eines passt nicht für alle

Was »gesund« ist, muss beim Thema Ernährung auf das Individuum abgestimmt werden. Es gibt z. B. asiatische Völker, die sich strikt vegan, also rein pflanzlich ohne Milch, Eier oder Käse, ernähren – und es gibt andererseits Eskimostämme, die durch die klimatischen Gegebenheiten ihres Lebensraums fast ausschließlich auf Fisch und Fleisch als Nahrungsmittel angewiesen sind. Bei beiden muss es trotz dieser Einseitigkeit nicht zu Nährstoffmängeln kommen – ihr Stoffwechsel ist ihrem Lebensraum angepasst. Zwischen diesen Extremen gibt es viele sanfte Abstufungen, die eine vielseitige Kost erlauben – aber bedenken Sie Ihre Konstitution, bevor Sie die nächste kulinarische Modeerscheinungen mitmachen!

## Der Stoffwechsel ist klimagerecht

Das hatte natürlich Auswirkungen auf den Stoffwechsel im Körper, der sich genetisch den Gegebenheiten angepasst hat. Diese angepassten Gene wiederum sorgen dafür, dass der Körper bestimmte Enzyme entwickelt, die er zum Abbau von Giftstoffen und zur Abwehr freier Radikale braucht. Es liegt also in der Macht der Ernährung, wie sich unser genetisches Muster verändert und welche Enzyme dadurch von unserem Körper produziert werden. Die Produktion dieser Enzyme wird wiederum durch bestimmte Nahrungsmittel stimuliert, womit sich der Nahrungs-Enzym-Kreislauf schließt und wir gesund bleiben.

## Sind Sie ein Nord- oder Südtyp?

Welche Nahrungsmittel unser Körper braucht, um ausreichend Antioxidanzien zu bilden, hängt also von unseren Genen ab, die wiederum durch unseren Lebensraum geprägt sind. Wäre das nicht der Fall, könnten wir ja einfach allen Menschen ab 40 beispielsweise die mediterrane Küche als ihren persönlichen Jungbrunnen verordnen – und alles wäre gut!

Das funktioniert aber nicht, denn dann wären ja die Südeuropäer durchschnittlich doppelt so alt wie die Menschen im Norden. Und warum funktioniert es nicht? Wegen der Gene! Die Nordeuropäer brauchen einfach andere Enzyme, um den Alterungsprozess aufzuhalten – und damit auch andere Nahrungsmittel.

### Nordtypen

Historisch gesehen ernähren sich Nordtypen (Phyniker) viel von Kaltwasserfischen wie Kabeljau, Lachs, Dorsch, Seelachs, Thunfisch, Rot- und Goldbarsch. Die darin enthaltenen mehrfach ungesättigten Fettsäuren, die Omega-3-Fettsäuren, sind wichtig für die Regulierung des Fettstoffwechsels. Sie liefern die Grundbausteine für die Zellwände und hemmen den altersbedingten Knochenabbau. Die Omega-6-Fettsäuren üben vor allem einen positiven Einfluss auf das Immunsystem aus. Ihre

### Was sind freie Radikale?

Freie Radikale entstehen im Körper durch Oxidation und können sich in ihrer chemischen Zusammensetzung stark unterscheiden. Sie haben eine schädigende Wirkung auf alle Körperzellen und begünstigen dadurch Krankheiten wie Arteriosklerose, Allergien, Krebs- und Autoimmunerkrankungen. Freie Radikale verursachen also Langzeitschäden, die den Alterungsprozess des Organismus begünstigen. Pro Tag attackieren sie unsere Körperzellen etwa 150 000 Mal, wenn sie nicht durch die so genannten Antioxidanzien gestoppt werden. Eine antioxidative Wirkung haben beispielsweise die Vitamine A, C und E, Beta-Karotin, Coenzym Q10, das Spurenelement Selen oder auch das Hormon Melatonin. Auch eine Reihe sekundärer Pflanzenstoffe gelten als Antioxidanzien, mit deren Hilfe die freien Radikale unschädlich gemacht werden.

Umwandlungsprodukte dämpfen Entzündungen im Körper, die zu schweren Krankheiten wie Arthritis, Schuppenflechte oder entzündlichen Darmerkrankungen führen können. Doch auch für die mehrfach ungesättigten Fettsäuren gilt nicht der Grundsatz: Viel hilft viel. Nach den Empfehlungen der Deutschen Gesellschaft für Ernährung (DGE) sollte die Tagesmenge an Fett aus je einem Drittel gesättigter, einfach ungesättigter und mehrfach ungesättigter Fettsäuren bestehen.

### Gutes Fett – böses Fett

Fett ist nicht nur das, was viele Menschen an Bauch und Po mit sich herumtragen, sondern Fett hat auch eine wichtige Bedeutung für unseren Organismus. Es ist beispielsweise eine maßgebliche Bausubstanz für Zellen, Hormone und Botenstoffe und speichert außerdem Energie.

Trotzdem sollten Sie sich möglichst fettarm ernähren, denn Übergewicht und Arterienverkalkung können die ungesunden Folgen eines Zuviels an Fett sein. Fette bestehen aus Fettsäuren, die je nach ihrer chemischen Zusammensetzung gesättigt oder ungesättigt sein können. Beide Formen haben in unserem Organismus wichtige Aufgaben und müssen deshalb über die Ernährung im richtigen Verhältnis zueinander zugeführt werden.

### Ungesättigte Fettsäuren sind am wertvollsten

Die Fettsäuren in der Reihenfolge ihrer Bedeutung für den Körper:

**Grundregel in Sachen Fett: Pflanzliche sind gesünder als tierische (Ausnahme: Meeresfrüchte und -fische).**

1. Einfach ungesättigte Fettsäuren (Oliven-, Erdnuss-, Rapsöl)
2. Mehrfach ungesättigte Fettsäuren:
   Omega-3-Fettsäuren (Fischöle)
   Omega-6-Fettsäuren (Sonnenblumen-, Distel-, Soja- und vor allem Nachtkerzenöl)
3. Gesättigte Fettsäuren (Kokosfett, Butter, Schmalz)
4. Oxidierte Fette, Trans-Fettsäuren (hoch erhitzte Fette, z. B. Frittierfett)

### Kräftige Kohlgemüse gegen freie Radikale

Auch diverse Kohlsorten stehen auf dem Speiseplan des Nordeuropäers. Hervorzuheben ist hier Rosenkohl, aber auch Wirsing und Blumenkohl gehören beispielsweise in die Gruppe der grünen und gelben Gartengemüsesorten, die eine starke antioxidative Wirkung haben. Das liegt daran, dass diese Gemüse, genauso wie übrigens auch Tomaten, während ihrer Wachstumsphase einer starken Oxidation und Zerstörung durch das Sonnenlicht ausgesetzt sind, wogegen sie sich durch ihre Farbstoffe schützen. Diese Farbstoffe (meist Karotinoide) gehören zu den so genannten sekundären Pflanzenstoffen, über deren gesundheitsförderndes Potenzial erst in den letzten Jahren viele neue Erkenntnisse gewonnen wurden.

Weitere wichtige und typische Nahrungsmittel sind außerdem Bärlauch, Knoblauch, Pastinaken, Kohlrabi, Möhren und Schwarztee sowie nicht fermentierter grüner Tee.

Als größter Vitamin-C-Lieferant galt früher Schnittlauch. Salbei, Lorbeer und wilder Thymian sind Klassiker hinsichtlich ihrer hormonstimulierenden Wirkung.

Eine garantiert prickelnde Nacht wird's für Nordlichter, wenn ein mit Kardamom und Muskatnuss gewürzter Lammbraten zum Candlelight-Dinner serviert wird. Eine Prise Cayennepfeffer heizt das erotische Feuer noch zusätzlich an.

Übrigens hat auch Sellerie eine aphrodisierende Wirkung, auch wenn man es der drolligen Knolle nicht unbedingt ansehen mag.

## Südtypen

Zu den Südtypen gehört, grob gesagt, jeder, der südlich vom Gardasee geboren wurde. Norditaliener oder Nordspanier sind, genetisch gesehen, Übergangsesser. In der Küche der Südtypen findet man ebenfalls mehrfach ungesättigte Fettsäuren; hier sind es jedoch hauptsächlich die Omega-6-Fettsäuren, die Herz und Gefäße schützen und vor Tumoren des Magen-Darm-Trakts bewahren. Omega-6-Fettsäuren sind in pflanzlichen Ölen, beispielsweise in Distel-, Sonnenblumen- oder auch in geringen Mengen in Olivenöl, enthalten. Die häufige Verwendung schützt auch vor Arteriosklerose. Die Kombination zwischen den Omega-6- und den Omega-3-Fettsäuren, die Südtypen in Form von frischem Fisch und Meeresfrüchten natürlich genauso zu sich nehmen, hat eine erwiesenermaßen lebensverlängernde Wirkung.

Aufgrund der eher kargen Böden hatten Südtypen in der Vergangenheit eine geringere Auswahl an Nahrungsmitteln, weswegen das, was zur Verfügung stand, besonders reich an Schutzstoffen sein musste, um für die Entgiftung des Organismus auszureichen. Bestes Beispiel sind die Zitrusfrüchte, die durch ihren hohen Vitamin-C-Gehalt eine starke antioxidative Wirkung haben und das Immunsystem stärken.

Davon wurde und wird auch reichlich Gebrauch gemacht, indem Salat, Fleisch und Fisch mit frischem Zitronensaft gewürzt werden – eine Sitte, die auch bei uns inzwischen Nachahmer gefunden hat.

**Manche mögen's südländisch: in Bezug auf die mediterrane Küche eine gesunde Vorliebe!**

*Sieht gut aus, schmeckt gut, tut gut: Mozzarella mit Tomaten und frischem Basilikum – ein Klassiker des Südens.*

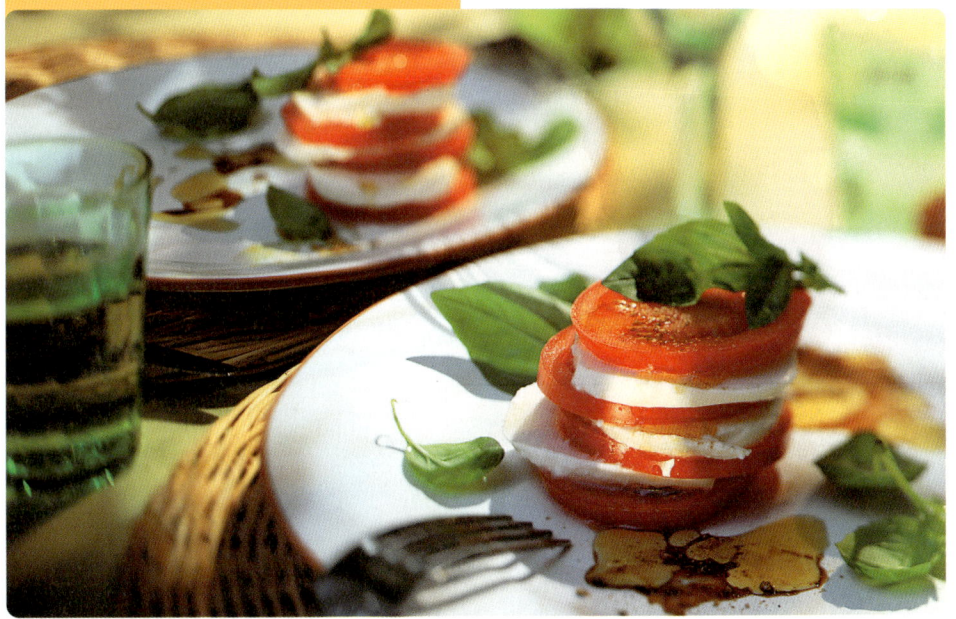

### Viele Schadstoffe belasten unseren Organismus

Für beide Typen gilt aber natürlich, dass die Verfügbarkeit von Nahrungsmitteln heute keinen regionalen Schranken mehr unterliegt. Wer heute Lust auf rohen Fisch hat, geht ins nächste Sushi-Restaurant, und Olivenöl steht mittlerweile in fast jedem europäischen Küchenschrank, egal, ob im Norden oder im Süden.

Für beide Typen gilt aber auch, dass die Schadstoffbelastung beispielsweise durch Umweltgifte für unseren Organismus heute um ein Vielfaches höher ist als noch vor vielleicht 100 Jahren. Da reicht es also nicht, wenn wir unseren Salat hin und wieder mit Olivenöl beträufeln und gelegentlich Fischstäbchen in die Pfanne hauen – unser Körper muss mit Hilfe der Nahrung ganz gezielt unterstützt werden, um die notwendige Entgiftungsarbeit leisten zu können, denn nur dann kann er unseren Erwartungen auch entsprechen und eine rundum gute Figur machen.

*Langes Lagern, Schälen und Kochen machen Flavonoiden den Garaus. Deshalb sollte man Obst und Gemüse möglichst frisch und schonend zubereiten.*

> Flavonoide gehören zu den sekundären Pflanzenwirkstoffen. Sie sitzen unter der Schale nahezu aller Obst- und Gemüsearten und kommen auch in Getreide vor. Reich an Flavonoiden sind etwa die äußeren grünen Blätter bei Kopfsalat, vorausgesetzt, er kommt nicht aus dem Treibhaus. Flavonoide haben eine gesundheitsfördernde Wirkung: Sie stärken das Immunsystem, beugen bestimmten Krebsarten vor, regulieren den Blutdruck und hemmen Entzündungen. Zudem gelten die Flavonoide als Antioxidanzien.

## Noch mehr Typen

Haben Sie sich schon einmal gefragt, warum Ihre Freundin ständig futtern kann und trotzdem nie eine Diät braucht? Und Sie selbst schon allein beim Anblick eines silbrig glänzenden Schokoladenpapiers rundlich um die Hüften werden?
Stoffwechsel heißt das Zauberwort, und der arbeitet bei jedem Menschen unterschiedlich.

### Den Stoffwechsel füttern

Der Stoffwechsel ist der Verbrennungsmotor im Körper, der uns die notwendige Energie liefert, die wir für all unsere Aktivitäten den ganzen Tag brauchen. Das kann er aber nur, wenn wir ihn mit den entsprechenden Grundstoffen füttern. Der Stoffwechsel will aktiviert werden, und das schaffen vor allem Vitamine und Mineralstoffe. Am besten funktioniert dieses System, wenn die Hormonproduktion ihren Höhepunkt erreicht, denn die Hormone beeinflussen unseren Stoffwechsel ganz gewaltig: Sie sorgen dafür, dass Fettzellen verbrannt werden, Gift- und Schlackenstoffe im Körper abtransportiert und über Haut, Verdauungsorgane und Lunge ausgeschieden werden.
Um den Stoffwechsel in Gang zu bringen, benötigt jedoch jeder Mensch eine andere Menge dieser Grundstoffe. Ich unterscheide hier zwischen drei Typen, nach denen sich alle meine Patienten einteilen lassen.

### Der Bewegungstyp

Bewegungstypen sind in der Regel hyperaktiv! Schon als Kinder können sie niemals ruhig sitzen, sie sind ständig auf Achse und für ihre Eltern unglaublich anstrengend. Idealerweise wird die Energie solcher Zappelphilipps schon in jungen Jahren in sportliche Bahnen gelenkt, die dann auch im Erwachsenenalter für den notwendigen Ausgleich sorgen.

Bewegungstypen muss man ganz bestimmt nicht von der Couch werfen, im Gegenteil, sie müssen lernen, dass man sich auch anders als im Laufschritt bewegen kann und dabei vorwärts kommt. Bewegungstypen verbrennen, was das Zeug hält; deswegen brauchen sie vor allem Kohlenhydrate und Eiweiß, Fett in Maßen und natürlich Vitamine.

## Der Empfindungstyp

Empfindungstypen sind sensibel. Sie bewegen sich dann, wenn es der Körper verlangt und sie das Bedürfnis danach verspüren, aber nicht regelmäßig. Sie achten in der Regel darauf, was und wie viel sie essen, und verbrennen umgehend fein säuberlich die zugeführten Kalorien. Nur bei seelischem Stress wird's extrem, da können es auch mal zwei Tafeln Schokolade auf einmal sein.

Kleine Sünden werden aber leider bestraft, auch bei Empfindungstypen, denn sie verbrennen nur langsam. Deswegen müssen Empfindungstypen sportlich in die Gänge kommen und sich vor allem regelmäßig bewegen. Ausdauersport und eine leichte Kost sind ideal, um den Körper auf Vordermann zu bringen.

Empfindungstypen neigen zu Depressionen, was die Folge eines niedrigen Serotoninspiegels ist. Serotonin ist unser körpereigenes Gute-Laune-Dope, das mit Hilfe der Aminosäure Tryptophan gebildet wird

(siehe hierzu auch Seite 142). Tryptophan ist beispielsweise in Milchprodukten enthalten (Käse!) und in schwarzer Schokolade, d. h. in Schokolade mit einem Kakaoanteil von 80 Prozent. Wenn's schnell wirken soll, dann muss man Milchprodukte mit Kohlenhydraten kombinieren; die Kohlenhydrate bestimmen nämlich das Produktionstempo für Serotonin.

Sie haben bestimmt schon festgestellt, dass es bei aller Typologie nicht nur die körperliche Veranlagung ist, auf die es ankommt. Auch die Gene spielen eine nicht unerhebliche Rolle, und vor allem auf die richtige Programmierung der Psyche kommt es an. Denn wie oft bestellen wir beim Italiener trotzdem Pizza, auch wenn der Verstand laut und deutlich »Salat« schreit. Es sind verschiedene Ebenen, auf denen wir parallel ansetzen müssen. Aber der Einsatz lohnt sich, wenn Sie plötzlich Ihren 50. Geburtstag feiern und feststellen, dass Sie noch genauso fit sind wie vor zehn Jahren!

**Schokolade wirkt anregend auf Geist und Seele und beruhigt zugleich die Nerven. Je dunkler sie ist, desto höher der Anteil an wertvollen Kakaobestandteilen.**

### Keine Lust auf Frust – ein Beispiel aus der Praxis

Ellen ist 52 Jahre alt und mit schlankem Körperbau der klassische Empfindungstyp. Sie kam in meine Praxis, weil sie unter extremen Schwankungen leidet, in denen sich ihr Leben abspielt. Sie ist geschieden, hat wechselnde Beziehungen, ist beruflich als Immobilienmaklerin jedoch sehr erfolgreich. Die häufigen depressiven Phasen bekämpft sie mit Schokoladenexzessen, worauf es ihr psychisch wieder besser geht. Sport macht sie selten, und wenn, verhält

**125**

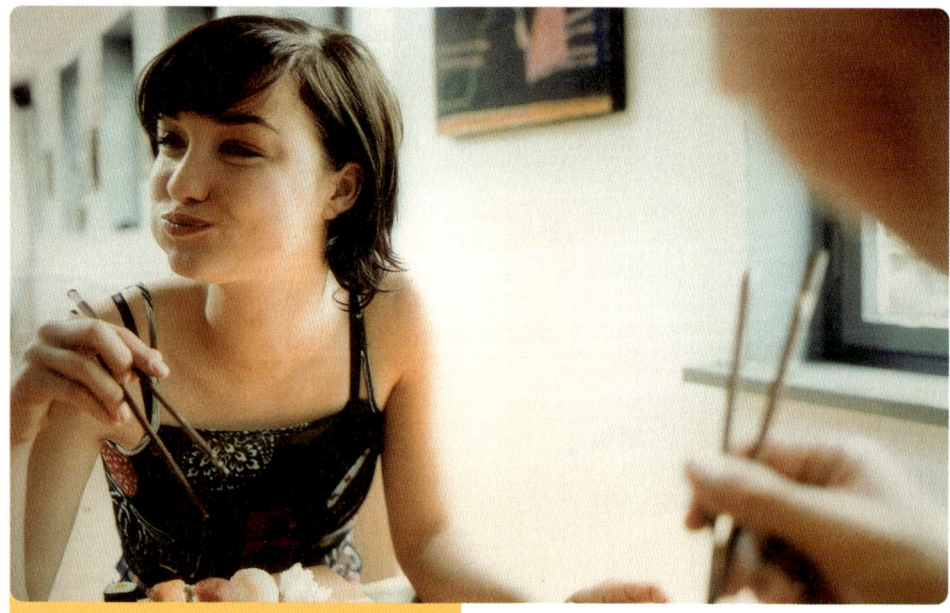

*Genuss ist gut – wenn er nicht in Maß-
losigkeit ausartet!*

**»Felice« – so heißt
die erste Anti-Aging-
Praline. Sie besteht
aus Bitterkuvertüre
mit sehr hohem Ka-
kaoanteil, Sojamilch
und Mangopüree:
gute Laune, die man
essen kann!**

es sich ähnlich wie beim Schokoladeessen: zu viel auf einmal. Erschöpfungszustände sind die Folge. Die Fressanfälle kommen nicht regelmäßig, in längeren schokoladenfreien Phasen ist sie psychisch stabil. Die Laborwerte zeigen einen niedrigen Östrogen- und Serotoninspiegel sowie erhöhte Blutzuckerwerte. Außer einem Mangel an Vitamin B6 gibt es keine Unregelmäßigkeiten.

Die Ursache für Ellens Essverhalten liegt in ihrer depressiven Grundhaltung, die sich durch die Wechseljahre noch verstärkte. Der Östrogenmangel in Kombination mit einem Mangel an Vitamin B6 führt zum Absinken des Serotoninspiegels. Damit ist der Teufelskreis geschlossen, denn zu wenig Gute-Laune-Dope verstärkt die depressiven Phasen, die Ellen mit Schokolade zu bekämpfen versucht.

Als therapeutische Maßnahme verordnete ich ihr exakt einmal pro Woche zwei Riegel schwarzer Schokolade, tryptophanhaltige Nahrungsmittel und Vitamin B6 in Form von eiweißreichen Lebensmitteln (Meeresfrüchte, Lachs, Geflügel, Kartoffeln, Grünkohl, Rosenkohl, Bananen, Avocados und Vollkornprodukte). Dadurch werden Mangelzustände ausgeglichen, der Serotoninspiegel angehoben und depressive Phasen gemildert. Folge: Fressattacken werden seltener und hören nach einiger Zeit ganz auf.

### Der Genusstyp

Genusstypen haben einen entscheidenden Mangel: Ihnen fehlt das Bewegungsgen. Sie essen nach dem Lustprinzip, was natürlich fatale Folgen haben kann und sich in

Form von Speckröllchen zeigt. Der Genusstyp neigt zur Gewichtszunahme und bewegt sich nur, wenn es unbedingt sein muss. Zwar isst er tagsüber nur wenig oder gar nichts, doch belohnt er sich gerne am Abend für die Anstrengungen des Tages mit gutem und reichlichem Essen. Das kann der Körper natürlich nur langsam verbrennen. Die Folge ist klar: Die Fettpölsterchen mehren sich.

Allerdings kennt er auch das andere Extrem, in das er in Zeiten psychischer Instabilität gerne verfällt: Dann versagt er sich jegliches Vergnügen am Essen und quält sich selbst mit falschem sportlichem Ehrgeiz, der natürlich zu nichts führt. Sein Ziel muss es sein, den Königsweg zu finden und den Genuss am gesunden Essen mit ausreichend Bewegung in Einklang zu bringen, indem er auch durch die Bewegung eine Form der sinnlichen Befriedigung erfährt.

**Ein Beispiel**

Hans steht mit 56 als erfolgreicher Geschäftsmann mitten im Leben. Er ist ein Genussmensch, pyknisch (kräftig-gedrungener Körperbau, neigt zum Fettansatz) und cholerisch veranlagt. Als Workaholic gesteht er sich kaum Pausen zu, geht ohne Frühstück aus dem Haus und belohnt sich abends mit fetten Fleischgerichten und Alkohol. Im Bett klappt's kaum: Er leidet unter Libidostörung und Erektionsproblemen. Durch diesen ungesunden Lebensstil ist Hans nicht nur zu dick, auch Cholesterinwert und Blutdruck sind zu hoch. Gleiches gilt für den Östrogenwert, der Testosteronspiegel ist dagegen zu niedrig.

Diese und weitere Untersuchungsergebnisse zeigen es ganz deutlich: Hans muss einiges in den Griff bekommen, um seine Gesundheit zu stabilisieren. Angefangen bei einem maßvollen Essverhalten und einem ebenso maßvollen Arbeitspensum, kann jedoch einiges zur Unterstützung getan werden, um den Hormonhaushalt wieder ins Gleichgewicht zu bringen und vor allem das Gewicht zu reduzieren.

Trotz Fettreduktion dürfen jedoch das sinnliche Erleben beim Essen und die großen Geschmacksnoten nicht wegfallen, sonst ist die Gefahr zu groß, dass Hans die Behandlung abbricht. Außerdem bekommt Hans einen Personal Trainer an die Seite gestellt, der ihm bei der technischen Durchführung seines individuellen Trainingsprogramms anleitet und ihm durch Motivationstiefs hindurchhilft. Begleitet wird das Bewegungsprogramm von einer sechsmonatigen Wachstumshormonkur zum Fettab- und Muskelaufbau.

*»Felice« ist zu beziehen über die Konditorei Andersen GmbH in Hamburg (Tel.: 040/68946422, Fax: 040/68946440).*

Genusstypen haben es meist besonders schwer, ihre Ernährungsgewohnheiten umzustellen. Schließlich ist ja gerade für sie das Essen einer der wichtigsten Lustfaktoren, nach der Devise: »Man gönnt sich ja sonst nichts!« Da gibt es nur zwei Wege: Der beste ist, sich vom Gourmand (dem Vielfraß) zum Gourmet (dem Feinschmecker) zu wandeln, die Lust am Essen zu veredeln und nur das Allerhochwertigste, bestens zubereitet und dekorativ angerichtet, zu genießen. Oder Sie lernen, mit kühlem Verstand und in weiser Selbstbeschränkung Ihre Speisen auszuwählen, und verlegen Ihre Sinnenfreuden an andere Schauplätze als den Esstisch – entdecken ganz bewusst neue Interessen und fördern diese.

**127**

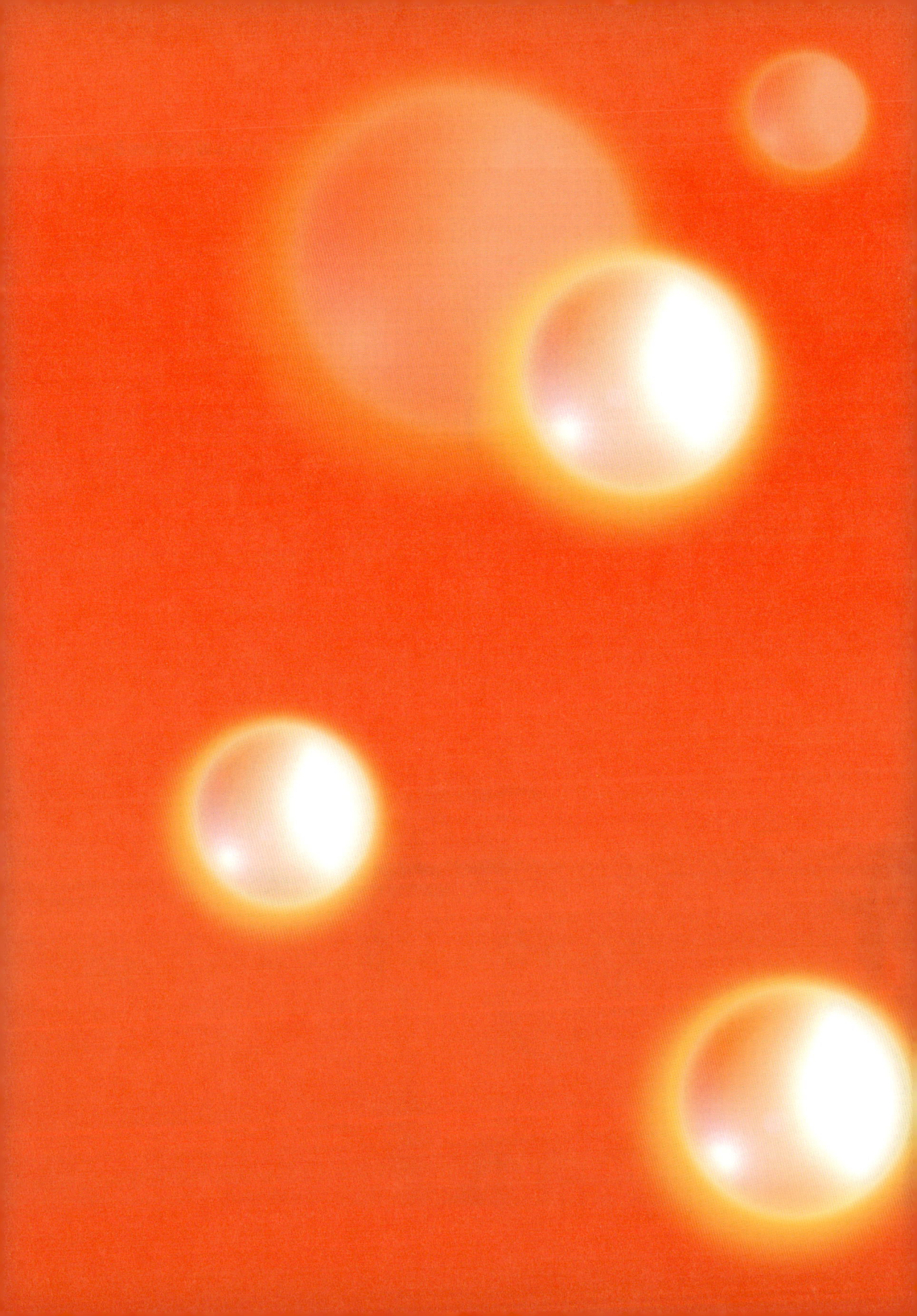

# Jung bleiben und genießen

Essen muss natürlich jeder – ob dick oder dünn, alt oder jung, krank oder gesund, Mann oder Frau. Dabei kommt es jedoch ganz entscheidend auf den optimalen Mix, den idealen Zeitpunkt und die individuelle Lebenssituation an. Wer fit, vital, satt, zufrieden und ohne Heißhunger durch den Tag kommen will, sollte deshalb seinem Organismus einen vernünftigen Speiseplan gönnen, bei dem auch Genuss und Lust am Essen ganz groß geschrieben werden.

# Vitamine,
## Mineralstoffe & Co.

Natürlich gibt es eine ganze Reihe von chemischen Substanzen, mit denen die Anti-Aging-Medizin arbeitet und die bei der Behandlung von Alterssymptomen und Krankheiten ihren sinnvollen Einsatz finden. Viel helfen aber auch ganz natürliche Biostoffe.

### Nun erst recht!

»Iss deine Vitamine!« haben wahrscheinlich viele von uns noch als mütterliche Mahnung in den Ohren, wenn man als Kind mal wieder maulend vor einem Berg Gemüse saß, den man unbedingt aufessen sollte. Die Botschaft gilt nun, in fortgeschrittenem Lebensalter, erst recht, denn unser Körper braucht jetzt noch mehr denn je eine Vielzahl von Vitaminen, Mineralstoffen und Spurenelementen, die größtenteils jeden Tag aufs Neue über unsere Ernährung zugeführt werden müssen. Eigentlich sollte das kein größeres Problem sein, denn als Erwachsener haben Sie einen großen Vorteil: Sie können selbst auswählen, in welcher Form Sie die wichtigen Biostoffe zu sich nehmen, und aussuchen, was Ihnen am besten schmeckt.

Zu den Tabletten gibt es jedoch auch natürliche Alternativen, und die sind es, um die es uns hier in erster Linie geht. Hormone, Vitamine, Enzyme und andere Biostoffe gibt es nicht nur in der Apotheke, sondern auch von unserem Körper – sozusagen hausgemacht.

Dennoch ist es in manchen Fällen notwendig, unsere Nahrung mit bestimmten Zusatzstoffen zu ergänzen. Denn dadurch können wir sicherstellen, dass unser Körper die erforderliche Menge an Vitalstoffen auch bekommt, die er braucht, um fit, jung und frisch zu bleiben.

### Ab 25 geht's bergab – jetzt gegensteuern

Je älter wir werden, umso mehr sinkt auch die Produktion der körpereigenen Wunderstoffe, der Hormone, die unser physisches und psychisches Gleichgewicht aufrechterhalten. Mit 25 haben wir unseren Höhepunkt an Vitalität erreicht, unsere Hormonfabrik und das Immunsystem arbeiten auf Hochtouren. Solange wir jung sind, haben wir also jede Menge Energie, und ein heißes Wochenende auf der Piste macht uns nicht gleich zehn Jahre älter. Mit steigendem Alter sinkt jedoch der Hormonspiegel, und mit 35 haben wir bereits, je nach körperlicher und psychischer Belastung, bis zu 30 Prozent unserer körpereigenen Abwehr- und Regenerationsfunktion verloren.

## Wir machen einfach schlapp

Für den, der sich wenig bewegt und auch kein Kostverächter ist, für den kann das natürlich nicht unerhebliche Folgen haben: Wir werden schlapp und depressiv, wir leiden unter Schlafstörungen und Schweißausbrüchen, das Liebesleben verliert seinen Reiz, Haut und Haare werden trocken und glanzlos, das Bindegewebe gibt plötzlich nach, und wir haben Pudding in den Armen anstelle von Muskeln.

## Gegenmittel gibt es genug

All diese körperlichen Symptome und Krankheitsbilder, die uns das Leben immer schwerer machen, geben uns irgendwann unmissverständlich zu verstehen: Jetzt wirst du alt! Zum Glück wissen Sie aber ja inzwischen, was Sie alles tun können, um mit einer gesunden Lebens- und Ernährungsweise den Alterungsprozess Ihres Körpers zu verzögern.

Und die Anti-Aging-Medizin kennt die hormonellen Veränderungen, die das Alter mit sich bringt, inzwischen sehr genau und kann gezielt Beschwerden verhindern, die uns immer wieder an unser kalendarisches Alter erinnern wollen.

# Hormone können jung bleiben!

»Du bist, was du isst« – treffender kann man es nicht auf den Punkt bringen. Denn das, was wir zu uns nehmen, ist der Treibstoff, der unseren Körper in Betrieb hält. Wer also z.B. zu viel Fett und Zucker und selten frisches Obst isst, der wird ein Ungleichgewicht an Vitalstoffen in seinem Körper provozieren, das ihn psychisch unausgeglichen und körperlich krank macht. Wenn Sie jedoch darauf achten, dass bestimmte Stoffe in Ihrer Nahrung enthalten sind, veredeln Sie den Treibstoff: Sie können mehr leisten, bleiben körperlich und geistig länger fit und gesund.

Solche Veredelungsstoffe wie Vitamine, Mineralstoffe und andere Nahrungsbestandteile sind für die Anti-Aging-Ernährung ganz besonders wichtig, weil Sie mit ihrer Hilfe den ungeliebten Alterserscheinungen entgegenwirken können. Also Schluss mit schlaffen Muskeln, fahler Haut, Parkinson und Alzheimer – nutzen Sie die Stoffe, die Ihnen die Natur ins Essen gemischt hat, damit Sie lange jung und fit bleiben.

Da traut man doch seinen Ohren nicht: Unsere Ohrläppchen erzählen einiges über uns und andere. Sie stehen physisch gesehen in enger Verbindung mit Herzkrankheiten und Stress und sollen sogar Rückschlüsse auf den Charakter eines Menschen zulassen. Im vorletzten Jahrhundert war die Ansicht weit verbreitet, dass beispielsweise fest angewachsene Ohrläppchen auf einen zwanghaften Charakter hinweisen und dass Ohren mit Schrägfalte meist einen gestressten Besitzer haben.

## Wie Nährstoffmängel entstehen können

Unsere Nahrung ist auch nicht mehr das, was sie einmal war. Der Nobelpreisträger Linus Pauling hielt sogar jeden Galeerensklaven des Mittelalters für besser ernährt als uns Zivilisationsmenschen. Und da hatte er natürlich Recht, denn im Mittelalter verteilten die Leute noch keine chemischen Düngemittel auf ihren Feldern, da waren die Tomaten ganz bestimmt nicht genmanipuliert, und gegessen wurde, was man eben gerade frisch geerntet hatte – und nicht das, was schon seit Tagen im Supermarkt liegt.

Die intensive landwirtschaftliche Nutzung der Böden, die Haltbarmachung und optische Auffrischung von Obst und Gemüse –

*Antioxidanzien nimmt man am besten in mehreren, über den Tag verteilten Portionen frischem Obst und Gemüse (auch als frisch gepresste Säfte) zu sich.*

das Auge isst schließlich mit – und lange Lagerzeiten sorgen dafür, dass wir häufig mehr oder weniger leere Vitalstoffhülsen auf dem Teller haben, auf denen zwar »Vitamine« draufsteht, in denen aber leider nicht mehr viele Vitamine enthalten sind.

### Die Verwertung lässt nach

Wenn jetzt unser Körper mit steigendem Alter zunehmend Probleme hat, die Nährstoffe aus unserer täglichen Nahrung aufzunehmen, dann kann es natürlich recht schnell zu einer Unterversorgung unseres Organismus mit lebenswichtigen Vitalstoffen kommen, die er braucht, um die Zerstörung der Körperzellen durch Schadstoffe und Oxidation zu verhindern. Je älter wir werden, umso problematischer wird also nicht nur die Versorgung unseres Körpers mit Vitalstoffen, die Oxidationsprozesse nehmen gleichzeitig zu, und unsere körpereigenen antioxidativen Kräfte schwinden zu allem Übel. Und das alles zusammen macht uns dann ziemlich alt.

### Drei gute Strategien

Wie können wir aber diesen Vitalstoffmangel verhindern?

Eigentlich ganz einfach, indem wir zum einen darauf achten, unsere tägliche Portion Obst und Gemüse im Bioladen einzukaufen und möglichst frisch zu essen, indem wir zum anderen natürlich alle Anti-Aging-Ernährungsprinzipien ab Seite 114 beherzigen, und zum dritten, indem wir unsere Nahrung mit Supplements ergänzen, die uns die optimale Versorgung unseres Organismus mit allen wichtigen Vitalstoffen garantieren.

---

### Antioxidanzien

Antioxidanzien sind Stoffe, die freie Radikale neutralisieren und die körpereigene Schutzfunktion verstärken. Deswegen sind sie besonders wichtig für unser Immunsystem. Eine gute antioxidative Wirkung haben beispielsweise Oliven, Rosmarin, Salbei, blaue Trauben, Zitrusfrüchte, Zwiebeln, Brunnenkresse, Petersilie, Tomaten, Sellerie und alle grünen und gelben Gartengemüse. Und nicht umsonst erzählt der Volksmund, dass derjenige 100 Jahre alt wird, der viel Knoblauch isst. Wer zwar die Schutzwirkung des Knoblauchs schätzt, nicht aber den Geruch, kann auch auf Knoblauchkapseln ausweichen.

Insgesamt brauchen wir 45 verschiedene Vitamine, Mineralien, Antioxidanzien und Spurenelemente, die unseren Körper vor altersbedingten Krankheiten schützen. Bei den meisten Menschen liegt jedoch ein deutlicher Nährstoffmangel vor. Beispielsweise leiden über 50 Prozent der Menschen in Deutschland an einem Mangel an Vitamin B12, was Angstzustände und Depressionen zur Folge haben kann.

# Vitamine und Coenzym Q10

Vitamine sind Katalysatoren zur Energiebildung in den Zellen. Sie sind an einer Vielzahl von Umwandlungsprozessen im Organismus beteiligt und unterstützen körpereigene Enzyme bei der Bildung von Zell- und Gewebestrukturen, Hormonen und Botenstoffen, die den Informationsfluss an alle Organe gewährleisten, vor allem jedoch im Gehirn, den Nerven und Muskeln. Vitamine haben außerdem eine wichtige Funktion bei der Regeneration unserer strapazierten Nervenzellen.

## Vitamin A

Vitamin A gehört zu den lebensnotwendigen Vitaminen, die der Organismus nicht selbst bilden kann und die daher über die Nahrung zugeführt werden müssen. Das fettlösliche Vitamin wirkt auf die Sehfähigkeit, ist wichtig für die Bildung von Testosteron und beeinflusst das Wachstum von Haut und Schleimhäuten. Besonders das Immunsystem profitiert von einer regelmä-

ßigen und reichlichen Zufuhr des Antioxidans. Gute Lieferanten sind u. a. Leber, Butter, Grünkohl und Petersilie, in geringerem Maß auch Milch, Käse und Seefische, z. B. Heilbutt und Makrele.

## Vitamin B1

B-Vitamine haben einen großen Einfluss auf die Stoffwechselprozesse im Organismus. Das Vitamin B1 sorgt für den Aufbau und Erhalt von Nerven- und Muskelgewebe und hat Einfluss auf den Kohlenhydratstoffwechsel. Es hilft den Zellen bei der Regeneration.

Besonders Vollkornprodukte enthalten viel Vitamin B1, außerdem Schweinefleisch, Haferflocken und Erbsen.

## Vitamin B2

Vitamin B2 ist absolut unverzichtbar bei der Energiegewinnung und im Zellstoffwechsel. Wer viel Hefe zu sich nimmt, muss keine Mangelerscheinungen wie Müdigkeit und Lustlosigkeit fürchten. Auch Leber, Rind- und Schweinefleisch, verschiedene Käsesorten wie Emmentaler und Gorgonzola und auch Grünkohl liefern ausreichend Vitamin B2.

## Vitamin B6

Vitamin B6 ist maßgeblich an der Bildung von Serotonin und Noradrenalin beteiligt und sorgt außerdem für das Haut-, Haar- und Knochenwachstum. Das Vitamin ist sehr wichtig für ein funktionierendes Immunsystem und beeinflusst die Blutgerinnung. Es schützt außerdem vor Herz-Kreislauf-Erkrankungen.

**Pflanzen enthalten kein Vitamin A, sondern eine Vorstufe, die als Provitamin A bezeichneten Karotinoide. Das sind gelb bis gelbrötliche Farbstoffe, die im Organismus in Retinol (Vitamin A) umgewandelt werden.**

133

Gute Vitamin-B6-Lieferanten sind beispielsweise Kartoffeln und Getreide, Hühner- und Schweinefleisch, Bohnen, Reis und Erdnüsse.

## Vitamin B12

Zu den Hauptaufgaben von Vitamin B12 gehören neben der Blutbildung Zellwachstum und -teilung. Wie alle B-Vitamine ist es hauptsächlich in tierischen Produkten enthalten, weniger in Obst und Gemüse. Die Ausnahme: Sauerkraut.

Die beste Quelle ist Fleisch, vor allem Innereien, und einige Fischsorten, wie beispielsweise Hering und Forelle. Auch Eier und Käse auf dem Speisezettel helfen, die Vitamin-B12-Depots zu füllen.

## Biotin

Biotin ist als wichtiger Teil vieler Enzyme an zahlreichen Prozessen im Körper beteiligt. Seine Hauptaufgaben sind das Zellwachstum sowie der Abbau von Fett und Aminosäuren. Gute Quellen sind Hefe, Leber, Sojabohnen, Weizenkleie sowie -keime, Wal-, Erdnüsse und Haferflocken.

## Vitamin C

Das Immunkraftvitamin schlechthin! Schon von klein auf wird uns eingetrichtert, dass wir immer schön gesund bleiben, wenn wir genügend Vitamin C essen. Das ist auch richtig, denn das Vitamin ist quasi ein »gesundheitlicher Rundumschlag«.

Es wird für die Bildung von Knochen, Zähnen, Zahnfleisch und Blut benötigt, übernimmt wichtige Funktionen bei der Regulierung des Immunsystems und spielt vor allem bei der Infektabwehr eine wichtige Rolle. Außerdem hemmt Vitamin C freie Radikale in ihrer schädlichen Wirkung. Vitamin C ist daher eines der wichtigsten Antioxidanzien für den Körper. Es trägt auch zur besseren Verwertung von Eisen bei und ist an verschiedenen anderen Synthesen im Körper beteiligt, z. B. von Kollagen, Carnitin und von Neurotransmittern des Gehirns. Bedeutung hat das Vitamin außerdem für die Bildung der Hormone Adrenalin und Noradrenalin sowie Serotonin, dem Glückshormon.

Nicht nur Zitrusfrüchte bieten einen hohen Gehalt an Vitamin C, auch Papaya, Sanddorn, schwarze Johannisbeeren, Hagebutten, Petersilie, Paprika, Blumenkohl und Brokkoli liegen im Rennen um den Titel als Gesundmacher Nummer eins ganz vorne.

> Vitamin C muss dem Körper ständig zugeführt werden; aber nicht in großen Mengen auf einmal, denn ein Überschuss wird nicht auf Vorrat gespeichert, sondern genauso wie z. B. Beta-Karotin wieder ausgeschieden.

## Vitamin E

Vitamin E ist an vielen Prozessen im Körper beteiligt. Im Kampf gegen freie Radikale steht das Vitamin an vorderster Front. Es schützt vor Herzinfarkt, Schlaganfall, Bluthochdruck und hat eine positive Wirkung auf arteriosklerotische Gefäßverengungen. Vitamin E ist außerdem am Eiweißstoffwechsel beteiligt, es schützt die Zellmembranen und sorgt für ein intaktes Immunsystem. Besonders die Gehirnzellen profitieren von Vitamin E.

**Achtung, Raucher:** Vitamin C wird auch vom blauen Dunst aufgezehrt. Seine Konzentration im Körper ist umso niedriger, je mehr Zigaretten gequalmt werden. Dieser Effekt macht sich bei Frauen stärker bemerkbar als bei Männern.

### In Pflanzenölen enthalten

Ein kluger Kopf versorgt seine grauen Zellen also immer mit ausreichend pflanzlichen Ölen wie Sonnenblumen-, Oliven-, Erdnuss- oder Distelöl und gönnt sich außerdem häufig eine Extraportion Sonnenblumenkerne, Weizenkeime, Süßkartoffeln, Avocados und Fenchel, denn auf diese Weise bleibt der Geist fit.

---

**Vitamin E als Pille?**

Vitamin E gibt es wie viele Vitamine und Mineralstoffe auch als synthetisches Produkt. Nach einer Studie des Southwestern Medical Center der Universität Texas sind beide Formen gleichwertig, wenn die unterschiedliche biologische Wirksamkeit im Organismus berücksichtigt wird.
Eine Einnahme von Vitamin E zur Nahrungsergänzung sollte deshalb also nur in Abstimmung mit Ihrem Arzt erfolgen – und auch nur nach der Bestimmung Ihres individuell ermittelten Bedarfs. Ein Zuviel an Vitamin E kann sogar die Produktion zellschädigender freier Radikale fördern.

---

### Zur Krankheitsvorbeugung

Vitamin E kann aber noch weitaus mehr: Es ist unentbehrlich für ein intaktes Immunsystem und verlangsamt das Wachstum von Tumoren, weswegen das Vitamin für die Vorbeugung von Krebserkrankungen natürlich sehr wichtig ist.
Studien der WHO (Weltgesundheitsorganisation) in 16 europäischen Ländern haben ergeben, dass Herz-Kreislauf-Erkrankungen unter einer regelmäßigen Gabe von Vitamin E um etwa 40 Prozent und das Risiko eines Herzinfarkts bis zu 35 Prozent gesunken sind.

## Folsäure

Folsäure gehört auch zu den Vitaminen. Es schützt Ihre Arterien und hält Ihren gesamten Organismus dadurch jung und fit. Das liegt daran, dass Folsäure den Homozysteinspiegel im Blut senkt, der Gefäßerkrankungen und Arteriosklerose begünstigt.
Homozystein ist eine Aminosäure, die aufgrund verschiedener Stoffwechselvorgänge im Körper entsteht. Je älter Sie werden, umso mehr Homozystein haben Sie im Blut und umso größer ist auch das Risiko eines Herzinfarkts oder Schlaganfalls, denn Homozystein führt im Lauf der Zeit zu einer Verkalkung der Arterien.
Folsäure sorgt dafür, dass der Homozysteinspiegel im Körper sinkt und die Regeneration und Neubildung der Körperzellen in Bewegung bleibt.
Das Vitamin ist in vielen Nahrungsmitteln enthalten; besonders potent sind jedoch grüne Gemüse und Weizenkeime. Auch Obst enthält das Elixier für die Gefäße, doch müssten Sie beispielsweise die Riesenmenge von 25 Gläsern Orangensaft am Tag trinken, um Ihre Arterien in den Genuss der gesundheitsfördernden Folsäurewirkung kommen zu lassen.
Ihr Körper braucht etwa 600 Mikrogramm Folsäure pro Tag; idealerweise sollten Sie also zusätzlich zu folsäurehaltigen Nahrungsmitteln wie grünem Gemüse und Salat ein Ergänzungspräparat auf Ihren täglichen Speiseplan setzen.

*Unerfüllter Kinderwunsch? Eine Ernährungswissenschaftlerin der Kalifornien-Universität in Berkeley, USA, hat festgestellt, dass Männer mit ernährungsbedingtem Folsäuremangel in der Samenflüssigkeit auch weniger Samen produzieren.*

### Coenzym Q10

Coenzym Q10 (Ubichinon) ist ein kraftvoller Radikalefänger, der in fast jeder Körperzelle zu finden ist, weil er diejenigen Teile der Zellen vor oxidativen Schäden schützt, die für die Energiegewinnung notwendig sind. Es hat einen hemmenden Einfluss auf Augenerkrankungen, Zahnfleischentzündungen und beschleunigt die Erholung der Muskulatur nach Beanspruchung.

Coenzym Q10 wird in der Leber gebildet oder über die Nahrung in Form von Hühner-, Schaf- und Lammfleisch aufgenommen und ist außerdem in Eiern, Spinat, Nüssen, Soja und Knoblauch enthalten. Es gilt als ideales Herzmittel, da es die Durchblutung des Herzens fördert und so das Risiko von Herzrhythmusstörungen und Erkrankungen der Herzkranzgefäße vermindert. Es stabilisiert den Blutzuckerspiegel und senkt den Blutdruck, schützt vor Sauerstoffmangel im Gewebe und reduziert das Risiko von Angina pectoris.

Coenzym Q10 wird gut über die Nahrung aufgenommen, da auch die Magensäure es nicht inaktiviert. Bei längerer Lagerung von Lebensmitteln geht allerdings viel von dieser Substanz verloren.

Coenzym Q10 wird auch in der Kosmetik verwendet, und zwar in Form von Cremes, da ihm eine hautstraffende Wirkung nachgesagt wird. Das ist bisher jedoch wissenschaftlich nicht erwiesen. Sicher ist aber, dass Coenzym Q10 unsere Zellen schützt und außerdem oxidiertes Vitamin E regeneriert. Und Vitamin E ist ja einer unserer tapfersten Ritter im Kampf gegen die bösen freien Radikale.

## Spurenelemente und Mineralstoffe

Mineralien sind lebensnotwendige Stoffe, die entweder an Enzyme gebunden sind und deren Wirkung katalysieren oder im Zellplasma und Blut die osmotischen Druckverhältnisse regulieren. Sie sind aktiv an der Bildung von Knochen beteiligt und beugen durch die Mitwirkung bei der Eiweißsynthese verschiedenen degenerativen Erkrankungen vor.

Die für den Alterungsprozess entscheidenden anorganischen Stoffe spielen praktisch in allen Bereichen unseres Organismus eine wichtige Rolle. Gute Lieferanten sind Getreide, Obst und Weinbeeren.

Ihre antioxidative Wirkung ist vor allem für Menschen wichtig, die unter Stress stehen, viel rauchen und trinken, aber auch für exzessive Kaffeetrinker und Schokoladenjunkies, weil bei ihnen die freien Radikale besonders aggressiv ans zellzerstörerische Werk gehen.

### Eisen

Eisen ist das häufigste Spurenelement im Körper. Es ist wichtig für die Blutbildung, den Muskelaufbau, für Transport und Speicherung von Sauerstoff und für die Oxidationsprozesse in den Zellen. Außerdem trägt das Spurenelement Wesentliches zur Immunabwehr und zum Schutz vor Infektionen bei.

Gute Eisenlieferanten sind Hülsenfrüchte, Vollkornprodukte, grünes Gemüse und rotes Fleisch. Eisen aus tierischen Quellen wird vom Körper besser verwertet als das aus pflanzlichen Lebensmitteln. Ein Eisenmangel entsteht z. B. durch Blutverlust und

**Maßvoll ergänzen**

Viel hilft leider nicht immer automatisch viel, ganz im Gegenteil. In großen Dosen können Antioxidanzien sogar selbst zu freien Radikalen werden und dem Organismus schaden. Also mit Vorsicht genießen und lieber kontinuierlich wenig zu sich nehmen, anstatt eine große Portion auf einmal schlucken und dem Körper damit mehr schaden als nützen!
Antioxidanzien sind in einer gesunden Nahrungsmittelauswahl natürlicherweise sehr konzentriert enthalten. Vielfach werden sie auch Lebensmitteln zur Konservierung beigemengt. Eine zusätzliche Zufuhr ist damit fast immer überflüssig.

beeinträchtigt die Wirkung vieler Enzyme. Ihr persönlicher Wohlfühlfaktor sinkt also durch zu wenig Eisen im Blut gewaltig.

## Jod

Nicht nur das Meer bietet mit seinen Seefischen, Krustentieren und Algen einen riesigen Vorrat an Jod. Auch Knoblauch, Brunnenkresse und Milch sind ausgezeichnete Jodlieferanten. Wie viele Länder und Gebiete, die nicht unmittelbar am Meer liegen, gehört auch Deutschland zu den Jodmangelgebieten. Jodmangel führt zu einer Vergrößerung der Schilddrüse, was in der Regel operativ behandelt werden muss.
Jod ist ein wichtiger Baustein für die Schilddrüsenhormone T3 (Trijodthyronin) und T4 (Thyroxin), die wiederum großen Einfluss

auf den Stoffwechsel von Eiweißen, Kohlenhydraten und Fetten haben. Sie steuern außerdem die Körpertemperatur und fördern körperliche und geistige Entwicklungspotenziale. Durch seine antioxidative Wirkung stärkt Jod auch das Immunsystem und beugt Arteriosklerose und Gefäßerkrankungen vor. Ideal zur Vorbeugung eines Jodmangels ist natürlich die Verwendung von jodiertem Speisesalz.
Nicht immer liegt es jedoch an einem Mangel von Jod in der Nahrung, wenn die Schilddrüse Probleme macht. Bei Verdacht auf eine Funktionsstörung ist deshalb unbedingt eine gründliche Untersuchung durch einen Endokrinologen anzuraten. Bei einer nicht bekannten Überfunktion der Schilddrüse kann es durch die unkontrollierte Zufuhr von Jod (z. B. durch den übermäßigen Verzehr von Meeresfrüchten oder ein jodhaltiges Röntgenkontrastmittel) zu einer akuten Krise kommen, die sofortige ärztliche Hilfe nötig macht.

Jod wurde erstmals 1812 aus Meerestang gewonnen, doch erst etwa 100 Jahre später gab es wissenschaftliche Befunde über Jodvorkommen in der Schilddrüse. Die Jodtherapie wurde etwa zur gleichen Zeit begründet, als man entdeckte, dass erkrankte Schilddrüsen häufig jodarm oder sogar völlig jodfrei sind.

## Zink

Zink gehört zu den wichtigsten Spurenelementen und ist nach Eisen am zweithäufigsten im Körper vertreten. Es ist wichtig für die Bildung von Antikörpern und ist

**Wer sich im Bett vergeblich müht, dem kann mit Zink geholfen werden. Als Mittel gegen Impotenz hat es deutlichen Einfluss auf die Liebesfähigkeit von Männern und erhöht zudem die Anzahl der Spermien.**

maßgeblich am Stoffwechsel der Neurotransmitter, an der Bildung des Wachstumshormons sowie der Schilddrüsen- und der Sexualhormone beteiligt. Außerdem verstärkt es die Stabilität vieler Enzyme. Zink beeinflusst ferner den Zuckerstoffwechsel, die Wundheilung und auch die Sinnesfunktionen wie Riechen, Schmecken, Sehen und Hören. Es stärkt das Immunsystem und optimiert die Abwehrkräfte der Haut.

Das Spurenelement ist beispielsweise enthalten in Fleisch, Innereien, Eiern, Käse und anderen Milchprodukten, einigen Meeresfrüchten, besonders Austern, außerdem in Roggen- und Weizenkeimen, Weizenkleie und Haferflocken.

## Selen

Das essenzielle (lebenswichtige) Spurenelement ist eines der stärksten Antioxidanzien, die wir kennen. Seine Aufgabe ist es, die Zellen vor schädlichen Einflüssen, vor allem Umwelt- und Strahlenbelastung, zu schützen. Es bringt die Enzymwirkung im Stoffwechsel zur Entfaltung und schützt vor Infektionskrankheiten, Krebserkrankungen und Herzinfarkt. Selen steckt vor allem in Kartoffeln, Reis, Roggen, Sesam, Nüssen, Seefisch, Eiern, Hühner- und Rindfleisch. Das Spurenelement hat entgiftende und tumorhemmende Wirkung, weswegen es vor allem unterstützend bei der Behandlung von Krebserkrankungen eingesetzt wird sowie bei Herzkrankheiten, rheumatisch-arthritischen Erkrankungen, Immunschwächen und erhöhten Belastungen durch Schwermetalle.

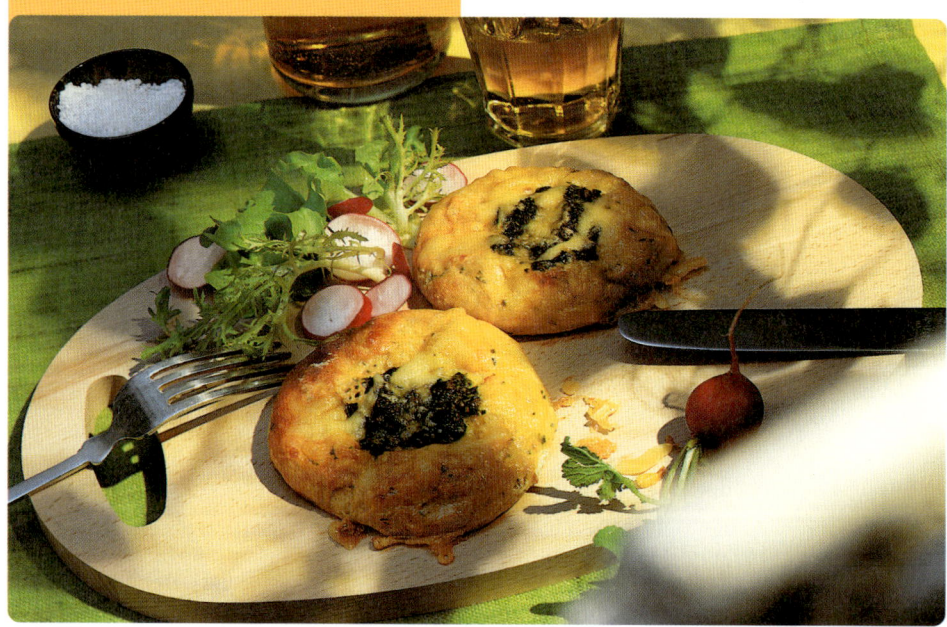

*Tolle Knollen: Kartoffelgerichte liefern viele Mineralien und Spurenelemente, Vitamin C und wertvolle Kohlenhydrate.*

Vor knapp 200 Jahren war der Selengehalt in den Böden so hoch, dass es zu Vergiftungserscheinungen kam. Heute dagegen sind z. B. finnische Bauern von Regierungsseite dazu angehalten, ihre Äcker mit Selen anzureichern, um arteriosklerotischen Erkrankungen vorzubeugen.

## Chrom

Chrom ist für den Erhalt unserer Vitalität und Gesundheit unbedingt notwendig. Es ist beteiligt an der Regulation des Blutzucker- und Insulinspiegels, es verhindert die Gewichtszunahme und reguliert außerdem den Cholesterinspiegel. Chrom ist vor allem in Leber, Milz, Knochen, Fett und Muskeln vorhanden. Gute Chromquellen sind Bierhefe, Linsen, Vollkornbrot und Hühnerfleisch. Ein chronischer Chrommangel ist vermutlich mitverantwortlich für die Entstehung von Arteriosklerose und Diabetes mellitus. Chrom wird aus der Ernährung meist nur in geringen Mengen aufgenommen. Unterversorgungen dürften daher weit verbreitet sein. Das gilt vor allem dann, wenn Sie einen ungesunden Ernährungsstil mit viel Süßigkeiten und Fett pflegen, was den Bedarf an Chrom zusätzlich erhöht.

## Kalzium

Kalzium gilt als natürlicher Stresskiller. Zusammen mit Phosphat und Magnesium ist seine Hauptaufgabe aber die Stabilisierung des Knochengerüsts. Es ist maßgeblich verantwortlich für einen gesunden Knochenbau und findet sich zur Vorbeugung von Karies in jeder Zahnpasta. Kalzium ist außerdem für jede Zelle lebenswichtig; es ist ein Botenstoff im Zellstoffwechsel, beteiligt sich an der Zellentwicklung, stabilisiert die Zellwände, aktiviert Zellen bei der Sekretion von Hormonen und anderen Stoffen und unterstützt die Aktivität verschiedener Enzyme.

Die besten Lieferanten für Kalzium sind Brokkoli, Fenchel, Spinat, Kräuter, Ölsardinen, Mandeln, Haselnüsse und natürlich Milch und Milchprodukte.

Kalzium ist nach Eisen und Aluminium das dritthäufigste Metall auf der Erde; rund 700 Kalziummineralien sind bekannt. Als Arznei wurde Kalzium schon im alten China zur Blutstillung eingesetzt. Auch Paracelsus und Hufeland kannten heilende Wirkungen.

## Magnesium

Wie beim Kalzium ist auch die Hauptaufgabe des Magnesiums die Unterstützung von Zähnen und Knochen. Magnesium ist an einer Vielzahl von Enzymreaktionen beteiligt und spielt u. a. eine wichtige Rolle im Stoffwechsel von Kohlenhydraten, Eiweißen und Fetten sowie bei der Zellteilung. Es ist wichtig für die Funktion von Herz und Kreislauf, ist außerdem an der Zusammenarbeit von Muskel- und Nervenzellen beteiligt und damit für das gesamte Nervensystem wichtig.

Magnesium schützt vor Osteoporose und Altersdiabetes, indem es die Insulinwirkung verbessert, und ist an der Entspannung der Muskulatur beteiligt. Enthalten ist Magnesium vor allem in Kartoffeln, Weizenkeimen, Sojamehl und Nüssen.

**Erwachsene sollten täglich etwa 900 Milligramm Kalzium zu sich nehmen. Beispielsweise enthalten 100 Gramm Spinat etwa 120 Milligramm und 100 Gramm Parmesan etwa 1150 Milligramm.**

139

## Auf einen Blick – Vitamine, Mineralstoffe und Spurenelemente

| Substanz | Empfohlene Tagesmenge | Vorkommen | Aufgabe/Funktion |
|---|---|---|---|
| **Vitamin A** | 0,8–1,0 mg | Leber, Käse, Butter, Margarine, buntes Gemüse, Seefisch | Sehvorgang, Aufbau von Haut und Schleimhäuten, Antioxidans, Hormonbildung |
| **Vitamin B1** | 1,2–1,3 mg | Vollkornprodukte, mageres Schweinefleisch, Hülsenfrüchte, Kartoffeln, Erbsen | Kohlenhydratstoffwechsel, Nerventätigkeit, Enzymaktivität |
| **Vitamin B2** | 1,5–1,7 mg | Hefe, Milch, Milchprodukte, Vollkornprodukte, Fisch, Fleisch | Hautregeneration, Protein- und Energiestoffwechsel |
| **Vitamin B6** | 1,6–1,8 mg | Vollkornprodukte, Fisch, Fleisch, Gemüse, Kartoffeln | Blutbildung, Immunsystem, Herz-Kreislauf-System, Haut, Knochen, Haar, Hormonbildung |
| **Vitamin B12** | 3 µg | Fleisch, Fisch, Eier, Käse | Blutbildung, Zellwachstum und -teilung |
| **Vitamin E** | 12 mg | Pflanzliche Öle und Samen, Eier, Fisch, Kartoffeln, Vollkornprodukte | Antioxidans, Blutdruck, Schutz der Gefäße und Zellen, Gehirnfunktionen, Immunsystem |
| **Vitamin C** | 75 mg | Beeren, Zitrusfrüchte, Paprika, Gemüse, Kartoffeln | Antioxidans, Haut, Zähne, Bindegewebe, Knochen, Knorpel, Immunsystem, Eisenverwertung, Hormonbildung |
| **Biotin** | 30–100 µg | Vollkorn, Nüsse, Bierhefe, Leber, Soja, Eier, Hülsenfrüchte | Kohlenhydrat-, Fettstoffwechsel, Zellbildung, Zuckerstoffwechsel |
| **Folsäure** | 600 µg | Grünes Gemüse, Weizenkeime, Hefe | Schutz der Arterien, Zellwachstum |
| **Kalzium** | 900 mg | Milch, Milchprodukte, Eier, Gemüse, Nüsse, Kräuter, Mineralwasser | Knochen und Zähne, Blutgerinnung, Enzymaktivität, Erregbarkeit von Muskeln und Nerven |
| **Magnesium** | 300–350 mg | Nüsse, Kartoffeln, Milch, Getreideprodukte, Hülsenfrüchte, Fleisch, Soja | Enzymaktivität, Erregbarkeit von Muskeln und Nerven, Zähne, Knochen |
| **Eisen** | 10–15 mg | Fleisch, Eier, Getreide, Gemüse | Blutbildung, Immunsystem, Muskelaufbau |
| **Jod** | 200 µg | Seefisch, Eier, Milch | Schilddrüse |
| **Zink** | 12–15 mg | Fleisch, Milchprodukte, Getreideprodukte | Enzymaktivität, Wachstum, Fortpflanzung |
| **Selen** | 20–100 µg | Vollkornprodukte, Fisch, Gemüse, Eier | Immunabwehr, Enzymbildung, Zellschutz |
| **Chrom** | 30–100 µg | Vollkornprodukte, Bierhefe, Hülsenfrüchte | Fördert Zuckerverwertung, reguliert Cholesterin |
| **Coenzym Q10** | 30–60 mg | Spinat, Nüsse, Knoblauch, Soja | Antioxidans, Schutz des Herzens, Energiegewinnung, Blutdruck |

mg = Milligramm    µg = Mikrogramm

# Aminosäuren – die Bausteine des Lebens

Aminosäuren sind lebenswichtige Eiweißbausteine, die mit der Nahrung aufgenommen werden müssen. Sie helfen den Körperzellen beim Aufbau wie bei der Regeneration und tragen dazu bei, Gift- und Schlackenstoffe aus dem Körper abzutransportieren.

Ohne Aminosäuren fehlt dem Körper der Stoff für Reparaturmaßnahmen: Die Haut altert, Muskeln schwinden, und das Immunsystem wird schwach. Sie sorgen aber vor allem dafür, dass die Hormone produziert und ausgeschüttet werden, die für ein körperliches Gleichgewicht und das seelische Wohlbefinden sorgen.

Die Grundlage für die Bildung von Aminosäuren sind eiweißreiche Nahrungsmittel wie Milch, Fisch, Fleisch und Soja. Grundsätzlich unterscheidet man zwischen essenziellen, d.h. lebensnotwendigen, und nicht essenziellen Aminosäuren.

Beim Alterungsprozess spielen beide Arten eine Rolle.

## Arginin und Ornithin

Arginin und Ornithin sind eng miteinander verwandt, beide können im Körper leicht ineinander umgewandelt werden. Die essenziellen Aminosäuren sind in ihrer Anti-Aging-Wirkung wichtig für die Ausschüttung des Wachstumshormons sowie des Insulins und Adrenalins. Sie regen das Immunsystem an, haben Krebs hemmende Wirkung und verbessern die Gehirnfunktion. Die Risiken von Herzinfarkt und Schlaganfall werden außerdem aufgrund einer verbesserten Pumpleistung des Her-

zens gesenkt. Arginin stabilisiert zudem die Insulinproduktion und normalisiert damit den Blutzucker- und Fettspiegel.

Über die Nahrung kann man die Bildung mit Erdnüssen, Weizenkeimen, Sojabohnen, Garnelen und Hühnerfleisch fördern.

## Methionin

Methionin ist an der Synthese vieler Stoffe im Körper beteiligt und die Grundlage für den Aufbau von Eiweiß. Die essenzielle Aminosäure beeinflusst die Hormonbildung und beschleunigt den Abbau von Giftstoffen im Körper. Methionin verhindert Fetteinlagerungen in der Leber und sorgt für die Regeneration von Leber und Nieren. Außerdem unterstützt die Aminosäure das Immunsystem.

Auch als körpereigenes Antidepressivum hat die Aminosäure ihre Qualitäten, weswegen Sie besonders in der dunklen Jahreszeit mit Weizenkeimen, Sojabohnen, Linsen, Emmentaler, Huhn, Lachs, Garnelen, Brokkoli, Erbsen, Spinat und Rosenkohl etwas für Ihr seelisches Gleichgewicht tun können.

**Methionin ist Bestandteil von Haut, Haaren, Nägeln, Sperma und dem roten Blutfarbstoff. Es ist z. B. zuständig für Entgiftung, Wundheilung und Schutz von Leber und Bauchspeicheldrüse.**

## L-Carnitin

L-Carnitin gehört zu den nicht essenziellen Aminosäuren und kann aus Fett Energien freisetzen. Diese Aminosäure ist in der Lage, Fettsäuren wie ein Shuttlebus in die Zellen zu schleusen, wo sie verbrannt werden. Das ist besonders dann wichtig, wenn Sie in Kombination mit körperlicher Betätigung Ihr Gewicht reduzieren möchten.

L-Carnitin fördert also die Fettverbrennung und steigert somit die Energiemenge, die dem Herz zur Kontraktion zur Verfügung steht. Es sorgt außerdem für eine gute Sauerstoffzufuhr ins Herz und hilft dem Körper, freie Radikale abzubauen. L-Carnitin ist hauptsächlich in Leber enthalten.

## Tryptophan

Tryptophan braucht der Körper nicht nur für die Bildung unseres Jungbrunnenhormons Melatonin, sondern auch, um das Gute-Laune-Hormon Serotonin zu produzieren. Sie können es als Ihr persönliches Schlafmittel und Antidepressivum betrachten. Schlechte Stimmung und Schlafstörungen sind mit ausreichend Tryptophan kein Thema mehr.

Nicht umsonst wird als Schlummertrunk gerne ein Glas Milch getrunken, denn die Aminosäure hat schlaffördernde Wirkung. Sie ist aber nicht nur in Milch und Milchprodukten enthalten, sondern auch in Bananen, Datteln, Parmesan, Edamer, Zwiebeln, Lachs und Forelle, außerdem in Erd- und Haselnüssen, Weizenkeimen und Haferflocken.

## Phenylalanin

Auch Phenylalanin ist ein wunderbarer Stimmungsmacher. Es wird nämlich zur Bildung der Glückshormone Noradrenalin, Dopamin und der Endorphine benötigt. Und es macht Schleckermäuler gleich doppelt glücklich, denn Phenylalanin ist in heißer Schokolade und in Trüffel enthalten. Natürlich nicht ausschließlich – wer auf Süßes lieber verzichtet, kann auch zu eiweißreichen Nahrungsmitteln wie Erdnüssen, Thunfisch, Soja, Forelle, Hüttenkäse, Mandeln und Weizenkeimen greifen. Phenylalanin stärkt das Gedächtnis und hat außerdem appetithemmende Wirkung – da freut sich die Waage. Es unterstützt das Ausscheiden von Schadstoffen über die Nieren und ist vor allem wichtig für die Bildung des Schilddrüsenhormons Tyroxin.

### Übersicht Aminosäuren

Neben den hier vorgestellten benötigt unser Körper noch eine ganze Reihe weiterer Aminosäuren. Hier eine kleine Übersicht über die Vielfalt.

Die essenziellen Aminosäuren sind:
▶ Isoleuzin
▶ Leuzin
▶ Lysin
▶ Methionin
▶ Phenylalanin
▶ Threonin
▶ Tryptophan
▶ Valin

Nur während des Wachstums essenziell sind die Aminosäuren:
▶ Arginin
▶ Histidin

Nicht essenzielle Aminosäuren:
▶ Alanin
▶ Asparagin
▶ Glutamin
▶ Glyzin
▶ Hydroxylysin
▶ Ornithin
▶ Prolin und Hydroxyprolin
▶ Serin
▶ Tyrosin
▶ Zitrullin
▶ Zystein
▶ Zystin

## Auf einen Blick – Aminosäuren

| Aminosäure | Empfohlene Tagesmenge | Vorkommen | Aufgabe/Funktion |
|---|---|---|---|
| Arginin und Ornithin | Arginin 3–5 g<br>Ornithin 2 g | Nüsse, Samen, Fleisch, Fisch, Vollkorn | Ausschüttung des Wachstumshormons, Stärkung der Abwehrkräfte, Verbesserung der Gehirnfunktion |
| Methionin | 1,5 g | Fisch, Fleisch, Käse, Gemüse, Hülsenfrüchte | Hormonbildung, Abbau von Giftstoffen, Immunstärkung |
| L-Carnitin | 200 mg | Innereien | Fördert die Fettverbrennung |
| Tryptophan | 150–300 mg | Milch, Milchprodukte, Zwiebeln, Käse, Fisch, Vollkorn, Datteln, Bananen | Blutdruckregulation, Beruhigung, Ausgleich von Stimmungsschwankungen |
| Phenylalanin | 200 mg | Schokolade, Trüffel, Gemüse, Nüsse, Samen, Weizenkeime, Milchprodukte, Fleisch und Fisch | Bildung von Schilddrüsenhormon, Entgiftung, stärkt das Gedächtnis, Appetitzügler |

g = Gramm    mg = Milligramm

# Der Eiweißvorrat muss ergänzt werden

Die Aminosäuren in unserem Körper müssen immer in ausreichender Menge vorhanden sein, weil sie in enger Abhängigkeit voneinander stehen, um wichtige Funktionen im Organismus zu erfüllen. Sie sind sozusagen »Teamspieler«, die ihren Aufgaben nicht nachkommen können, wenn auch nur ein Mitglied des Teams fehlt. Die essenziellen Aminosäuren müssen täglich über die Nahrung zugeführt werden. Die nicht essenziellen Aminosäuren kann unser Körper dagegen selbst herstellen – aber auch hier müssen wir dafür sorgen, dass das reibungslos klappt. Der Körper benötigt dafür nämlich andere Eiweißbausteine, die wiederum nur über unseren Speisezettel kommen können. Wenn die Zufuhr nicht stimmt, holt sich der Organismus das Fehlende aus seiner eigenen Substanz, d. h., er baut Kollagen ab. Die Folgen: schlaffe Haut, Falten, schlappe Muskeln.

## Bei Stress entsteht ganz schnell ein Mangel

Der jähe Ärger auf der Autobahn über den rücksichtslosen Drängler, die Auseinandersetzung mit dem Chef oder dem Partner – solche Stressmomente zehren blitzschnell unsere Vorräte an Aminosäuren auf. Der Eiweißverbrauch schnellt in die Höhe und kostet uns alle Kraftreserven. Deshalb ist es bei starker Anspannung besonders wichtig, auf eine ausgewogene und reichliche Nährstoffzufuhr zu achten.

# Supplements –
## wer sie wann braucht

Nahrungsergänzungsmittel liegen voll im Trend – jeder Supermarkt
bietet inzwischen eine breite Palette von Pillen, Pulvern und Brause-
tabletten an, die uns zusätzliche Power geben sollen. Die Frage ist:
Braucht man das wirklich, oder schadet es eher?

### Kennen Sie Popeye?

Genau, das war doch die Comicfigur, die mit
Dosenspinat in rauen Mengen blitzschnell impo-
nierende Kräfte gewann. Das versprechen auch viele
moderne Nahrungsergänzungsmittel, von denen einige
auch in unrühmlicher Nähe zu den verpönten Doping-
mitteln stehen. Das gilt selbstverständlich nicht für alle
Produkte – viele können durchaus sehr effektiv dabei helfen, Nährstoffmängel auszugleichen oder bei einem erhöhten Bedarf es gar nicht erst dazu kommen zu lassen. Die Faustregel für das unüberschaubare Angebot: Nehmen Sie nur, was Ihnen nach ärztlicher
Beratung empfohlen wird, und versuchen Sie
nicht, eine ungesunde Ernährungsweise
damit zu kompensieren!

Wie schädlich eine einseitige Ernährung
ist, brauche ich Ihnen inzwischen wohl
nicht mehr nahe zu bringen, und Sie haben
sicher auch gemerkt, dass eine gesunde
Anti-Aging-Ernährung nichts mit langweili-
gem Körnerpicken und Verlust von Lebensqualität zu tun hat. Ganz im Gegenteil:
Wer sich nach den Anti-Aging-Prinzipien
ernährt, bleibt nicht nur länger jung,
sondern »erlebt« eine lustvolle Lebensphilosophie, die man mit allen
Sinnen genießen kann.

### Nahrungsergänzung ja – aber bitte gezielt

Doch es gibt immer wieder bestimmte Lebensphasen, in denen der Bedarf an Vitalstoffen höher ist und dieser Mehrbedarf
durch die Ernährung allein nicht mehr ge-
deckt werden kann. Das ist beispielsweise
dann der Fall, wenn Sie beruflich oder pri-
vat stark unter Stress stehen, z. B. nach einem Jobwechsel, einer Kündigung oder der
Trennung vom Partner.

Auch wenn Sie ständig Medikamente einnehmen müssen, kann das Auswirkungen auf Ihren Vitalstoffhaushalt haben – ebenso nach längeren Krankheiten und während der Meno- bzw. Andropause.

Aber auch die täglichen kleinen Ernährungssünden wie die fünf Tassen Kaffee, ohne die man nicht arbeiten kann, oder der Schokoriegel in der Mittagspause räubern unsere Vitalstoffdepots aus, und wir müssen für ordentlich Nachschub sorgen.

Jenseits der 50-Jahres-Marke wird es, wie Sie sich inzwischen bestimmt denken können, immer wichtiger, auf gefüllte Vitalstoffdepots zu achten. Um die optimale Versorgung des Körpers mit allen lebenswichtigen Vitalstoffen auch im Alter zu gewährleisten, ist es in manchen Fällen nicht mehr ausreichend, sich nur auf deren Zufuhr über unsere tägliche Ernährung zu verlassen. Schließlich geht es darum, Mangelzustände zu vermeiden und dem Körper zu seiner optimalen Regenerationsfähigkeit zu verhelfen.

## Optimal versorgt

Um die Zellzerstörung durch Schadstoffe und oxidative Prozesse abzuwehren, benötigen wir zusätzlich antioxidative Vitalstoffe. Bestimmte Nahrungsergänzungsmittel können hier wichtige Dienste leisten, vorausgesetzt, Sie achten auf die richtige Dosierung sowie Ihren ganz individuellen Bedarf, den Sie von Ihrem Arzt bestimmen lassen sollten.

Auch wenn die Regale in den Reformhäusern und Drogeriemärkten mit den vielen schönen bunten und ach so viel versprechenden Mittelchen noch so verlockend

wirken – lassen Sie die Finger davon! Zum einen ist die Wirksamkeit bei einer Vielzahl dieser Präparate wissenschaftlich nicht untersucht und daher eher fraglich. Zum anderen werden sie oft ohne eine genaue Angabe der Inhaltsstoffe und auch ohne Dosierungsanleitung verkauft. Sie wissen also gar nicht, was Sie da eigentlich einnehmen, und können sich unter Umständen damit mehr schaden als nützen.

Beraten Sie sich hier mit Ihrem Arzt, und greifen Sie auf Präparate zurück, die einer strengen Qualitätskontrolle unterliegen bzw. Ihnen ärztlich empfohlen werden. Nicht nur Ihre Körperzellen danken es Ihnen, wenn sie genau das bekommen, was Ihnen fehlt, auch Sie selbst werden den Unterschied merken.

Nahrungssupplements gelten als Nahrungsmittel und nicht als Medikamente. Deshalb unterliegen sie auch nicht den strengen Vorschriften, die für den Handel mit rezeptpflichtigen Medikamenten gelten.

In der Anti-Aging-Therapie verwende ich Kombinationspräparate mit lebenswichtigen Nahrungsergänzungsstoffen zum Erhalt von Gesundheit, Jugendlichkeit und Vitalität. Die Dosierung wird mit Hilfe einer Blutanalyse auf den individuellen Vitalstoffstatus des Patienten abgestimmt und hat den Vorteil, dass anstelle vieler einzelner Mittel nur ein einziges eingenommen werden muss.

Die drei Präparate setzen sich jeweils aus einer bestimmten Kombination von Antioxidanzien, Vitaminen und Spurenelementen sowie aus Aminosäuren, essenziellen Fettsäuren und Coenzym Q10 zusammen.

# Vital-Food für jeden Hormontyp

Ob Venus, knabenhafte Frau, Amazone, Androgyn, Asket oder Mars – welcher Hormontyp Ihnen am nächsten kommt, wissen Sie durch die Beschreibungen ab Seite 20 und den Test auf Seite 24f. Weil auch die richtige Ernährung eine Frage des Typs ist, erfahren Sie auf den nächsten Seiten, was Ihnen persönlich in Sachen Essen besonders gut tut – schlemmen Sie sich fit und vital!

# Die Venus-Frau
## liebt es süß und fett

Der östrogenbetonte Hormontyp erfreut sich vieler Vorzüge, verkörpert er doch sanfte Weiblichkeit und feminine Attraktivität. Die Wechseljahre bringen allerdings gerade für diese Frauen häufig besonders unangenehme Beschwerden mit sich.

## Der Zahn der Zeit ...

... nagt oft besonders heftig an der Venus-Frau. Und das schmerzt doppelt, denn sie fühlt den Verlust intensiv. In jüngeren Jahren verkörpert sie häufig den Typ der Hollywooddiven, für die unsere Eltern schwärmten. Üppige Kurven, ein verführerisch-weibliches Gesicht, sanfte, glatte Haut – der Inbegriff strahlender Weiblichkeit. Ihr Selbstbewusstsein gründet oft auf der Verehrung ihrer Schönheit, die sie ihr ganzes bisheriges Leben lang erfahren hat. Die Menopause bringt dann oft Übergewicht, Krampfadern und zusätzlich jede Menge seelische Probleme. Aber auch die Venus-Frau muss nicht zum formlosen Muttchen mutieren – hier erfahren Sie, wie Sie rechtzeitig effektiv gegensteuern können.

## Elke, Venus-Typ, Bankkauffrau

Ich muss schon sagen, dass mich Elke sehr beeindruckte, ihre glatten, regelmäßigen Gesichtszüge, die feine, faltenarme, aprikosenartig wirkende Haut, ihre verführerischen Augen, ihre hübschen Beine, ihre wogenden, gut geformten Brüste und die schönen langen blonden Haare. Aber Elke wies auch etwas Trauriges auf, etwas, das wie ein genetisch geschriebenes Drama wirkte: Sie geriet immer an die falschen Partner.

### Die Wechseljahre kamen mit vielen Beschwerden

Jetzt mit 50 Jahren lebte sie als Single. Alle ihre verführerische Schönheit hatte sie nicht davor bewahrt, kinderlos und ohne Partner in die Wechseljahre zu kommen, begleitet von starken Beschwerden wie Hitzewallungen, Depressionen und Schlafstörungen. Unter ihrer Schönheit begannen sich zunehmend Veränderungen zu verbergen: Sie war mit ihrer Figur und ihrer Haut unzufrieden, klagte über Zellulite an den Oberschenkeln, zunehmende Birnenform des Gesäßes, über Krampfadern und schmerzende Hämorrhoiden.

## Essen – und zwar am liebsten ganz viel Schokolade

Elke liebte entgegen ihrem eigenen Wunsch das Süße, insbesondere Schokolade. Aus Disziplin, um ihre Schönheit – deren Wert sie sich sehr bewusst war – zu erhalten, aß sie aber Salate, nur wenig Gemüse, Fleisch verabscheute sie. Aber: Jedes Mal wenn das Dessert im Menü auftauchte, konnte sie nicht nein sagen. Dies führte zu erheblichen Gewichtsproblemen. Überhaupt hatte sie das Gefühl, immer sehr leicht zuzunehmen.

## Der Diätenteufelskreis

Den Frust, den sie in Partnerschaften immer wieder erlebte, versuchte sie, nach und nach mit Süßigkeiten zu kompensieren. Das führte zu weiterer Gewichtszunahme, da sie aufgrund ihrer östrogenreichen Konstellation sehr leicht zu Gewichtsproblemen neigte – die sie durch Diäten wieder regulieren wollte. Aber wie es so ist mit Diäten: Sie wurde immer wieder dicker. Sie wandte sich esoterischen Zirkeln zu, in denen sie glaubte, das zu finden, was sie eigentlich suchte: Sicherheit, Wichtigkeit, Größe.

## Fasten als Ausweg

Hier begann sie regelmäßig zu fasten, wobei sie berichtete, dass ihr dies sehr gut getan habe. Ich sah sie nun unter anderem

Aspekt. Sie wirkte plötzlich klein, verlassen und depressiv, aber auch schön. Was war mit Elke geschehen?

Elke ist der Östrogentyp: wenig Testosteron, wenig psychische Durchsetzungsfähigkeit, wenig innere Selbstsicherheit, weinerlich und voller Selbstmitleid einerseits, andererseits aber auch sehr verführerisch. Aufgrund ihrer östrogenen Schönheit fiel es ihr nicht schwer, die Aufmerksamkeit auf sich zu ziehen, was ihr allerdings nur kurzzeitig dazu verhalf, sich wirklich selbstsicher zu fühlen. Die Missachtung durch ihre Partner, der fehlende Respekt wurden teils durch dieses Verhalten provoziert, wobei sie sich immer gleiche Partner aussuchte, nämlich den klassischen Mars-Typ. Der sie wegen ihrer Schönheit liebte, aber seine Ziele der Jagd und des Krieges dabei nie aus den Augen ließ.

Nicht umsonst gibt es in der bildenden Kunst keine Venusdarstellungen in höherem Lebensalter: Dieser äußerst attraktive Schönheitstyp gehört leider nicht zu den »haltbaren«. Venus-Frauen müssen rechtzeitig damit beginnen, konsequente Maßnahmen zu ergreifen, um Körper und Geist in Form zu halten. Mit der richtigen Ernährung, viel Bewegung und aktiver Zukunftsplanung gelingt das aber auch.

## Die Laborwerte zeigten den Östrogenüberschuss

Ihre Laborwerte waren entsprechend: sehr hohe Östrogenwerte, wenig Androgene, noch ausreichend Wachstumshormon und Schilddrüsenhormone.

Auch Frauen brauchen Androgene wie Testosteron, DHEA und Androstendion. Während sie bis zur Menopause zwei Drittel der Androgene von Männern produzieren, verlieren sie den größten Teil durch den Verlust an DHEA aus der Nebennierenrinde.

Der genetische Typ passte zu Elke: Sie wies deutliche Anzeichen eines verzögerten Östrogenabbaus mit damit verbundenen hohen Östrogenspiegeln auf, litt unter Östrogenüberschuss und Testosteronmangel. Dementsprechend verordnete ich ihr DHEA und reduzierte ihre Östrogendosis stark, auch aus dem Grund, weil sie überhaupt keine Zeichen eines Östrogenmangels aufwies. Insbesondere war ihre bei mir mit dem DEXA-Scan gemessene Knochendichte durch die hohen Östrogenspiegel weit über der Norm. Der Insulinspiegel war leicht erhöht, ebenfalls Glukose.

Ich verordnete ihr ein transdermales Gel in der Tube, begonnen mit der niedrigsten Dosis.

**Die DEXA-Knochendichtemessung (Dual Energy X-Ray Absorptiometry) arbeitet mit zwei Röntgenstrahlen unterschiedlicher Intensität. Weil Knochengewebe diese Strahlen gut abschwächt, lässt sich aus der Strahlenmenge, die den Knochen passiert, sein Mineralgehalt und damit seine Festigkeit per Computer errechnen.**

## Mehr Fisch und Gemüse

Inzwischen hat sie abgenommen, neue Freundschaften geschlossen und mit Sport begonnen – sie joggt jeden Morgen eine halbe Stunde. Sie hat die Ernährung umgestellt auf eiweißreiche Sojaprodukte, isst viel Seefisch wie Kabeljau, Lachs, isst auch mal mit Genuss ein Steak. Bei Gemüse konzentriert sie sich auf Brokkoli, Blumen- und Rosenkohl, Petersilie und Brunnenkresse sind ihre Lieblingskräuter geworden. Ich riet ihr auch zu Tomatenmark wegen des Lycopingehalts. Sie liebt kurz aufgetoastetes Vollkornbrot mit einigen Tropfen Olivenöl und Petersilie. Elke sollte sich unbedingt an diese Diät halten.

### Typisch für die Venus-Frau

**HORMONSITUATION**
Überschuss an Östrogen

**ERSCHEINUNGSBILD**
▸ Hat ausgeprägte weibliche Formen
▸ Hat oft ein auffallend schönes Gesicht
▸ Hat weiche Haut
▸ Gilt in der Jugend als frühreif
▸ Ist sehr fruchtbar

**EMOTIONEN**
▸ Beneidet viele Männer wegen ihrer Power
▸ Sehnt sich nach dem Mars-Typ
▸ Fühlt sich immer unverstanden
▸ Fühlt sich ohnmächtig

**PROBLEME**
▸ Neigung zu Krampfadern und Zellulite
▸ Neigung zu Gewichtszunahme
▸ Leidet stark in den Wechseljahren (Hitzewallungen, Schweißausbrüche)

**RISIKEN**
▸ Hoch für Brustkrebs (wegen des verlangsamten Hormonabbaus)
▸ Fast immer Unterleibsbeschwerden (als Ausdruck ihrer Ohnmacht)

## Durch Unsicherheit auf dem »Esoteriktrip«

Der weibliche Venus-Typ ist ein sinnlicher Genussmensch. Einerseits weiß diese Frau gutes Essen und kulinarische Höhepunkte zu schätzen, vor allem Kuchen, andererseits passt sie sich jedem vermeintlich neuen Trend zum Abnehmen an: Es gibt kaum eine Schlankheitsdiät, die sie nicht ausprobiert hat.

Weil diese Frauen meist sehr verunsichert sind und darunter leiden, dass sie scheinbar »nur« wegen ihrer Schönheit Ansehen genießen und nicht wegen ihrer Leistungen, sind sie ausgesprochen häufig begeisterte Anhängerinnen der Esoterik und orientieren sich sehr streng an den Empfehlungen ihrer Heilpraktikerin.

## Ihre Vorlieben

Ähnlich wie der androgyne Typ steht sie auf Weißmehl und daraus hergestellte Produkten. Vor allem genießt sie Kuchen in jeglicher Form; nicht umsonst gilt sie auch als Kuchentyp. Auch Süßspeisen, ob Cremes, Eis, süße Milch- und Eierspeisen, stehen bei ihr hoch im Kurs.

## Ihre Abneigungen

Fleisch verbindet sie mit der Kraft des Mannes, deshalb lehnt sie es vordergründig ab – insgeheim begehrt sie aber gleichzeitig dieses stark Männliche. Weder mit duftenden Früchten noch mit frischem Gemüse oder knackigen Salaten kann man den Venus-Typ locken.

## Die typgerechte Ernährung

In punkto Ernährung sollte der Venus-Typ sich völlig neu orientieren. Der erste Schritt ist getan, wenn sie nicht jedem Abnehmtrend hinterherjagt.

### Tipps für den Speisezettel

▸ Rotes Fleisch (einmal pro Woche)
▸ Seefisch
▸ Spirulina und Kelp-Alge
▸ Kohlenhydrate mit niedrigem glykämischem Index: Getreide, Vollkornmehl, Vollkornbrot, Vollreis, Vollkornnudeln, Hülsenfrüchte
▸ Frisches Obst, Trockenfrüchte, Sellerie, Sojakeime, Auberginen, Zucchini, Brokkoli, Blumenkohl, grüne Bohnen, Paprika, Spinat, Gurken, Tomaten, Rettich, Champignons, grüner Salat
▸ Kräutertees und Blasentees aus Goldrute oder Kürbis

*Der glykämische Index – GLYX – eines Lebensmittels gibt an, wie stark der Blutzucker nach dem Verzehr ansteigt. Je höher der GLYX, umso höher der Blutzuckeranstieg, umso minderwertiger die Kohlenhydrate, umso ungesünder das Lebensmittel.*

Im zweiten Schritt sollte sie gemeinsam mit einem Experten eine individuelle Gewichtsabnahmestrategie entwickeln (z. B. nach Montignac), die gut zu ihr passt.

Venus-Typen müssen zur Entgiftung und Entwässerung besonders viel trinken. Und pflanzliche Östrogene spielen eine wichtige Rolle, wenn diese Frauen in den Wechseljahren sind.

### Genießen, abnehmen und nicht wieder zunehmen

Um alle Stoffwechsel- und Verdauungsfunktionen wieder ins Lot zu bringen, gelten für den Venus-Typ mindestens einen Monat lang folgende Prinzipien:
▸ Drei Mahlzeiten täglich genießen und niemals eine auslassen.
▸ Viele Faserstoffe essen, z. B. Salate, Erbsen, Spargel, Artischocken.

**151**

**Einen hohen GLYX haben z. B. Weißbrot oder Colagetränke, einen niedrigen Vollkornprodukte, Hülsenfrüchte, Obst und Gemüse.**

▶ »Schlechte« Kohlenhydrate, z. B. polierten Reis und Fett, niemals innerhalb einer Mahlzeit kombinieren.

▶ Frisches Obst möglichst pur und mit Schale essen, d. h. möglichst nicht mit kohlenhydrat-, fett- und eiweißhaltigen Lebensmitteln kombinieren.

▶ Kaffeetrinkerinnen sollten auf entkoffeinierten Kaffee umsteigen.

▶ Zum Schutz der Gefäße »schlechte« Fette, z. B. fettes Fleisch, Sahne, Cremes, Butter, einschränken und »gute« Fette (Lipide) wählen, z. B. mageres Geflügelfleisch, Fisch, Olivenöl, Mais- oder Sojaöl, Sonnenblumenmargarine.

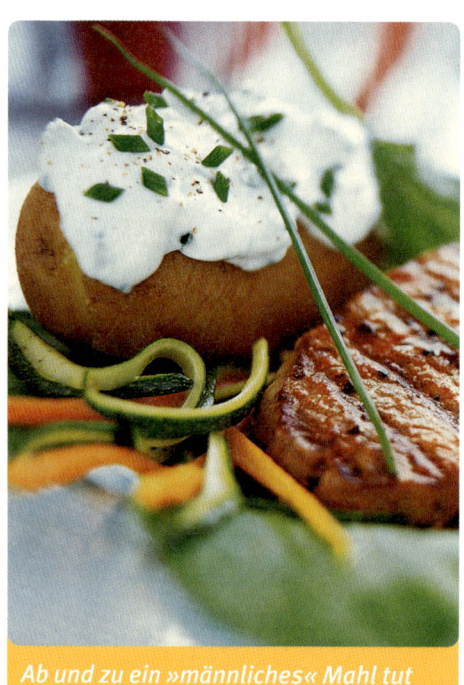

*Ab und zu ein »männliches« Mahl tut Venus gut: gegrilltes Steak und eine Ofenkartoffel mit frischem Kräuterquark.*

## Das sollten Sie meiden!

Alle so genannten Lipo-Kohlenhydrate, also Lebensmittel, die sowohl Fett als auch Kohlenhydrate enthalten, sind tabu. D. h., der Venus-Typ muss vieles von seinem Speisezettel verbannen, das ihm bisher gut geschmeckt hat.

Lassen Sie ab sofort Vollmilch, Schokolade, Avocado, Leber, Nüsse und Kuchen weg. Raffiniertes Mehl und daraus hergestellte Produkte oder Gerichte sollten Sie gegen Vollkornprodukte und Getreidemahlzeiten austauschen. Zucker ist Spitzenreiter unter den schlechten Kohlenhydraten und muss ersatzlos gestrichen werden. In der ersten Zeit eine Alkoholpause einlegen!

## Anti-Aging-Frühstück

Beginnen Sie den Tag mit einem Kohlenhydratfrühstück: Trinken Sie einen frisch gepressten Fruchtsaft, oder essen Sie eine Vitamin-C-reiche Kiwi, denn morgens ist die Verwertung von Vitamin C besonders hoch. Nach 20 Minuten ein Vollkornbrot, bestrichen mit Kräuterquark. Honig und Marmelade entfallen, es sei denn, Sie bereiten einen Fruchtaufstrich ohne Zucker zu. Dazu gibt es koffeinfreien Kaffee ohne Zucker, nach Belieben mit Magermilch. Wer nicht anders kann, nimmt zum Süßen am Anfang der Umstellung Süßstoff.

## Anti-Aging-Lunch

Genießen Sie zum Mittagessen eine fettarme, eiweiß- und ballaststoffreiche Mahlzeit (Lipo-Proteinmahlzeit). Als Vorspeise gibt es z. B. einen grünen Salat mit Kräutervinaigrette, danach Seezungenröllchen auf einem Zucchinibett oder einmal pro Woche ein gegrilltes Steak mit Brokkoli oder anderem Gemüse.

## Anti-Aging-Abendessen

Abends kann der Venus-Typ zwischen einer fettarmen, eiweiß- und ballaststoffreichen Mahlzeit (Lipo-Proteinmahlzeit) oder einer Kohlenhydratmahlzeit, basierend auf »guten« Kohlenhydraten, wählen. Wer sich für Kohlenhydrate entscheidet, lässt sich eine Gemüsepfanne mit Naturreis schmecken. Die Lipo-Proteinmahlzeit darf beispielsweise aus einem Omelett mit knackigem Salat als Beilage bestehen.

# Anti-Aging-Extras

Zum Entwässern und Entgiften sollte die Frau vom Venus-Typ sehr viel trinken, mindestens zwei Liter täglich, noch besser sind aber drei Liter. Mineralwasser »sanft« oder ohne Kohlensäure, aber auch Kräutertees sind ideal.

## Biostoffe aus dem Meer

Spirulina, eine Mikroalge, ist reich an pflanzlichem Eiweiß und enthält viele lebensnotwendige Aminosäuren. Die Alge ist demnach wegen ihres Anteils an Phenylalanin ein ideales Ergänzungsmittel für den Venus-Typ. Phenylalanin wird zur Bildung des Schilddrüsenhormons Thyroxin benötigt, das wiederum den Stoffwechsel ankurbelt. Spirulina gibt es als Pulver oder Flocken; beides können Sie nach dem Garen zur Anreicherung über das Essen streuen. Für unterwegs gibt es Tabletten.

### Rotes Fleisch

Einmal pro Woche sollte sich der Venus-Typ, trotz großer Abneigung, ein Steak zubereiten, um sich an die »männliche« Seite der Ernährung heranzutasten. Wie alle roten Fleischsorten enthält es Testosteron, ein natürliches männliches Geschlechtshormon, das beispielsweise das Durchsetzungsvermögen stärkt, das Selbstbewusstsein steigert und den Fettabbau forciert.
Wenn Sie sich erst einmal damit vertraut gemacht haben, werden Sie feststellen, dass Sie mit den empfohlenen Zutaten leckere Mahlzeiten zubereiten können und keine Entbehrungen hinnehmen müssen.

Ebenfalls aus dem Meer stammt Chitosan. Die als Pulver erhältliche Substanz wird aus den Schalen von Meerestieren gewonnen. Sie enthält Chitin, Kalziumkarbonat und Eiweiß und gilt als ausgezeichneter Blocker für die Fettaufnahme. Außerdem soll Chitosan die Zellaktivität fördern, die Abwehr stärken und gegen Bakterien und Pilze wirksam sein. Täglich drei bis vier Gramm Chitosan können dabei helfen, das Körpergewicht zu senken und Herz-Kreislauf-Krankheiten vorzubeugen. Die gefäßschützenden Eigenschaften von Chitosan können unterstützend den bei älteren Venus-Frauen häufig auftretenden Venenproblemen gegensteuern.
Nach und nach muss der Venus-Typ lernen, Wut zuzulassen und sich selbst anzuerkennen, eventuell mit Hilfe eines Therapeuten.

**Spirulina kann bis zu 68 Prozent hochwertiges Eiweiß enthalten und ist damit ein Spitzenreiter unter den Proteinlieferanten.**

**153**

# Die Knabenhafte
## ist oft überaktiv

Sie ist immer auf dem Sprung, ehrgeizig und erfolgreich, aber das Privatleben geht dabei baden – und das Wohlbefinden auch. Schlanke Energiebündel neigen dazu, zu überdrehen und irgendwann körperlich und seelisch »auszubrennen«.

## Die Nerven glätten

Im Gegensatz zur Venus-Frau verkörpert die Knabenhafte eher ein modernes Frauenideal. Audrey Hepburn, die extrem dünne Minirock-Twiggy und nicht zuletzt die meisten Supermodels heutiger Tage entsprechen diesem Typ. In jungen Jahren wirkt die Knabenhafte oft bezaubernd mädchenhaft, ein Temperamentbündel voller Esprit, in späteren Jahren dagegen oft einfach verkrampft, verklemmt und leicht hysterisch. Sie neigt dazu, sich restlos zu verausgaben und innerlich zu verhärten, um ihr fragiles inneres Gleichgewicht zu schützen. Reichlich Östrogene aus der Nahrung oder auch als Hormonersatztherapie können dem knabenhaften Typ in späteren Jahren helfen, mehr innere Ruhe und Harmonie zu finden.

## Petra, die Knabenhafte

Ein Energiebündel, dachte ich so bei mir, als Petra das Sprechzimmer betrat. Leider waren aber die Energien weitgehend verbraucht. Sie wirkte auf den zweiten Blick müde, verzweifelt, weil sie trotz aller Anstrengungen ein berufliches Ziel nicht erreicht hatte, ja deprimiert. Ihre Ehe war durch den fast übermenschlichen Ehrgeiz beinahe zerstört. Sie beneidete ihren Mann, der zwar auch fleißig, aber eher phlegmatisch eine gute Karriere als Banker durchlaufen hatte. Ihn wollte sie überflügeln, fühlte sie sich ihm doch weit überlegen.

### Sehr gesund – aber völlig verausgabt

Petra machte dementsprechend auch ihren Sport: Sie lief täglich, bis ihr die Puste ausging, ernährte sich konsequent gesund mit Müsli, Fruchtsaft, viel Salaten, viel Gemüse, wenig Fleisch. Sie war in allem »perfekt«. Aber sie bemerkte an einem bestimmten Punkt, dass sie sich übernommen hatte. Angetrieben von großem Ehrgeiz und totalem Willen zur Perfektion, blieb die Liebe zu sich, ihrem Körper und ihrer Umgebung auf der Strecke.

## Die Sexualhormone waren extrem erniedrigt

So waren ihre Blutwerte natürlich nicht optimal. Zwar lasen sich ihre Insulin- und Blutzuckerwerte hervorragend, da sie sich so gut ernährte, aber ihre Sexualhormone wie Östrogen, DHEA und Testosteron waren extrem niedrig – obwohl gerade das Testosteron dem Östrogen noch überlegen war. Erstaunlich niedrig auch ihr Wachstumshormon, obwohl sie dünn wie ein Strich war (bei übergewichtigen Menschen ist die Wachstumshormonausschüttung durch das Ansteigen des in den Fettzellen gebildeten Leptin erniedrigt).

## Schlank und gestresst

Der Gentest erwies sich als überzeugend: Petra war eine Schnellabbauerin von Östrogen. Die für ihre Gesundheit positive Tatsache war letztendlich für ihre knabenhafte Figur verantwortlich. Sie hätte essen können, was sie wollte, ihre Östrogenspiegel waren immer zu niedrig, um Fettanbau zuzulassen. Wegen ihrer hohen Stressbelastung war ihr Cortisolspiegel sehr hoch. Dies spürte sie bereits, denn Cortisol zerstört die Gedächtnisregion des Gehirns, den so genannten Hippocampus. Obwohl einiges rotes Fleisch ihr gut getan hätte, da das Testosteron und das aus diesem aromatisierte Östrogen ihr die Figur abgerun-

det hätten, verzichtete sie darauf: Es schmeckte ihr nicht.

Wegen ihres kleinen Busens beneidete sie die Venus-Typ-Frauen. Ihre Energie zentrierte sich irgendwann auf die berufliche Karriere, nicht so sehr auf die Pflege ihres Schönheitsimages, da sie begriff, dass sie hier nicht konkurrieren konnte mit begünstigteren Geschlechtsgenossinnen.

> Dem knabenhaften Frauentyp fehlt vor allem eins: innere Ruhe, um auch mal richtig genießen zu können. Sie sollte ihre reichlich vorhandene Energie dazu nutzen, eine ihr entsprechende Entspannungstechnik zu erlernen. Bewegliche und nervöse Menschen kommen in dieser Hinsicht oft besser mit der Muskelrelaxation nach Jacobson oder auch mit Yoga zurecht als z. B. mit autogenem Training.

## Eine schwierige Beziehung zum Gegentyp

Sexuelle Wünsche hatte sie viele, und nie hörte ihre Lust auf. Dies brachte natürlich Konflikte mit ihrem androgynen phlegmatischen Partner. Die Enttäuschung über seine Impotenz wandelte sich mehr und mehr in Wut um. Sie fühlte sich von ihm abgelehnt, konnte nicht verstehen, dass die fehlende Lust seinerseits nur sein Problem war. Dafür verstanden sie sich beim Essen. Seine runden Formen, die ihr fehlten, gefielen ihr. Sie tat alles, um ihn rund zu halten. Er war ihr »Aufesser«. Alles, was sie übrig ließ beim Essen – und das war viel –, überließ sie ihm und war fast gekränkt, wenn er es nicht aß. Hier konnte er wiederum ein

**155**

## Typisch für die Knabenhafte

**HORMONSITUATION**
Schneller Abbau von Östrogen, hoher Östrogenbedarf

**ERSCHEINUNGSBILD**
▸ Ist extrem dünn
▸ Hat wenig Busen und schmale Hüften
▸ Ist sehr vital und ständig aktiv
▸ Hat eine hohe Lebenserwartung
▸ Wirkt nervös, aggressiv und progressiv

**EMOTIONEN**
▸ Ist Perfektionistin
▸ Ist äußerst kritisch sich selbst gegenüber
▸ Versagt sich viel
▸ Quält sich, um perfekt zu sein

**PROBLEME**
▸ Leidet unter Schlafstörungen, Kopfschmerzen und Migräneanfällen
▸ Neigung zum Damenbart
▸ Leidet oft an Verstopfung

**RISIKEN**
▸ Neigung zu Darmkrebs (wegen ihrer Zwanghaftigkeit)
▸ Neigung zu Depressionen (wegen des Östrogenmangels)
▸ Neigung zu Osteoporose

*Knabenhafte Frauen haben häufig mit Migräne zu kämpfen. Hier können Sie sich zu Vorbeugung und Behandlung umfassend informieren: »Kursbuch Migräne« von Prof. Dr. H. Göbel, erschienen im Südwest Verlag.*

seine Karriere versuchte sie nicht selten, ihn in der Öffentlichkeit als Sexmuffel hinzustellen. Aber sie liebte auch seine Weiblichkeit, die ihr fremd war, sein sanftes androgynes Wesen.

## Genießen lernen und Östrogene horten

Ihre Haut war schon sehr faltig, wegen ihres Östrogenmangels. Aber sie hatte keine Zellulite und keine Krampfadern, war zäh und muskulös.

Ich stellte sie beim Essen um: viel östrogenreiche Nahrung, auch ab und zu rotes Fleisch – sie sollte genießen lernen, sich Zeit lassen. »Vergessen Sie ab heute Ihre Hast, lassen Sie sich fallen, und genießen Sie. Fangen Sie an, Ihren eigenen Körper zu entdecken, ihn zu lieben und zu versorgen. Ihr Mann ist nicht Ihr Mülleimer, den Sie voll stopfen, Sie machen ihn zu Ihrem weiblichen Gegenstück. Damit sorgen Sie mit dafür, dass er sich impotent fühlt.«

Geringe Östrogendosen in Form eines Gels verbesserten ihren Stoffwechsel, erhöhten das Schilddrüsenbindungseiweiß, so dass ihre Schilddrüsenhormone nicht so übermäßig viel verbrennen konnten. Dies führte zu einer weicheren, etwas runderen Petra. Der Sojaverbrauch und die zusätzlich verordneten Sojakapseln verhalfen ihr zu einer weiblicheren Brust.

## Gegessen wird meist wenig und unter Zeitdruck

Frauen vom knabenhaften Typ sind Bewegungstypen, also ständig aktiv, sie können selten still sitzen. Dieser Typ wird von anderen Frauen, z. B. vom Venus-Typ, meist

durch die Ablehnung beim Sex erzeugtes schlechtes Gewissen wieder einigermaßen beruhigen. Ein Spiel von Sex und Brot in dieser Beziehung! Andererseits verlor sie den Respekt vor ihm, und aus Neid auf sehr beneidet, weil knabenhafte Frauen scheinbar essen können, was sie wollen, ohne dick zu werden. Doch in Wirklichkeit essen diese Frauen eher wenig und in der Regel lediglich kleine, überschaubare Portionen. Obwohl das Essen für sie eher ein notwendiges biologisches Übel ist als ein Vergnügen, neigen sie zu gelegentlichen Fressanfällen, gegen die sie sich nicht wehren können.

Die Mahlzeiten nimmt der knabenhafte Typ am liebsten so ganz nebenbei ein. Sein Alltag ist turbulent, und weil er stets um Perfektion bemüht ist, bleibt ihm wenig Zeit, sich um eine gesunde Ernährung zu kümmern oder sich mit dem Ausprobieren leckerer Rezepte zu beschäftigen.

### Ihre Vorlieben

Frauen vom knabenhaften Typ essen gerne Gemüse, Salat und Rohkost in allen möglichen Variationen und Müslis mit frischen Früchten, allerdings nur in winzigen Portionen. Da sie sich wie der asketische Typ auch selbst wenig gönnen, vor allem keinen Genuss, gelten auch sie als »heimliche Süße«, die ihre Gier auf Süßes in unbeobachteten Momenten mit Süßigkeiten und Schokolade befriedigen.

### Ihre Abneigungen

Frauen, deren Östrogenspiegel sehr schnell sinkt, meiden gehaltvolle, fette und energiereiche Lebensmittel. Einladungen zu mehrgängigen reichhaltigen Menüs sind für sie eine Qual, weil sie ständig etwas auf dem Teller liegen lassen oder sich entschuldigen müssen, wenn sie einen Gang auslassen möchten.

---

## Tipps für den Speisezettel

▶ Wegen des Östrogenmangels östrogenreiche Lebensmittel bevorzugen, z. B. Sojabohnen, Tofu, Sojamilch, Sojajoghurt, Kichererbsen, Sojakäse, geröstete Sojanüsse, Miso, Sojamehl, Sojaflocken, Linsen, Mungobohnen, schwarze Bohnen, Erdnüsse, Hirse, rotes und gelbes Gartengemüse, Möhren, Tomaten, Brokkoli, Kürbis, Getreide, -keimlinge, ballaststoffreiche Obstsorten
▶ Salbei, Thymian, sibirischer Borretsch
▶ Quendel, Schafgarbe, Rotklee, Rucola
▶ Alchemilla, Granatapfel, Rhabarber
▶ Rotes Fleisch, z. B. einmal pro Woche ein Steak; es enthält zwar Testosteron, dieses wird jedoch in Östrogen umgewandelt

## Die typgerechte Ernährung

Für mehr Genuss und Lebensqualität müssen Frauen vom knabenhaften Typ umfassende Maßnahmen bei der Ernährung und Lebensführung ergreifen, wenn sie etwas an ihrer stressigen Lebenssituation positiv verändern möchten.

Um dies zu erreichen, muss sich der knabenhafte Typ Zeit zum Essen nehmen, um nach und nach auch ein Lustgefühl dabei zu empfinden. Er sollte lernen, sich selbst zu verwöhnen, und muss innerlich zur Ruhe kommen.

Schritt für Schritt sollten diese Frauen sich an regelmäßige Mahlzeiten gewöhnen,

**Entscheidend für den knabenhaften Typ ist, seine Ernährung als wichtigen Baustein für die Gesundheit anzuerkennen. Essen darf nicht länger eine Last sein, sondern muss zur Lust werden.**

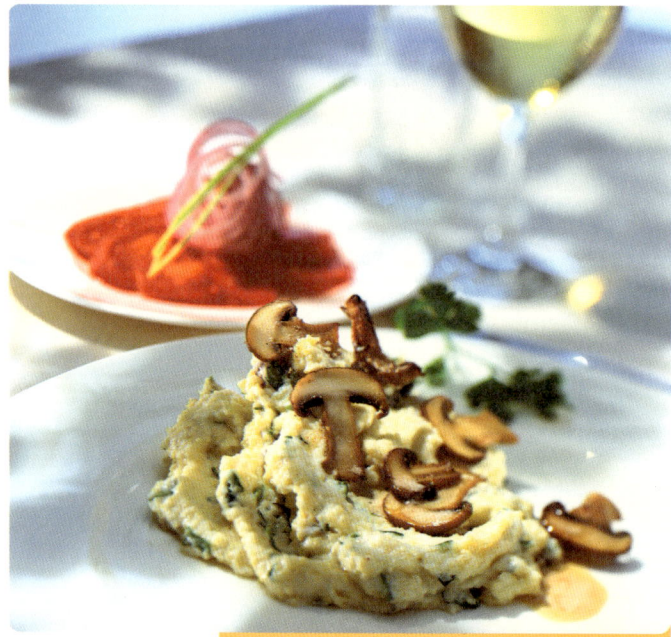

Polenta (Brei aus Maismehl oder -grieß) lässt sich abwechslungsreich zubereiten – wichtig für mehr Spaß am Essen!

einen aktiven Darm. Neben Haferkeimlingen sind Weizenkeime das Wertvollste des vollen Korns. Sie spenden ebenfalls essenzielle Fettsäuren und Lezithin, B-Vitamine für die Nerven, Mineralstoffe und Spurenelemente sowie reichlich Ballaststoffe. Nicht nur Getreide, sondern auch duftende Früchte und frisches Gemüse sind ideale Lieferanten für Ballaststoffe. Sie haben zwar keinen Nährwert, dafür aber eine Reihe von gesunden Pluspunkten. Neben dem positiven Einfluss auf den Darm aktivieren bestimmte Ballaststoffe die Sekretion der Gallensalze, die bei der Fettverdauung benötigt werden. Sie hemmen die Fettresorption im Darm und verringern damit das Arterioskleroserisiko, außerdem schützen sie vor Darmkrebs.

Im Durchschnitt isst der Deutsche viel zu viel Fett. Doch für den knabenhaften Typ trifft das nicht zu. Er isst eher zu wenig und sollte daher darauf achten, dass Fett in seiner Ernährung nicht zu kurz kommt.

sich hin und wieder Freunde zum Essen einladen und auch in geselliger Runde essen und genießen.

### Die Empfehlung – vor allem ballaststoffreich

Ob Brot oder Brötchen, Getreideflocken oder Keime fürs Müsli, wählen Sie Ballaststoffreiches! Hafer in jeder Form ist gut. Er enthält essenzielle Fett- und Aminosäuren, die wichtigen Eiweißbausteine, und in den Randschichten des vollen Korns reichlich Ballaststoffe. Sie beugen Dickdarmkrebs vor, senken den Cholesterinspiegel, machen satt und sind die natürlichen Antreiber für

### Das sollten Sie meiden!

Was vermieden werden sollte, bezieht sich beim knabenhaften Frauentyp nicht auf einzelne Lebensmittel – sie darf eigentlich alles essen, was ihr schmeckt und bekommt. Aber genau da liegt der Hase im Pfeffer, denn sie weiß oft kaum, was ihr schmeckt, weil Essen einfach keinen hohen Stellenwert für sie besitzt. Oberstes Ziel für sie müsste sein, ihrer Ernährung viel mehr Aufmerksamkeit zu schenken und den Genuss der Mahlzeiten regelrecht zu kultivieren. Was sie unbedingt vermeiden sollte: unter Zeitdruck zu essen, gedankenlos Snacks und Fastfood zu konsumieren oder Mahlzeiten ausfallen zu lassen.

## Anti-Aging-Frühstück

Idealer Mix fürs Frühstücksmüsli: Vollkorn-flocken plus Weizenkleie, nicht nur wegen der Ballaststoffe, sondern auch wegen der zusätzlichen Ration Folsäure, plus Soja-joghurt.

Wer lieber in ein kerniges Brot beißt, wählt Vollkornbrot mit einem Avocado-Tofu-Auf-strich – Tofu enthält pflanzliche Östrogene (Phytoöstrogene) und Avocado einfach un-gesättigte Fettsäuren.

## Anti-Aging-Lunch

Wenn Sie Tofu mit Getreide kombinieren, wird sein Eiweiß zusätzlich aufgewertet. Ihm fehlen die Ballaststoffe. Deshalb soll-ten Sie ihn immer mit ballaststoffreichem Getreide oder Gemüse servieren. Be-sonders gut schmeckt Tofu mit einer Toma-tenvinaigrette oder als gemischter Blattsa-lat mit gebratenen Tofuscheiben.

Wer mittags lieber warm isst, kann sich Brokkoli-Möhren-Gemüse mit gebratenen Tofuwürfeln oder rote Paprikaschoten mit einer raffinierten Tofu-Kräuter-Füllung schmecken lassen.

## Anti-Aging-Abendessen

Gelegentlich darf es abends auch mal et-was Süßes sein. Wie wäre es mit Tofuplin-sen mit Rhabarber oder Tofuauflauf mit Früchten der Saison?

Kräftig und herzhaft sind dagegen Mangold-röllchen mit Grünkernfüllung, leicht und bekömmlich sind Tomaten mit Spinat-Rosi-nen-Füllung, und wer lieber italienisch isst, kommt mit Polenta und Zucchini-Sahne-Sauce auf seine Kosten.

## Anti-Aging-Extras

Trinken Sie reichlich, auch wenn Sie keinen Durst verspüren, am besten sanftes Mine-ralwasser, Wasser ohne Kohlensäure oder stark verdünnte Saftschorlen.

Zum Essen gehört auch ein einladendes Ambiente, egal, ob Sie allein oder mit Freunden das Abendessen genießen. An ei-nem liebevoll gedeckten Tisch, das Geschirr und die Accessoires farblich aufeinander abgestimmt und mit einem Strauß Lieblings-blumen geschmückt, schmeckt das Essen noch mal so gut.

Essen Sie betont langsam, und versuchen Sie zu genießen: Erspüren Sie ganz be-wusst Aroma, Konsistenz und Geschmack des Essens.

### Vielseitige Sojaprodukte

Der Sojaquark aus dem Reformhaus ist fest, geschmacksneutral und die asiati-sche Alternative zu Quark. Eiweißreich-tum, Fettarmut und hoher Gehalt an Pflanzenstoffen sind seine Pluspunkte. Das Sojaeiweiß Genistein und seine Phytoöstrogene, die pflanzliche Varian-te des Sexualhormons Östrogen, sind hochwirksame Krebsschutzmittel. So-jaeiweiße senken die Blutfettwerte und schützen vor Arteriosklerose. Sein Le-zithin hilft beim Denken und Kreativ-sein. Machen Sie es sich zum Prinzip, täglich mindestens ein Milchprodukt durch Tofu oder ein Sojaprodukt zu er-setzen. Mixen Sie Ihr Müsli statt mit Milch mit Sojamilch oder Sojajoghurt.

# Die Amazone
## lebt anstrengend

Wie der Mars-Typ bei den Männern ist der Amazonen-Typ bei den Frauen sowohl ein Genuss- als auch ein Empfindungsmensch. Deshalb steht die Amazone ständig unter Druck, weil sie sich beweisen und besonders im Beruf durchsetzen will.

## Stark und konsequent

Die Amazone ist ein schillerndes Wesen: In jedem Fall ist sie selbstbewusst, ungeduldig mit sich und anderen, besteht auf ihrer Dominanz und leidet gleichzeitig darunter. Sie hat extreme Essgewohnheiten, die Nahrungsaufnahme verkommt bei ihr zur Nebentätigkeit und beschränkt sich auf einen flotten Imbiss am Schreibtisch, eine schnell gekaufte Currywurst in der Mittagspause neben dem Shopping und abends das fleischbetonte Fertigmenü aus der Mikrowelle. Ihre Ernährung ist ziemlich einseitig und überwiegend auf den Genuss von tierischem Eiweiß ausgerichtet. Kein Wunder also, dass beim Amazonen-Typ die optimale Versorgung mit Vitalstoffen massiv zu kurz kommt.

## Karla, die Amazone

Karla war groß, schick angezogen und wirkte eher androgyn im weiblichen Sinn. Das bedeutet, sie hatte einen kleinen, fast unauffälligen Damenbart, war hoch gewachsen, mit schönen langen Beinen. Ihre Stimme war von einem tiefen Alt geprägt mit feinem heißen Timbre. Ihre Brüste waren schön geformt, und mit ihren männlichen Schultern wirkte sie auf mich hochinteressant. Karla war gerade 48 Jahre alt geworden, sie hatte über viele Jahre versucht, Kinder zu bekommen. Es hatte aber nur mit einer hormonellen Stimulation geklappt. Eigentlich hätte sie keine hohen Schuhe tragen müssen, aber dies gab ihrem eng geschnittenen Kostüm mit Minirock ein perfektes Aussehen.

Karla war in die Wechseljahre gekommen, d. h., ihre Periode war ausgeblieben, und sie klagte über erhebliche Hitzewallungen, Schlafstörungen und fühlte sich sehr depressiv. Sie hatte vorher nie eine gute regelmäßige Periode, klagte über Periodenschmerzen und vormenstruelle Beschwerden wie Migräne, bei denen sie sich sehr aggressiv fühlte.

Ihr Mann war ein sehr weicher, netter Kerl, den sie mir bei einem der Besuche vorstellte. Irgendwie passten sie zusammen, auch deshalb, weil er sich ihr mehr und mehr anpasste. Karla war jedoch von ihrem Mann enttäuscht: Wie sie mir gestand, würde er sie nie befriedigen, er sei ein Sexmuffel. Sie aber wolle immer Sex haben. Ihre Gedanken schweiften häufig um Ideen von Überwältigtwerden und sexuellem Kampf, und sie wünschte sich nichts mehr als einen Mann, den sie anbeten konnte. Aber es gäbe in der ganzen Welt wohl keinen. Viele Verehrer habe sie gehabt, was ich ihr sofort abnahm, da ihre androgyne Attraktivität etwas Besonderes war.

## Die erste Verunsicherung

Sie umgab sich gerne mit Männern; Frauen, insbesondere Blondinen, verachtete sie. Im Geschäftsleben war sie erfolgreich und fleißig. Nun war sie hier bei mir und mit ihrer eigenen Weiblichkeit bzw. dem Aussetzen ihrer Eierstockfunktion konfrontiert. Dies schien sie sehr zu verunsichern, denn sie wusste nicht, ob sie nun Östrogene zuführen sollte oder nicht.

Die Thematik um Hormone, Verlust und Ersatz war ihr nicht unbekannt; insbesondere hatte sie sich auch mit vielen Presseartikeln, die in sehr widersprüchlicher Form das Thema Hormone darstellten, auseinander gesetzt. Ich bedeutete ihr, dass es nicht die Hormone seien, die schlecht sind, denn sie spüre ja offensichtlich deutlich, dass sie nun fehlten, sondern dass entweder die Darreichung oder die Dosierung durch

manche Ärzte nicht zufrieden stellend sei. Denn auch Östrogene könne man nicht wie im Supermarkt anbieten, sondern sie müssten sehr sorgfältig auf die Frau oder den Mann zugeschnitten sein. Dazu müsse man erst einmal den Hormonspiegel untersuchen, ihre Risikofaktoren abklären, wobei mir ihre Schilderung der Familiengeschichte und ihre eigene hormonelle Geschichte unterstützend helfe.

> Gut für die Amazonen: die Mittelmeerküche. Typisch für sie ist, dass sie wenig Fleisch, Sahne, Butter oder Margarine enthält, dafür gesunde Pflanzenöle wie Olivenöl, außerdem reichlich Nudeln, Reis, Hülsenfrüchte, Obst und Gemüse.
> Olivenöl ist reich an einfach ungesättigten Fettsäuren. Sie gleichen den Cholesterinspiegel aus und beugen Arteriosklerose und Herzinfarkt vor.

## Die nötigen Untersuchungen

Ich erklärte ihr die Wichtigkeit einer Knochendichtemessung in Zusammenhang mit dem Risiko einer Hormontherapie. Eine hohe Knochendichte spreche für hohe Östrogenspiegel über die gesamte Geschlechtsreife, eine niedrige entsprechend für das Gegenteil, denn der Knochenabbau wird durch Östrogene unterbunden.

Dann empfahl ich ihr, durch bestimmte genetische Tests untersuchen zu lassen, ob dieses Risiko bestehe. Mit diesen Tests, durch die mit Hilfe einer molekulargenetischen Untersuchung die Basenfrequenz der DNS (Erbsubstanz) für jedes einzelne Enzym festgestellt werden kann, wird das

**161**

Thromboserisiko und das Risiko, einen Brustkrebs unter einer Hormonbehandlung zu entwickeln, exakt bestimmt. Danach könnten wir entscheiden, ob es sinnvoll sei, eine Östrogenersatztherapie einzulei-

> ## Typisch für die Amazone
>
> **HORMONSITUATION**
> Überschuss an Testosteron
>
> **ERSCHEINUNGSBILD**
> ▸ Kräftiger Körperbau (pyknisch)
> ▸ Neigung zu Übergewicht
> ▸ Hat ausgeprägte Körperbehaarung
> ▸ Hat häufig eine tiefe Stimme
>
> **EMOTIONEN**
> ▸ Will von einem Mann quasi »überwältigt« werden
> ▸ Ist immer enttäuscht, weil ihre hohen Erwartungen nicht erfüllt werden
> ▸ Ist latent aggressiv
> ▸ Gilt als dominant
> ▸ Setzt sich in der Männerwelt durch
>
> **PROBLEME**
> ▸ Hat eine schlechte Haut
> ▸ Hat ein geringes Selbstwertgefühl
> ▸ Hohe Cholesterinwerte
> ▸ Hoher Insulinspiegel und hohe Zuckerwerte
>
> **RISIKEN**
> ▸ Hoch für Herz-Kreislauf-Erkrankungen
> ▸ Hoch für Fettstoffwechselstörungen
> ▸ Hoch für Diabetes mellitus
> ▸ Hoch für Brustkrebs

*Aromatase ist ein Enzym, das bei der Umwandlung von Androgen in Östrogen eine wichtige Rolle spielt.*

ten. Ihre Ergebnisse ergaben im Gentest eine Mutation im so genannten CYP-17-Gen. Dadurch wandelte sie die Androgenvorstufen schnell um. Sie hatte dadurch auch schnell ein erhöhtes Risiko für eine Umwandlung zu Östrogenen. Ja, sagte sie mir, immer habe sie Probleme mit dem Gewicht gehabt. Dies passte sehr gut zu ihrer Genbelastung, denn auch das Aromatase-Gen war mutiert, so dass sie ganz schnell hohe Östrogen- und Androgenspiegel entwickelte. Schließlich fand sich bei ihr auch eine verzögerte Abbauleistung der Östrogene über das COMT-Gen. Diese Grundbelastung zeigte sich dann in ihrem Hormonspiegel: deutlich erhöhte DHES-S-, Testosteron- und Androstendionwerte. Die Knochendichte mit dem DXA-Gerät war sehr hoch, die anschließende Mammografie wies eine hohe Dichte der Brustdrüsenstruktur auf, ähnlich wie die vom Venus-Typ. Damit hatte sie alle Risikostrukturen, die gegen eine Östrogentherapie sprachen. Was tun, war die Frage: Auch männliche Hormone kamen nicht in Betracht.

## Die Behandlung

Aber eines war auffällig: Sie wies hohe Insulinspiegel auf. Diese stehen mit der Gesamtproblematik in einem engen Zusammenhang, und hätten die »Kinderwunschärzte« dies früher gewusst, dann hätte man womöglich auf eine Hormontherapie bei ihr verzichten können und ihr einfach ein Medikament verordnet, das die Insulinspiegel senkt, kombiniert mit einer zuckerarmen Diät. Dies tat ich. Metformin aus der Pflanze Galleaga officinalis eignet sich hier hervorragend. Allerdings musste Karla auf Alkohol verzichten.

Diätetisch setzte ich sie wegen erhöhter Cholesterinspiegel auf eine schmackhafte Ernährungsform mit Bevorzugung von pflanzlichen Fetten und Kohlenhydraten mit niedrigem glykämischem Index.

Hormonell gab ich ihr hochdosierte Rotklee-östrogene und riet zu einer asiatischen Kost: viel Soja, Bambussprossen, Fisch. Sie sollte auch Salate und viel Gemüse essen. Damit es für sie schmackhaft bliebe, empfahl ich Aufläufe mit Brokkoli, Rosenkohl, mit Salbei und Rosmarin gewürzt, d. h., sie sollte schon mit der Ernährung Östrogene zuführen. Damit kam sie außerordentlich gut zurecht. Sie begann auch wieder mit Joggen. Von Muskeltraining riet ich ihr ab, wegen der Neigung, zu viele Muskeln zu bilden. Ihre sexuelle Lust ist ihr geblieben. Da sie etwas gelassener wurde, konnte sie auch ihrem Mann die Gelegenheit geben, sie zu »überwältigen«.

## Ihre Vorlieben

Ihr Motto: Je größer die Fleischportion, umso besser. Am liebsten stillt sie ihren Hunger mit Fastfood. Sie mag auch große Portionen von Brot und Teigwaren, wobei sie hier keine Vollkornverächterin ist. Oft hat sie eine Vorliebe für harte Drinks.

## Ihre Abneigungen

Alles Gesunde, Vitalstoff- und Ballaststoffreiche, wie Obst, Gemüse, Salat, Rohkost, Müsli oder Vollkorngerichte, lässt sie meist links liegen. Andererseits kann sie aber auch Süßigkeiten nur wenig abgewinnen.

*Amazonen sollten weg vom Fleisch und ran an den Fisch! Wie wär's z. B. mit einem Meeresfrüchtesalat?*

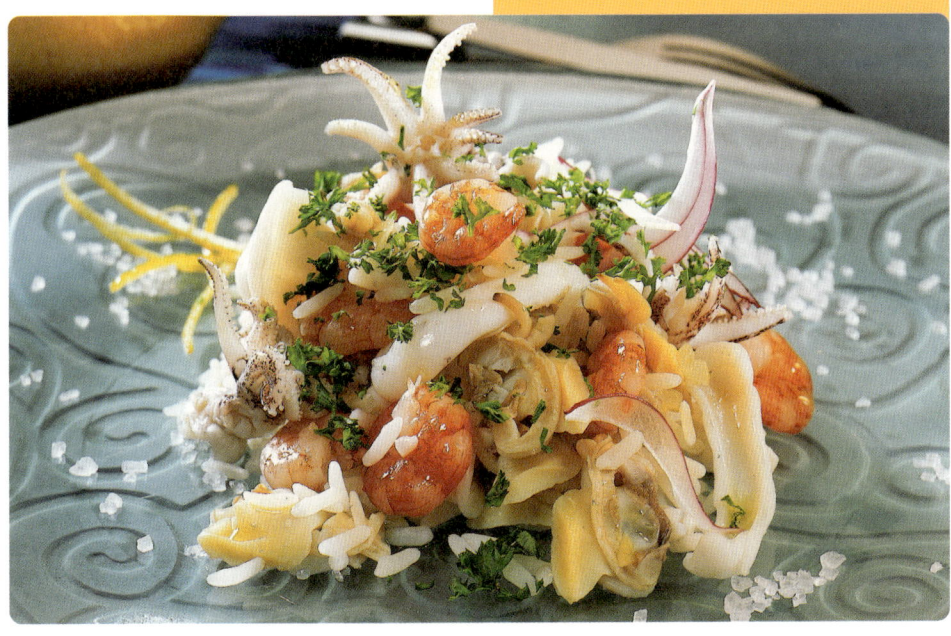

163

# Die typgerechte Ernährung

Für ein stabiles Hormongleichgewicht sind tierisches und pflanzliches Eiweiß ein wichtiger Nahrungsbaustein. Doch bei der Auswahl der eiweißreichen Lebensmittel bleibt der Amazone nichts anderes übrig, als alte Gewohnheiten über Bord zu werfen und ihre einseitige Vorliebe für Fleisch zu korrigieren, vor allem aber rotes Fleisch von ihrem Speiseplan zu streichen. Statt Fleisch sollte sie auf andere tierische Eiweißquellen umsteigen und sich allmählich an Fisch mit einem hohen Gehalt an Omega-3-Fettsäuren und östrogenhaltige Lebensmittel gewöhnen.

Bei den kohlenhydratreichen Lebensmitteln wirken sich solche mit einem niedrigen glykämischen Index besonders positiv auf ihren Blutzuckerspiegel aus.

*Eine übergewichtige Amazone sollte mit Hilfe eines Experten eine individuelle Gewichtsabnahmestrategie (z. B. nach Montignac) entwickeln, die einerseits gut zu ihr passt und die sich andererseits leicht umsetzen lässt.*

## Die Empfehlung – leichte Mittelmeerküche

Dank ihrer vielen Fitnessstoffe hält die Mittelmeerküche den Stoffwechsel jung, verjüngt von innen nach außen – und dies spiegelt sich auch auf der Haut wider. Das Trio Beta-Karotin und Vitamin C im frischen Obst und knackigen Gemüse plus Vitamin E im Olivenöl stoppt das Unwesen der freien Radikale, die die Körperzellen angreifen und neben vielen Erkrankungen auch die ersten Fältchen entstehen lassen.

Karotinoide in Aprikosen, Grapefruits, Kirschen, Kürbis, Möhren, Paprikaschoten und Brokkoli beispielsweise beseitigen leichte Rötungen der Haut und unterstützen ihre Regeneration. Die Ballaststoffe in Obst und Gemüse, Naturreis und Vollkornnudeln oder andere Lebensmittel mit einem niedrigen glykämischen Index (siehe Seite 151f.) machen nicht nur satt, sondern lassen den Blutzucker nur langsam und kontinuierlich ansteigen, was erwünscht ist, weil dann auch Insulin langsamer freigesetzt wird. Denn viel Insulin im Blut verhindert den Fettabbau – es blockiert Enzyme, die das

## Tipps für den Speisezettel

▶ Helles Fleisch oder Seefisch als Eiweißquelle, z. B. Geflügel, Kalbfleisch, Kaninchen

▶ Östrogenhaltige Lebensmittel, z. B. Sojabohnen, Tofu, Sojamilch, Sojajoghurt, Kichererbsen, Sojakäse, geröstete Sojanüsse, Miso, Sojamehl, Sojaflocken, Linsen, Mungobohnen, schwarze Bohnen, Erdnüsse, Hirse, Pimpinelle, Salbei, Thymian, sibirischer Borretsch, Quendel, Schafgarbe, Granatapfel, Rhabarber, Möhren, Rotklee, Rucola

▶ Karotinreiche Lebensmittel, z. B. rotes und gelbes Gartengemüse vom Biobauern wie Tomaten, Paprika, Rote Bete, Kürbis

▶ Omega-3-Fettsäure-Lieferanten: z. B. Hering, Lachs, Makrelen, Schillerlocken, Leinöl

▶ Omega-6-Fettsäure-Lieferanten, beispielsweise Sonnenblumenöl, Weizenkeimöl, Distelöl

▶ Chromreiche Lebensmittel zur Verbesserung der Insulinsensitivität, z. B. Vollkornprodukte, Weizenkeime, Brokkoli, Kakao, schwarzer Tee, Bierhefe

Fett abbauen, und aktiviert das Enzym Lipoproteinlipase; dieses Enzym schickt Fett in die Fettzellen. Auf die gleiche Weise wirkt das Stresshormon Cortisol – deshalb macht Stress dick.

## Das sollten Sie meiden!

Verzichten Sie in erster Linie auf testosteronhaltige Lebensmittel. Das ist hauptsächlich rotes Fleisch.
Da Zucker Ihren Blutzuckerspiegel belastet und die Insulinausschüttung fördert, muss er komplett gestrichen werden.

## Anti-Aging-Frühstück

Statt Butter aufs Frühstücksbrot zu streichen, das Brot lieber mit ein paar Tropfen Olivenöl beträufeln und mit Tomatenwürfelchen sowie gehacktem Basilikum bestreuen. Oder trinken Sie ein Glas frisch gepressten Grapefruitsaft von einer rosa Grapefruit, und essen Sie nach 20 Minuten eine Scheibe Vollkornbrot – statt mit Wurst dick mit Tomaten- und Zucchini- oder Gurkenscheiben belegt. Dazu ungesüßten koffeinfreien Kaffee genießen, nach Belieben mit etwas Magermilch leicht »gefärbt«.

## Anti-Aging-Lunch

Wer vor lauter Termindruck nur Zeit für eine Kleinigkeit hat, genießt einen Salat mit Fisch oder Meeresfrüchten, marinierten Tofu oder ein Gemüsesandwich. Wenn der Appetit größer ist, am besten einen Salat als Vorspeise und als Hauptgang Kalbsschnitzel mit Zitronensauce oder mit Salbei gewürzt, Lamm mit Thymian und Paprikagemüse oder gegrillten Fisch essen.

## Anti-Aging-Abendessen

Beim Abendessen können Sie ergänzen und auftanken, was mittags zu kurz gekommen ist. Das ideale Abendgericht ist leicht bekömmlich und gleicht Nährstoffdefizite des Tages aus. Wer mittags auf ein Sandwich oder einen Salat gesetzt hat, sollte sich abends beispielsweise Vollkornnudeln mit Auberginen und Ricotta, ein Steinpilzrisotto oder Kichererbsen in scharfer Tomatensauce gönnen. Kamen tagsüber Obst und Gemüse zu kurz, sind ein knackiger Salat, Rohkost oder mariniertes Gemüse das Richtige.

# Anti-Aging-Extras

Täglich mehrmals über den Tag verteilt eine Tasse Karela-Tee trinken. Den Tee gibt es im Reformhaus; er wird aus der Bitterbalsambirne gewonnen. Sein Wirkstoff hemmt die Zuckerneubildung in der Leber. Unterstützen Sie Ihr neues Ernährungsprogramm mit leichter Bewegung. Gehen Sie allmählich dazu über, immer mehr Besorgungen zu Fuß oder per Fahrrad zu erledigen, und lassen Sie auf Kurzstrecken das Auto stehen, oder parken Sie so, dass Sie ein Stück zu Fuß gehen müssen. Gehen Sie in Ihrer Mittagspause in schnellem Tempo an der frischen Luft spazieren, besonders, wenn Sie überwiegend am Schreibtisch arbeiten.
Erweitern Sie Ihr Bewegungsprogramm um eine Ausdauersportart, beispielsweise Walken oder auch Inlineskaten, denn Ausdauertraining hilft sehr gut beim Verbrennen von Fett und ist ein gutes Mittel zum effektiven Stressabbau.

**Fisch spart Fett, denn die meisten Seefische sind fettarm oder enthalten spezielle Fettsäuren. Deshalb passen Lachsmakrele, Hering, Thunfisch oder Makrele sehr gut in die gesunde Mittelmeerküche.**

**165**

# Der Androgyne
## nimmt leicht zu

Er ist umgänglich und gesellig, nimmt das Leben meist von der heiteren Seite und ist allen Genüssen aufgeschlossen. Und das wird ihm manchmal zum Verhängnis – er verwandelt sich in ein träges Dickerchen mit lästigen Gesundheitsproblemen.

## Unser »Bärchen«?

Er ist agil und vergnügt, beliebt bei seinen Freunden und ganz der klassische Typ, der sich bei »Wein, Weib und Gesang« so richtig wohl fühlt. Leider kann seine hormonelle Konstitution ihm schwer zu schaffen machen: Wenn die Testosteronwerte in den Keller fallen und die Östrogene sich anreichern, wird er dick und träge – und die Lustigkeit vergeht schnell, wenn im Bett »nichts mehr läuft«. Erschwerend stellen sich jede Menge Gesundheitsprobleme ein, der Blutdruck steigt, hohe Cholesterinwerte erhöhen das Herz-Kreislauf-Risiko, und Altersdiabetes ist eine echte Bedrohung. Ihm kann aber geholfen werden: mit einer Behandlung, die seine entgleisten Hormonwerte wieder ins Lot bringt, und mit einer Ernährungsumstellung.

## Mathias, der Androgyne

45-jähriger Mann, schwergewichtig, lustig, rund, schwitzend, gepflegt angezogen. Wie er so vor mir saß, das konnte einen schon traurig machen, ein »gestandener Mann«, aber irgendwo auch die Karikatur seiner selbst, dessen, was er einmal gewesen war. »Ich werde immer dicker«, so sagte er.

### Es schmeckt ihm eben einfach viel zu gut

Maria, seine Frau, ist dünn, nervös, kann alles essen, wird nie dick, isst aber auch nie auf, und er »muss« immer aufessen. Dadurch kann er nie nein sagen, wenn ihm etwas angeboten wird. Er will manchmal gar nicht essen, aber Maria hat immer Hunger, bestellt dann z. B. eine Pizza und isst nur ein Stück. Er kann dies nicht liegen sehen und isst den Rest. Anschließend ärgert er sich über seine Schwäche, aber es schmeckt ihm nun mal. Am liebsten isst er Süßes, Kuchen, Dessert, alle Weißbrotsorten. Er redet schwärmend von französischem Baguette mit fettem Käse und einem Glas Rotwein. Aber auch Bier trinkt er gerne, weil er viel Durst hat. Er meint, es käme davon, dass er viel schwitzen muss. Mineralwasser verachtet er.

In seiner Kindheit wurde er sehr verwöhnt. Aber er musste auch immer aufessen.

Ab und zu leistet er sich eine gute Havanna. Jetzt hat er mittlerweile nicht nur einen Bauch, sondern auch Brüste, um die ihn sogar junge Mädchen beneiden würden.

Rotes Fleisch verträgt er nicht, aber ab und zu liebt er ein Rindersteak. Bratkartoffeln und Kartoffelauflauf sind für ihn himmlisch. Mit Salat und Gemüse braucht man ihm nicht zu kommen. Dieses ganze Grünzeug findet er, wenn überhaupt, nur für Kaninchen tauglich.

## Sex – nur noch Fantasie

Er liebt Tennis, und da legt er sich so richtig ins Zeug. Sogar im Sommer in der Mittagshitze. Das macht ihm nichts aus.

Seine Frau nennt ihn »Bärchen«. Das würde langsam zu ihm passen. Eigentlich wäre er aber lieber ein Tiger. Und da wären wir schon bei seiner sexuellen Problematik. »Unter uns gesagt, Herr Doktor, Lust habe ich kaum noch. Erektion klappt gut, aber wenn sich mal Lust regt, dann auf junge Mädchen um die 20, aber nicht mehr auf meine Frau.« Aber dies bleibe bei ihm alles Fantasie. Seine Frau sei klug, streng, hektisch, würde sich über ihn, auch in der Öffentlichkeit, lustig machen.

Sexuell habe sie ihn schon lange abgeschrieben, wohl auch, weil er keine Anstalten mache, sie zu begehren. Dies sei alles insgesamt sehr traurig.

Hinzu käme, dass es im Beruf auch nicht so erfolgreich laufe. Er sei oft sehr müde und abgespannt. Seine fehlenden sexuellen Gefühle könne er auch auf den Beruf übertragen: keinen Biss. Außer beim Tennis. Aber manchmal habe er Rückenschmerzen, bei hoher Belastung auch ein ihn ängstigendes Brustkorbstechen, ferner nachts Hitzewallungen, gestörten Durchschlaf, nächtliches Zur-Toilette-Gehen, um die Blase zu entleeren. Alles Dinge, die erst seit einiger Zeit aufträten, ihn aber an seinen Vater erinnerten, der ebenfalls so ein Typ gewesen sei. Auch er habe eine ähnliche Frau – seine Mutter – geheiratet und sei eigentlich unglücklich gewesen. Offensichtlich brauchen schwache Männer starke Frauen.

Männer vom androgynen Typ sind sinnliche Genussmenschen. Sie genießen hingebungsvoll gutes Essen, schätzen edle Tropfen und schwärmen von kulinarischen Erlebnissen. Im Lauf der Zeit hat der androgyne Mann das Interesse an Sex zugunsten des Essens verloren. Das leibliche Wohl ist mehr und mehr in den Mittelpunkt seiner Wünsche und Bedürfnisse gerückt. Er gibt viel Geld für Restaurantbesuche und ausgewählte Zutaten aus und kennt alle Fresstempel in seiner Umgebung. Wer ihn zum Essen einlädt, muss sich viel Mühe geben, um ihn zufrieden zu stellen.

Mein Einwand, vielleicht sei er doch gar nicht so schwach und seine Frau gar nicht stark, sie würden sich nur in dieser Rolle gefallen, aber jeder auf Kosten seiner eigenen wirklichen Persönlichkeit, stimmte ihn dann doch nachdenklich.

Sein Zustand habe sich seit ca. zwei Jahren erheblich verschlimmert. Ich sagte ihm, dies würde mich an die Beschwerden seiner Frau erinnern, die auch bei mir wegen Wechseljahresymptomen in Behandlung war. Er sah mich lange mit einem fragenden und zweifelnden Blick an und sagte dann: »Wechseljahre bei mir?«

»Auch Männer haben Wechseljahre. Und wenn wir dies einmal bei Ihnen genau ansehen, dann finden wir Hormonwerte, die dafür sprechen, dass Sie einerseits schon immer einen Mangel hatten, andererseits in der letzten Zeit einen geradezu dramatischen Abfall Ihrer Hormonwerte erleben mussten.«

**»Und ewig lockt das Fleisch« – gar nicht gut für Mathias! Er sollte dringend lernen, dass »Grünzeug« eben doch nicht nur Kaninchenfutter ist, und anfangen, sich überwiegend vegetarisch zu ernähren.**

## Die Hormonwerte zeigten chaotische Level

Der Testosteronwert von Mathias war im Keller, der Wert des umgewandelten Hormons Dihydrotestosteron war unterhalb von 20 Prozent seines Sollwerts. Auch die Wachstumshormonwerte waren sehr niedrig, die Östrogenwerte hingegen hoch, so dass sie einer Frau in den Wechseljahren »zustehen« würden. Ferner waren auch die Insulin-, Glukose- und Blutfettwerte hoch, insbesondere aber der Cholesterinwert. Die Oxidation der Blutfette war erheblich erhöht, und die Entgiftungsenzyme waren in ihrer Funktion deutlich gehemmt. Auch die DNS-Oxidation wies gefährliche Werte auf.

Kurz und gut, Mathias war das, was er fühlte: im Keller seiner Kraft, seiner körperlichen und seelisch-geistigen Kapazität. Seine Ehe drohte zu scheitern, beruflich stand er vor dem Aus.

Ich machte ihn mit meiner Methode des ganzheitlichen Ansatzes vertraut, nämlich

auf der Zellebene Veränderungen zu schaffen, die sich nach einiger Zeit dann in den Organen strukturell und funktionell sehr deutlich widerspiegeln.

**Der Begriff »vegetarisch« wurde bereits in der Antike geprägt und stammt vom lateinischen »vegetus«, was rüstig und lebenskräftig bedeutet. Wer sich also fleischlos ernährt, stärkt seine Vitalität. Mittlerweile gibt es zahlreiche wissenschaftliche Studien, die zeigen, dass Vegetarier meistens deutlich besser ernährt sind und sehr viel weniger gesundheitliche Probleme haben als »Fleischfresser«.**

## Die Wechselwirkungen

Nachdem ich die Diagnose gestellt hatte, dass er seit seinem mittleren Alter von 35 wahrscheinlich einen »Bergrutsch« seiner Testosteronwerte erleben musste – aber weniger durch die Minderproduktion von Testosteron, sondern mehr durch den Umstand, dass seine männlichen Hormone (Androgene) zunehmend durch ein Enzym, das vor allem in Leber und Fettgewebe aktiviert wird, der Aromatase, zu Östrogenen umgewandelt wurden –, wurde ihm klar, dass seine Probleme wie bei seinem Vater eine genetische Ursache haben. Er hat eine hohe Aktivität des Enzyms Aromatase geerbt, was ich ihm dann durch eine einfache Blutmessung nachweisen konnte.

Mit zunehmendem Fettgewebe, das durch die Leberaktivität dieses Enzyms in der Masse gesteigert wird, wurde er immer dicker. Denn da einerseits Testosteron Fett abbaut, aber Östrogene als Schwangerschaftshormone Fettgewebe aufbauen (das soll immerhin ein Baby auch in Notzeiten ernähren), kam er in einen Teufelskreis: Die Umwandlung seines Testosterons führte zu höheren Östrogenspiegeln, dies wiederum zu einer Fettmassevermehrung. Dies hatte auch eine vermehrte Aktivität der Fettgewebsaromatase zur Folge. Hinzu kam mit zunehmendem Fettgewebe eine Zunahme der Ausschüttung des in den Fresszellen gebildeten Hormons Leptin, eines Hormons, das die Sättigung erreichen soll. Leider aber wurden die Stellen im Gehirn, an die das Hormon Leptin seine Sättigungsimpulse zum Einstellen von jedem weiteren Befüllen von Magen und Darm sendet, mit der Zeit stumpf und reagierten nicht mehr.

Dies sehen wir bei allen Hormonen, wenn sie in zu großen Mengen im Blut und Gewebe vorhanden sind: Sie haben keinen Erfolg mehr am Zielorgan. Bei Mathias führte die dann ungezügelte Essensaufnahme, insbesondere von Zucker- und weißmehlhaltigen Nahrungsmitteln, schließlich zu einem hohen Insulinspiegel. Insulin, das Hormon, das den Zuckerspiegel regeln soll, wirkte wegen »Blindheit« seiner Angriffsziele, den Rezeptoren an den Zellwänden, nicht mehr ausreichend.

## Der Blutdruck steigt – das Cholesterin entgleist

Mit dem Anwachsen der Fettzellen kam es zu einer verstärkten Bildung eines Hormons, das in den Fettzellen gebildet wird und den Blutdruck erhöht: Angiotensinogen. Damit stieg bei Mathias der Blutdruck, es kam zu einem gestörten Zuckerstoffwechsel und zu einer völligen Entgleisung des Chole-

---

### Typisch für den Androgynen

**HORMONSITUATION**
Überschuss an Östrogen

**ERSCHEINUNGSBILD**
▶ Kräftiger Körperbau
▶ Rundliche, fast weibliche Körperformen

**EMOTIONEN**
▶ Liebevoll und einfühlsam
▶ Wirkt äußerlich ruhig, kann aber leicht in die Luft gehen
▶ Verdrängt Problematisches

**PROBLEME**
▶ Neigung zur Gewichtszunahme
▶ Neigung zu Krampfadern

**RISIKEN**
▶ Hoch für Herz-Kreislauf-Erkrankungen (Herztyp B)
▶ Hoch für Diabetes mellitus
▶ Neigung zu Prostatavergrößerung
▶ Neigung zu Darmkrebs

---

sterinstoffwechsels. Das »schlechte« LDL-Cholesterin stieg an, das »gute« HDL-Cholesterin fiel ab.

Die zunehmenden Östrogenspiegel führten zu einer weiteren Fettzellvermehrung, insbesondere im Bauchbereich und zwischen den Därmen, was den Bauch besonders herausdrückte. Die »Brüste« wurden größer. Alles Testosteron aus rotem Fleisch, das Mathias zu sich nahm, wurde im Wesentlichen zu Östrogenen umgewandelt. Es brachte ihm gar nichts, auch wenn er danach kurze Zeit glaubte, sich wie der von ihm verzehrte Stier zu fühlen.

### Auch der Rücken schmerzt

Die vielen Kuchen und Kekse wurden seinem Insulin und seinem Zuckerspiegel zum Verhängnis. Seine Rückenschmerzen, seine Schmerzen im Brustkorb bei Belastung wiesen auf einen Zustand hin, der gar nicht so bekannt ist: Zucker karamellisiert im Körper mit den Zellwänden und führt wie hohe Cholesterinspiegel zu Arteriosklerose; die Karamellisierung des Zuckers mit Proteinen zerstört körpereigene Proteine, wie eben auch die Rückenmuskulatur.

Nun kam es bei Mathias in den letzten Jahren zu einer verminderten Hormonproduktion von Testosteron in den Hoden. Dieser natürliche Alterungsprozess, dem nahezu alle Männer unterliegen, verstärkte bei dem ohnehin schon östrogenisierten und feminisierten Mathias die schwer wiegenden Probleme. Die hohen Leptin- und Insulinspiegel führten außerdem zu einer verminderten Ausschüttung von Wachstumshormon.

So saß er also bei mir, bevor wir die Therapie mit meiner Methode begannen.

### Die Behandlung ...

Ich verabreichte ihm für drei Monate ein die Aromataseaktivität hemmendes Enzym, ferner Testosteroninjektionen alle zwei Wochen, abendliche Wachstumshormon-Injektionen, die er selbst an sich durchführen konnte. Fettabbauende und aufnahmehemmende Stoffe, eine Diät nach meiner Methode mit Testosteron stimulierenden

Nahrungsmitteln sowie eine Verminderung des glykämischen Index in seiner Nahrung erhöhten seine Verbrennung durch die Thermogenese anregende Stoffe, wie die Aminosäure Taurin und andere Eiweiße. Ferner gab ich ihm niedrige Dosen des Schilddrüsenhormons $T_3/T_4$ in Form des getrockneten Hydrolysats Thyroid, denn seine Hormonspiegel wiesen auch in dieser Beziehung niedrige Werte auf. Außerdem verordnete ich ihm viele Algenprodukte, auch in der Ernährung, rotes Fleisch und Sojaprodukte, um die Aromatase auf natürliche Weise zu hemmen. Denn Soja enthält das Bioflavon Genistein, das die Aromatase blockiert.

Außerdem begann Mathias, sich in Gang zu bringen: mit regelmäßigen täglichen schnellen Spaziergängen über mindestens eine Stunde.

| Tipps für den Speisezettel |
| --- |

▸ Karotinreiche Lebensmittel, z. B. rotes und gelbes Gemüse vom Biobauern (wie Kürbis, Tomaten, rote und gelbe Paprikaschoten), Spinat
▸ Tomatensaft und Tomatenmark, auch Ketchup und Senf
▸ Orangen, Aprikosen, Papaya, Nektarinen, Mango, Melone
▸ Seefisch
▸ Zwiebeln
▸ Rapsöl und Olivenöl
▸ Zinkreiche Lebensmittel, z. B. Austern, Garnelen, Weizenkleie, Sesamsamen, Kürbiskerne, Haferflocken, Pilze, Getreide, Eigelb und Käse

*Nach dem Überschreiten des hormonellen Höhepunkts mit Anfang bis Mitte 20 kommt es bei fast allen Männern zu einem Rückgang der Testosteronproduktion um jährlich ein bis zwei Prozent.*

## … und der Erfolg

Nach drei Monaten war Mathias nicht mehr wiederzuerkennen. Vor mir stand ein deutlich schlankerer, wenn auch noch übergewichtiger lustiger Mann, sportlich wirkend, gut gelaunt, kein bisschen depressiv. Er hatte sich da leider schon in eine junge hübsche Frau verguckt, die seine Gefühle stark erwiderte. Offenbar war sein Testosteronspiegel so gut, dass ich ihn nun quasi etwas bremsen musste. Nach sechs Monaten stellte sich ein ruhiges Gleichgewicht ein, das Gewicht ging herunter, das Fett verschwand immer mehr, seine Lust war ausgeglichen wiedergekommen. Auch seine Frau begann nun damit, ihn zu respektieren und zu achten, ja ihn zu begehren, was Mathias in ein kurzes seelisches Ungleichgewicht brachte, aber letztendlich doch sein sexuelles Leben wieder in die richtigen Bahnen lenkte.

## Seine Vorlieben

Er liebt üppige und gehaltvolle Gerichte, hat ein Faible für Süßigkeiten, besonders Schokolade, und bevorzugt gesüßte Milchprodukte wie Milchshakes, Fruchtjoghurt und Quarkspeisen. Weißmehlprodukte und Teigwaren stehen auf der Hitliste seiner bevorzugten Nahrungsmittel ganz oben.

## Seine Abneigungen

Hochprozentiges, z.B. Schnäpse, lehnt er grundsätzlich ab. Mit frischem Gemüse, Rohkost oder Salat und Früchten kann man ihn weder verführen noch begeistern. Getreide und Vollkornprodukte kommen nicht einmal probeweise auf seinen Teller.

# Die typgerechte Ernährung

Wer sich von einem Anti-Aging-Experten beraten lässt, wird hart an sich arbeiten müssen und sich auf erhebliche Veränderungen in Sachen Ernährung einstellen müssen. Doch wenn der androgyne Typ die Hürde nimmt, weil er sein Leben in andere Bahnen lenken und dabei alte Gewohnheiten ablegen möchte, wird er mit Vitalität und Sexappeal belohnt.

## Die Empfehlung – überwiegend vegetarisch genießen

Mit dem Entschluss, die Ernährungsweise zu ändern, sind die Zeiten vorbei, in denen zu einer üppigen Mahlzeit der Braten, das Steak oder das dick panierte Schnitzel gehören und Gemüse, Salat oder Rohkost, wenn überhaupt, als dekorative Beilage serviert wurde. Stellen Sie sich allmählich auf »ganz ohne« um, und genießen Sie die Vielfalt unserer Nahrungsmittelpalette. Steigen Sie um und werden Sie fleischlos glücklich. Doch es reicht nicht, nur das Fleisch wegzulassen und sonst weiterhin zu essen wie zuvor – die schrittweise Umstellung muss wesentlich mehr umfassen.

## Viel Gemüse und Salat

Für seine Vitalität braucht der androgyne Typ frisches Gemüse, knackige Salate, Früchte, ein- bis zweimal pro Woche Seefisch und jede Menge Vollkornprodukte. Dieser Mix versorgt Sie mit Fatburnern, B-Vitaminen, Carnitin, Zink, Chrom, Vanadium und Taurin, die der androgyne Typ besonders braucht.

**Die Vielfalt des Vegetarismus: Ovolaktovegetarier ernähren sich pflanzlich, mit Milch, Milchprodukten und Eiern, Laktovegetarier verzichten auf Eier, Ovovegetarier essen auch Eier, aber weder Fleisch oder Fisch noch Milch, Veganer lehnen alle tierischen Produkte (auch Honig) ab.**

**171**

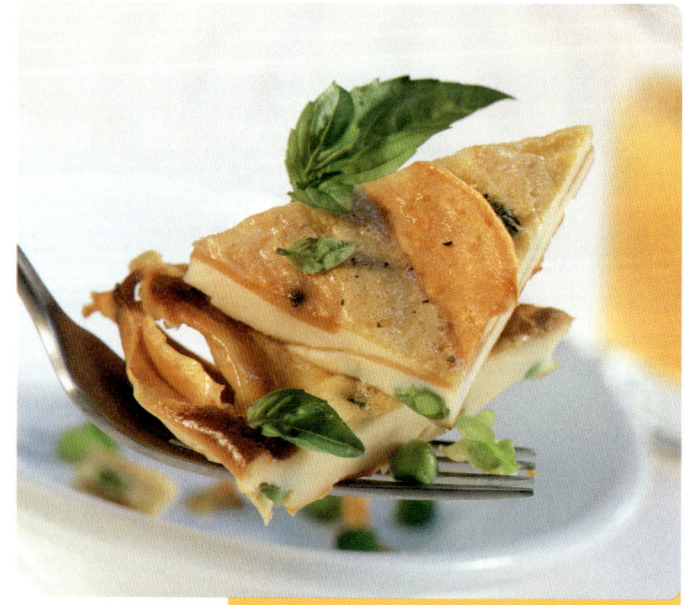

Mit dieser neuen Ernährungsstrategie haben Sie weiterhin Genuss pur und dauerhaften Erfolg:

❯ Cholesterinspiegel und Blutdruck sinken – und damit verringert sich das Risiko, an Herz-Kreislauf-Erkrankungen zu leiden.
❯ Darmkrebs wird vorgebeugt.
❯ Gewichtsprobleme verschwinden; damit sinkt auch das Risiko, an Diabetes mellitus zu erkranken.

### Das sollten Sie meiden!

Finger weg von Alkohol, vor allem Bier, das bekanntlich aus Hopfen gebraut wird, denn Hopfen ist östrogenhaltig. Auch andere

östrogenhaltige Nahrungsmittel, vor allem Soja und Sojaprodukte, Möhren und Rhabarber sowie Kräuter wie Pimpinelle, Salbei und Thymian, gehören nicht auf Ihren Speisezettel. Bei einem bestehenden Östrogenüberschuss würden diese Lebensmittel die Hormonsituation nur negativ verstärken. Fleisch sollte selten, besser überhaupt nicht auf dem Speiseplan stehen, denn es enthält Testosteron, das nach dem Genuss im menschlichen Körper in Östrogen umgewandelt wird.

### Anti-Aging-Frühstück

Wer mit dem beliebten Marmeladenbrötchen den Tag beginnt, macht viel schneller schlapp. Die Mischung aus Zucker und Weißmehl erhöht den Blutzuckerspiegel, viel Insulin muss ausgeschüttet werden, der Blutzucker sinkt rapide. Die Folge: Müdigkeit, Konzentrationsschwäche, Heißhunger auf Süßes.

Die starken Drei dagegen – Früchte, fettarme Milch und Milchprodukte sowie Vollkorn – sind das bessere Sprungbrett für einen erfolgreichen, energiegeladenen Tag.

Frisches Obst der Saison läutert den Geist, rüstet den Körper mit reichlich Vitalstoffen und macht angenehm satt, ohne unnötig zu belasten.

Genießen Sie entweder einen Mix aus Vollkornhaferflocken, Kürbiskernen, cremigem Joghurt und frischen Fruchtstückchen oder eine Scheibe Vollkornbrot vom Biobäcker, dünn bestrichen mit einem Aufstrich aus einem Esslöffel Tomatenmark, einem Teelöffel Olivenöl und Pfeffer. Eine gute Wahl ist auch ein Körnerbrötchen mit einer Portion Kräutermagerquark und zusätzlich frischem Obst wie Äpfeln oder Pfirsichen.

## Anti-Aging-Lunch

Der Lunch, der Sie auf Trab bringt, enthält viele Biostoffe, verpackt in Gemüse, Salaten und Rohkost. Als Hauptgang darf es etwas Eiweißreiches sein – ein leichtes Seefischgericht, beispielsweise Kabeljaufilet mit Senf- oder Sesamkruste. Wenn Sie mittags die Eiweißtanks mit Seefisch füllen, kann der Körper in Ruhe sein eigenes Material bilden, z. B. Muskeln, Hormone, Abwehrkörper und Glücksbotenstoffe.

Wenn Sie statt auf tierisches Eiweiß Appetit auf einen Mix aus hochwertigem pflanzlichem Eiweiß haben, etwa Kartoffeln und Ei, dann schmeckt Ihnen sicher ein Bauernomelett sehr gut.

Mit einem Shrimpscocktail sorgen Sie für den nötigen Taurinnachschub.

---

### Gesund knabbern

Knackig, köstlich und gesund – Kürbiskerne! Sie sind vielseitig verwendbar und ideal zum Anreichern von Müslis, Rohkost/Salat und Gemüsegerichten. Doch in den unscheinbaren grünen Kernen steckt noch mehr: Sie gelten als zinkreich – und von dem Spurenelement Zink braucht der androgyne Typ besonders viel. Denn dieser Mikronährstoff hindert das Enzym Aromatase daran, Testosteron in Östrogen umzuwandeln, lässt also den Testosteronspiegel ansteigen und den Östrogenspiegel sinken. Versorgen Sie sich daher täglich mit 25 bis 50 Milligramm Zink (zinkreiche Lebensmittel siehe Seite 138).

---

## Anti-Aging-Abendessen

Leicht und bekömmlich sowie vorwiegend kohlenhydratreich darf der Tag des androgynen Typs ausklingen. Ob gemütlich allein oder in großer Runde, lassen Sie sich nach Belieben einen Kartoffelauflauf mit rotem und gelbem Gartengemüse oder eine Gemüselasagne schmecken.

Kohlenhydrathaltige Lebensmittel gehören täglich auf den Speiseplan. Und wenn Sie Ihrem Körper etwas besonders Gutes tun wollen, dann verwöhnen Sie ihn mit Mehrfachzuckern in Form von Vollkornbrot und anderen Getreideprodukten, Kartoffeln und Gemüse.

## Anti-Aging-Extras

Sie sollten täglich mehrmals über den Tag verteilt eine Tasse Karela-Tee trinken. Den Tee gibt es im Reformhaus; er wird aus der Bitterbalsambirne gewonnen. Sein Wirkstoff hemmt sehr effektiv die Zuckerneubildung in der Leber.

Unterstützen Sie Ihr neues Ernährungsprogramm mit leichter Bewegung. Gehen Sie mit der Ernährungsumstellung beispielsweise dazu über, immer mehr Besorgungen zu Fuß zu erledigen, nehmen Sie die Treppe statt der Rolltreppe oder den Aufzug, lassen Sie für Kurzstrecken das Auto einfach immer öfter stehen. Gehen Sie täglich mindestens eine Stunde zügig an der frischen Luft spazieren.

Gehen Sie allmählich zum Walken oder einer anderen Ausdauersportart über. Ausdauersport hilft beim Verbrennen von Fett, lässt den Testosteronspiegel und damit auch die Lust auf Sex ansteigen.

# Der Asket
## versagt sich viel

**Kommen Sie innerlich zur Ruhe, und lernen Sie, die schönen Seiten des Lebens zu genießen. Regelmäßige Entspannungsübungen helfen Ihnen dabei. Mit positiven Affirmationen können Sie Ihre negative Einstellung zu sich selbst aufbrechen.**

### Zappelphilipp und Suppenkaspar

Der asketische Typ ist in allem, ganz besonders aber auch beim Essen, der »große Verzichter«. Da er ständig aktiv sein muss und niemals still sitzen kann, ist er als Bewegungstyp ein schwieriger Gast bei Tisch. Dieser Menschenschlag isst eher wenig und in der Regel in überschaubaren Mengen. Essen ist für diesen Typ ein notwendiges biologisches Übel, das er am liebsten nebenbei einnimmt. Sein Alltag ist turbulent, abwechslungsreich und stressig; daher hat er so gut wie kein Interesse, sich mit gesunder Ernährung oder aufwändigem Kochen zu beschäftigen. Wenn der Hunger sich meldet, muss das Essen schnell serviert werden, sonst kommt schlechte Laune auf.

### Erich, der asketische Mann, 52 Jahre

Dünn, aber nicht dünnhäutig, eher von zäher Natur, sitzt Anwalt Erich mir gegenüber. Er wirkt irgendwie mürrisch, freudlos. Nichts scheint ihm im Leben richtig zu schmecken, Lebensgenuss ist ihm offenbar fremd. Sex ist eher ein Begriff, den er, wie er mir sagt, auf »leicht verfügbare« Frauen bezieht. Er ist sehr fleißig, arbeitet bis in die Nacht; wenn er Sport macht, dann läuft er, bis er nicht mehr kann, als müsse er sich bestrafen. Er gilt in Anwaltskreisen als aggressiver und auch aus diesem Grund erfolgreicher Anwalt.

Sein Hobby war ursprünglich das Sammeln von kostbaren Münzen. Seit einiger Zeit macht ihm dies aber keinen Spaß mehr. Er lebt doch sehr isoliert, stürzt sich eher zwanghaft in seine Prozessakten und arbeitet sich unermüdlich bis tief in die Nacht durch die Fälle. Natürlich schlafe er schlecht, sagt er, aber daran habe er sich inzwischen gewöhnt.

Mir gegenüber scheint er fremdartig, etwas abgehoben und von einem Eisumhang umgeben. Seine etwas autistisch anmutende Lebensform wirkt erschreckend und macht es verständlich, dass er mürrisch und hart wirkt, spitzig, nicht kantig. So auch seine Zunge. Wehe dem, der sich ihm mit offenen Armen entgegenwirft!

## Der Lebensalltag ist ökonomisch geregelt

Ich spreche ihn auf Liebe an – die sei ihm fremd. Ich frage ihn, was er so esse – kurze und knappe Antwort: wenig, Salat, Gemüse, ab und zu Fleisch. Er achte sehr darauf, genau und pünktlich zu essen und nicht dick zu werden. Bioernährung sei ihm aber schon wichtig.

Auf meine Frage, ob er denn schon einmal Gewichtsprobleme gehabt habe: »Nie.« Ein Mensch der Knappheit. Alles ist ökonomisch geregelt, auch das Essen. Genuss beim Essen: nie! Geld scheint ihm wichtig zu sein, Besitz sein Lebensziel.

Seine Untersuchungsergebnisse: Östrogenwerte unter 12,0, d. h. nicht mehr messbar; Testosteron normal, DHEA niedrig, Wachstumshormonsekretion und Schilddrüse unauffällig. Auch der Insulinspiegel war niedrig.

## Östrogene machen sanfter

Erich braucht etwas, was ihn runder macht, etwas, was ihn weicher und quasi menschlicher macht.

Meine Idee: Östrogene – Soja, Praline mit Soja und schwarzer Schokolade. Wenn Salat, dann Rotkleesalat. Er sollte sich dem Genuss zuwenden. DHEA als Kapseln wür-

---

### Typisch für den asketischen Mann

**HORMONSITUATION**
Schneller Abbau von Östrogen

**ERSCHEINUNGSBILD**
▶ Wenig Unterhautfettgewebe
▶ Schlank, knochig und spitz
▶ Ist extrem zappelig und quirlig
▶ Idealer Ausdauersportler

**EMOTIONEN**
▶ Ist hart zu sich selbst und anderen
▶ Zeigt oft zwanghaftes Verhalten
▶ Ist latent aggressiv
▶ Versagt sich viel
▶ Quält sich

**PROBLEME**
▶ Hat häufig Obstipation (Verstopfung)
▶ Neigt nachts zum Schwitzen
▶ Hat oft Erektionsstörungen

**RISIKEN**
▶ Neigung zu Prostatakrebs
▶ Neigung zu Darmkrebs

---

de seinen Östrogenspiegel erhöhen, wenn ausreichend Aromataseenzyme vorhanden sind. Ansonsten hilft ihm Östrogengel.

Erich konnte sich nur schwer überwinden, aber er tat es – und es geschahen Wunder! Er wurde weicher, zugänglicher und geselliger. Dies tat auch seinen Beziehungen zu Frauen gut. Seine Ernährung: wenig Fleisch, insbesondere wenig rotes Fleisch, dafür viel Müsli, Gemüse, Sojaprodukte.

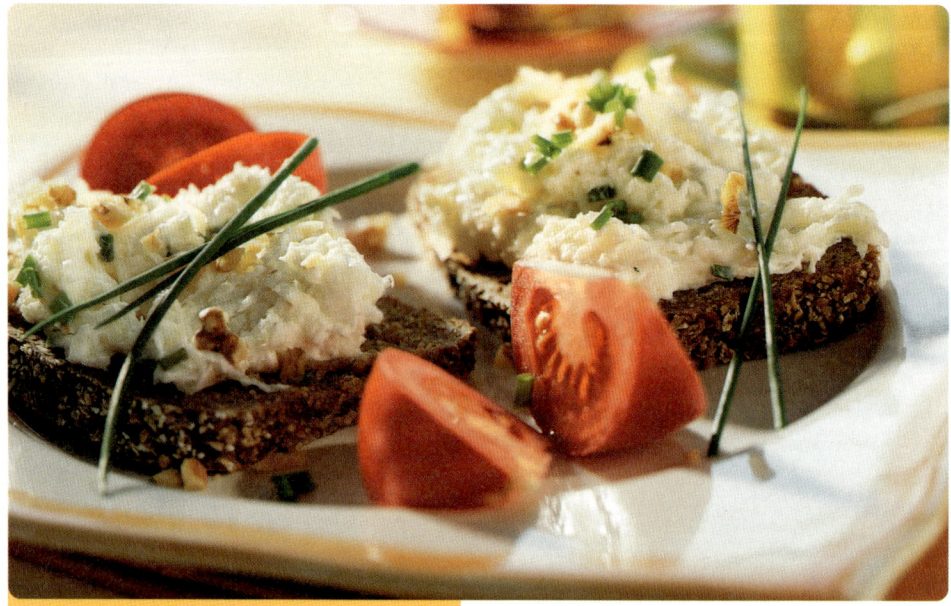

*Tut Asketen gut: Vollkornbrot mit pikantem Frischkäseaufstrich, dazu Rohkost wie beispielsweise Tomaten.*

## Die typgerechte Ernährung

### Seine Vorlieben

**Komplexe Kohlenhydrate werden vom Stoffwechsel nur langsam aufgespalten. Ihr Vorteil: Sie stecken sowohl in Getreide, Getreideprodukten und Kartoffeln als auch in Gemüse sowie in Hülsenfrüchten.**

Er ist ein Fan von Gemüse, Salat und Rohkost in allen möglichen Variationen und fruchtigen Müslis, allerdings nur in kleinen Portionen. Da er sich selbst wenig erlaubt, vor allem keinen Genuss, gilt er als der »heimliche Süße«, der gerne, vor allem wenn er sich unbeobachtet fühlt, Süßigkeiten und Schokolade nascht.

### Seine Abneigungen

Menschen, deren Östrogenspiegel sehr schnell sinkt, meiden üppiges, fettes und kalorienreiches Essen. Mehrgängige reichhaltige Menüs sind für sie ein Gräuel.

Auch der asketische Typ muss für mehr Lebensqualität erhebliche Veränderungen bei der Ernährung und Lebensführung akzeptieren, wenn er seine Lebenssituation positiv verändern möchte. Sein Hauptziel bei seinem Veränderungsprozess muss sein, innerlich zur Ruhe zu kommen und sich Schritt für Schritt anzugewöhnen, regelmäßige Mahlzeiten in Ruhe einzunehmen und zu genießen.

### Die Empfehlung – ballaststoffreich und viel Kohl

Asketische Typen haben einen sehr aktiven Stoffwechsel; deswegen brauchen sie vor allem Eiweiß, Fett in Maßen, jede Menge Vitamine und Antioxidanzien, vor allem aber komplexe Kohlenhydrate und Ballaststoffe. Essen Sie so viel davon, wie Sie können. Diese unverdaulichen Bestandteile in Lebensmitteln und Obst fördern eine gesunde Darmflora, regulieren den Blutzucker, senken den Cholesterinspiegel und beugen Dickdarmkrebs vor. Bei Gemüse möglichst viel Kohl genießen, denn Kohlgemüse enthält Glukosinolate, die Krebs vorbeugen und das Wachstum unerwünschter Mikroorganismen blockieren. Am meisten Glukosinolat ist in rohem Kohlrabi, Rosenkohl und Brokkoli enthalten.

### Anti-Aging-Frühstück

Eine gute Basis für den Start in den Tag ist ein Müsli aus Getreideflocken mit Obst und Sojamilch. Gute Alternativen sind Quark oder Sojajoghurt mit Früchten, aber auch Vollkornbrot mit Käse und Paprikastreifen oder Radieschenscheiben.

### Anti-Aging-Lunch

Fettes und schweres Essen macht mittags schlapp. Startklar für den Rest des Tages werden Sie mit einem Blattsalat und Kräutervinaigrette zum Sattessen oder mit einer Portion Gemüse mit Fisch oder Fleisch. Gut schmecken Kohlrabi mit Hirse-Pilz-Füllung, Gemüseragout mit Tagliatelle oder gegrillter Fisch auf Blattspinat.

### Anti-Aging-Abendessen

Ob kalt oder warm – das Abendessen sollte reich an komplexen Kohlenhydraten sein. Sie sorgen für die Beruhigung von Körper und Geist sowie für einen guten Schlaf. Kleine warme Gemüsegerichte, z. B. Spaghetti mit Gemüse-Bolognese oder Brokkoli-Blumenkohl-Auflauf, sind ideal. Wer Kaltes bevorzugt, wählt Vollkornbrot, Frischkäse und Gemüsetatar oder Gemüsestifte und Tofu-Kräuter-Dip.

## Anti-Aging-Extras

Sie sollten täglich mehrmals eine Tasse Tee aus Sägepalmenextrakt trinken. Sägepalme gilt generell als Pflanze gegen »Männerleiden«. Außerdem ist Entspannungstraining für Sie sehr wichtig.

**Verzichten Sie konsequent auf testosteronhaltige Lebensmittel. Das ist in erster Linie rotes Fleisch bzw. Fleisch von männlichen Tieren, z. B. vom Ochsen oder Hirsch.**

---

### Tipps für den Speisezettel

▶ Östrogenreiche Lebensmittel, z. B. Sojabohnen, Tofu, Sojamilch, Sojajoghurt, Kichererbsen, Sojakäse, Sojanüsse, Miso, Sojamehl, Sojaflocken, Linsen, Mungobohnen, schwarze Bohnen, Erdnüsse und Hirse

▶ Rotes und gelbes Gartengemüse, Möhren, Tomaten, Brokkoli, Kürbis, alle Kohlarten, Petersilie, Brunnenkresse, Salbei, Thymian, sibirischer Borretsch, Quendel, Schafgarbe, Granatapfel, Rhabarber

▶ Zinkreiche Lebensmittel zur Hemmung des Enzyms 5-Reduktase, z. B. Austern, Garnelen, Weizenkleie, Sesamsamen, Kürbiskerne, Haferflocken, Pilze, Getreide, Eigelb und Käse

▶ Coenzym-Q10-reiche Lebensmittel, z. B. Hühner- und Lammfleisch, Eier, Spinat, Nüsse, Soja, Knoblauch, Weizenkeimöl, Soja- und Olivenöl

177

# Der Mars-Typ
## gibt sich hypermännlich

Auch Supermann wird leider älter – und wer viel hat, hat viel zu verlieren. Wenn Dynamik, Durchsetzungskraft und Libido schwächeln, hat dieser Typ es schwer, sich seine Probleme einzugestehen und Hilfe zu suchen.

### Vom Sockel gefallen?

Auch Helden haben eine verwundbare Stelle, eben die berühmte »Achillesferse«. Der Mars-Typ muss nun nicht unbedingt ein Held sein, aber er verkörpert so ziemlich umfassend den starken, dynamischen und belastbaren Menschen, wie er für Führungspositionen immer gesucht wird. Außerdem liebt er die Frauen – allerdings mehr zu seiner eigenen Dekoration und nicht etwa aus Gefühlsüberschwang. Wer wie er meist recht erfolgreich, aber nicht gerade rücksichtsvoll Beruf und Privatleben meistert, macht sich auch Feinde und weiß das. Traut er sich dennoch, für seine Probleme Hilfe zu suchen, wird er die Ratschläge voll Tatkraft umsetzen.

### Georg, 55 Jahre, kann nicht mehr

Georg war das, was Frauen in ihren Träumen lieben: stark, muskulös, gut aussehend, auch intelligent. Er war sehr forsch und durchsetzungsfähig, aber auch sehr logisch und bedächtig. Georg klagte über Libidostörungen, Erektionsverlust und Müdigkeit. »Vielleicht habe ich zu viel gebumst in meinem Leben, vielleicht ist die Batterie alle«, bedeutete er mir. Er war sehr sympathisch, offen, kein Schönling, eher ein guter Kumpel.

### Liebt die Frauen – und frustriert sie gründlich

Ich sagte ihm, das dies in seinem Alter von 55 Jahren durchaus vorkommen und mit den männlichen Wechseljahren, der so genannten Andropause, zusammenhängen könne, wir es aber erst messen müssten. Georg hatte in Beziehungen wenig Glück. Er liebte schöne Frauen und umgab sich gerne mit ihnen. Dies führte zu erheblichen

Konflikten in seiner Ehe. Seine Frau habe ihm immer und immer wieder vorgeworfen, er sei gefühllos. Dies liege aber eher daran, so Georg, dass er einen sehr anstrengenden Beruf als Manager habe, der ihn auch nach dem Sex sofort wieder einfange. Dies könne, gab er zu, durchaus kalt wirken, sei aber eigentlich gar nicht so gemeint. Er gehe manchmal nach dem Sex auch gleich an den Schreibtisch, denn dann könne er sehr gut arbeiten.

## Fleisch und Fisch sollten Testosteron anheben

Seine Vorlieben beim Essen waren natürlich Steaks, Hamburger, Rinderbraten – alles, was mit Fleisch zu tun hat. Aber er mochte auch gerne Gemüse und Seefisch. Fett, möglichst tierisches Fett, Butter, das schmeckte ihm, also alles, was ungesund ist. Süßes war nicht so sein Ding.
Georg ging gerne essen, insbesondere traf er sich abends oft mit Geschäftsfreunden. Dabei trank er auch regelmäßig Wein.
Seine Androgenwerte waren außerordentlich abgesunken. Mit seinem Fleischgenuss wollte er offensichtlich unbewusst seinen Testosteronspiegel hoch halten. Seine Östrogene waren eher etwas hoch, Insulin und Blutzucker normal.

## Die Behandlung

So war es klar, dass ich ihm Testosteron verordnete. Mit regelmäßigen Androtopgelanwendungen wurde seine Libido deutlich besser. Seine Erektionsstörungen versuchte ich natürlich auch mit psychotherapeutischen Mitteln zu behandeln, aber es kam nur zu einer sehr geringen Besserung.

Auch Testosteron brachte keinen Erfolg. Deshalb versuchte ich es mit höheren Dosen von DHEA. Dies gelang. Dadurch stieg gleichzeitig sein Östrogenspiegel im Blut an, und er wurde verständnisvoller für seine Partnerin. Konnte er sich bisher wenig einfühlen, so fiel ihm jetzt selbst die Veränderung auf. Dass dies der Beziehung gut tat, können Sie sich vorstellen.

## Im Auflauf »verpackt« schmeckt auch Pflanzenkost

Seine Ernährung musste er völlig umstellen, da vor allem der Cholesterin- und Harnsäurespiegel durch den hohen Fleischkonsum und den vielen Wurstverzehr hoch angestiegen waren. Nur mühsam konnte er sich von seinem »männlichen« Essen Steak zu Müsli, Salaten, Gemüse und Vollkornnudeln bekehren. Aber dank der Hilfe seiner Partnerin gelang dies. Sie konnte ihm das Ganze herzhaft und geschmackvoll als Aufläufe zubereiten.

## Typisch – immer unter Druck

Je nach Situation kommt bei einem Mann vom Mars-Typ das Charakteristische des Genuss- oder des Empfindungstyps zum Ausdruck. Als Empfindungstyp steht er ständig unter Druck, weil er sich bei allem, was er in die Hand nimmt, immer überfordert. Dadurch nimmt er kaum wahr, was er auf seinem Teller hat.
Wer für ihn kocht, muss damit rechnen, dass Aufwand und Mühe, die in die Zubereitung des Essens gesteckt wurden, weder bemerkt noch lobend anerkannt werden. Als großer Krieger pflegt er sein Selbstbild der »ausgeprägten Männlichkeit« und

**179**

lehnt alles Weibliche ab. Beim Essen neigt er gelegentlich zu Extremen, was manchmal zu Lasten der Ausgewogenheit geht.

> Der Mars-Typ liebt es beim Essen zünftig: Riesensteaks, am besten kross überm Grill geröstet und innen noch blutig, sind so recht nach seinem Geschmack. Das hilft aber leider seiner Männlichkeit nicht auf die Sprünge, sondern treibt nur die Cholesterin- und Harnsäurewerte hoch. Er muss sehr behutsam sozusagen vom »Raubtier« aufs »Weidetier« umgestellt werden. Damit ihm auch das so dringend nötige »Gesundfutter« in Form von Getreide und Gemüse noch schmeckt, muss man tief in die Gewürzkiste greifen. Herzhafte Kasserollen, mit Kräutern fantasievoll abgeschmeckt und z. B. mit Käse überbacken, munden auch mit Miniportionen Fleisch.

## Seine Vorlieben

Er liebt beim Essen die Abwechslung – wie bei den Beziehungen zu Frauen. Seine Geschmacksvorlieben wechseln: So darf das Essen mal feurig-scharf, ein anderes Mal deftig-kräftig oder kurze Zeit später sauer bis salzig gewürzt sein. Als »großer Krieger« liebt er mächtige Fleischportionen, am liebsten Steak, aber auch Wurst, und das eventuell, je nach Stimmungslage, täglich. Dabei hilft es ihm vielleicht, die Ernährungsumstellung nicht so sehr unter dem Aspekt des »Gesundköstlerischen« zu betrachten, als sich vielmehr der neuen Feinschmeckerwelle anzuschließen und die Kultivierung der Geschmacksnerven zu pflegen.

### Typisch für den Mars-Mann

**HORMONSITUATION**
Überschuss an Testosteron

**ERSCHEINUNGSBILD**
▶ Groß, durchtrainiert, muskulös und kantig
▶ Sehr sexy, mit Waschbrettbauch

**EMOTIONEN**
▶ Knallhart, wenig sensibel
▶ Ist immer kampfbereit
▶ Durchsetzungsfähiger Einzelkämpfer
▶ Geeignet für Führungspositionen

**PROBLEME**
▶ Magen- und Darmstörungen
▶ Stresssymptomatik
▶ Libidostörungen
▶ Partnerkonflikte

**RISIKEN**
▶ Hoch für Herzinfarkt (Herztyp A)
▶ Hoch für Prostatakrebs

## Seine Abneigungen

Milch und Milchprodukte sind für ihn unmännlich und kommen daher eher nicht auf seinen Speiseplan. Er meidet alle Gerichte, die bereits vom Namen her weiblich klingen oder die wie Müsli oder Pudding verniedlicht erscheinen. Alles Leichte und Gesunde, wie Obst, Gemüse oder Vollkorngerichte, lehnt er konsequent ab. Und auch dabei duldet er wie bei anderen Dingen keinen Widerspruch.

# Die typgerechte Ernährung

Für eine stabile Hormonbalance ist tierisches und pflanzliches Eiweiß für den Mars-Typ ein wichtiger Nahrungsbaustein. Nicht nur bei der Auswahl eiweißreicher Lebensmittel muss der vor Kraft strotzende Mars-Mann umdenken und eine Korrektur vornehmen, sondern auch seine extremen Vorlieben abschwächen, allmählich die weibliche Seite der Ernährung zulassen und sich behutsam an östrogenhaltige Lebensmittel heranwagen.

## Die Empfehlung – wagen und Neues ausprobieren

Auch wenn es schwer fällt, versuchen Sie, sich für die weibliche Seite des Essens genauso zu begeistern wie für die Eroberung einer Frau. Entdecken Sie den Eroberer, der in Ihnen steckt, vollkommen neu. Sagen Sie Ihren bisherigen Fleischorgien ade, und experimentieren Sie mit Lebensmitteln, die Sie bisher nicht angerührt haben. Schnell werden Sie erkennen, dass der neue Lebensmittelmix gut für Ihren Körper ist.

## Vollwertige Kost lädt alle Batterien wieder auf

Tasten Sie sich langsam an eine vollwertige Ernährung mit viel Gemüse, Rohkost, Salat, Obst und fettarmen Eiweißquellen heran. Sie werden staunen, wie gut helles Fleisch und Tofu schmecken können und was Ihnen bisher an Genuss entgangen ist. So wird ganz nebenbei Ihr Nährstoffkonto mit Vitalstoffen, Eiweiß, hochwertigen Fetten und gesunden Kohlenhydraten aufgefüllt.

Das wird Ihnen Ihr Körper danken:
▶ Mit einem hohen HDL-Spiegel (»gutes« Cholesterin)
▶ Mit einem gestärkten Immunsystem
▶ Mit einem strahlenden Aussehen

## Das sollten Sie meiden!

Verzichten Sie in erster Linie auf testosteronhaltige Lebensmittel. Das sind hauptsächlich rotes Fleisch bzw. Fleisch von männlichen Tieren, z. B. Ochsenfleisch, Rindersteaks, Rinderbraten und Wild. Da Zink dem Testosteron auf die Sprünge hilft und dem Mars-Typ außerdem das Enzym Aromatase fehlt, sollte er auch besonders zinkreiche Lebensmittel, wie Austern, Garnelen, Kabeljau, Innereien, von seinem Speiseplan verbannen.

### Tipps für den Speisezettel

▶ Helles Fleisch oder Seefisch als Eiweißquelle, z. B. Geflügel, Kalbfleisch, Kaninchen, Hecht, Scholle
▶ Zur Förderung der weiblichen Seite der Ernährung östrogenhaltige Lebensmittel, z. B. Sojabohnen, Tofu, Sojamilch, Sojajoghurt, Kichererbsen, Sojakäse, geröstete Sojanüsse, Miso, Sojamehl, Sojaflocken, Linsen, Mungobohnen, schwarze Bohnen, Erdnüsse und Hirse
▶ Pimpinelle, Salbei, Thymian, sibirischer Borretsch
▶ Quendel, Schafgarbe
▶ Granatapfel, Rhabarber
▶ Möhren, Spargel

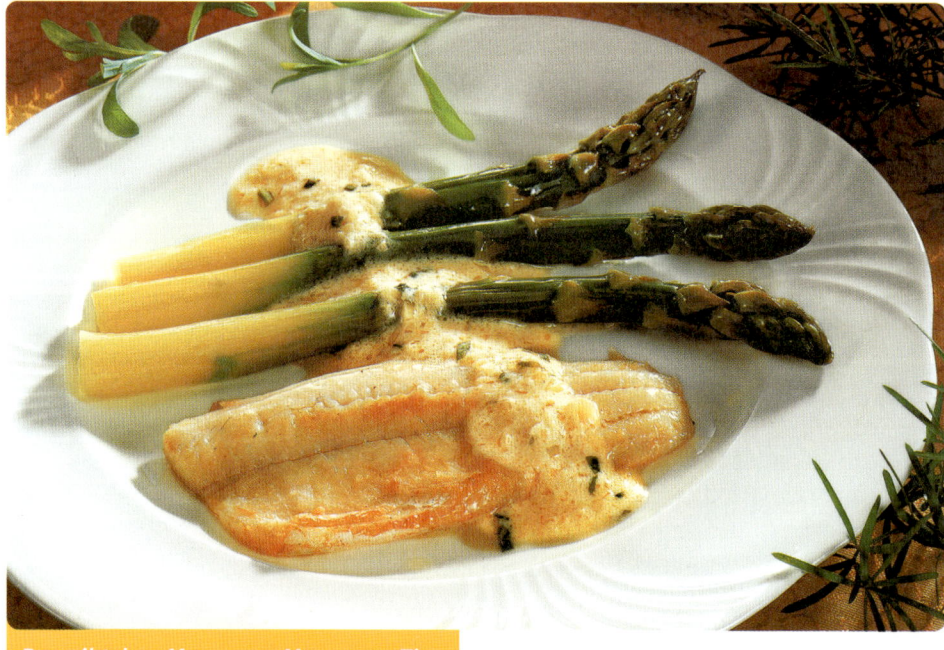

*Das gibt dem Mann vom Mars neue Tinte auf den Füller und schmeckt einfach köstlich: frischer grüner oder auch weißer Spargel.*

### Anti-Aging-Frühstück

**Morgenstund mit Gutem im Mund – schließlich wollen Sie doch aus der Pole-Position in das Rennen des Tages starten, oder?**

Die erste Mahlzeit am Tag ist auch für den Mars-Typ die wichtigste. Wenn der Nährstoffmix morgens stimmt, nimmt auch Ihre Leistungskurve ihren Aufschwung. Wann immer Konzentration von Ihnen gefordert ist, sollten Sie auf Eiweiß setzen; in diesem Fall sind Haferflocken mit Sojajoghurt und einem Apfel ideal.

Brauchen Sie eher starke Nerven, kommen Sie mit komplexen Kohlenhydraten in Form. Diese sind enthalten in Vollkornbrot mit Meerrettich bestrichen, mit frischen Gurkenscheiben und geräucherter Puten-

brust belegt. Wenn morgens gar nichts rutschen will, bringt Sie ein scharfer Gemüsesaft in Schwung.

### Anti-Aging-Lunch

Mittags ist Halbzeit, und wer enge Terminpläne hat, muss jetzt für Power am Nachmittag sorgen. Am besten gleich so gezielt, dass Sie auch den Abend mit Elan antreten. Mit Antipasti wie scharf marinierte Möhren und einem kurz gebratenen Hähnchenbrustfilet mit Salbeikruste sind Sie fit für den nächsten Termin.

### Anti-Aging-Abendessen

Wenn auf Ihrem Terminplan ein Geschäftsessen stand, dann haben Sie möglicherweise mehrere Gänge genossen. Nach so einem Tag ist ein leichtes Abendessen das Richtige. Gönnen Sie sich einen sinnlichen Genuss mit Spargel, z. B. Spargelrisotto oder Spargelduo weiß-grün mit Jakobsmuscheln.

## Anti-Aging-Extras

Unterstützen Sie Ihr neues Genießerprogramm mit regelmäßigem Ausdauertraining. Wer ständig Stress hat und unter Druck steht, muss außerdem für Entspannungsphasen sorgen, sonst streikt das Herz. Denn durch Stress wird der Spiegel an »gutem« HDL-Cholesterin gesenkt. Lernen Sie deshalb, sich zu entspannen, und bauen Sie passende Entspannungsübungen in Ihren Tagesablauf mit ein.

Halten Sie außerdem die freien Radikale in Schach, die das »schlechte« LDL-Cholesterin mobilisieren und seine Anhäufung in den Arterien fördern.

Das gelingt ganz leicht: Mit Getreideprodukten und Fisch bekommen Sie Selen, mit Sonnenblumenöl, Weizenkeimöl und Walnussöl Vitamin E, frisches Obst und Gemüse sorgen nicht nur für den Beta-Karotin-Nachschub, sondern liefern auch Vitamin C – alles ideale Radikalefänger.

### Nicht nur für Kohlköpfe

Kennen Sie Wirsing? Das sollten Sie, denn Kohlgemüse kommen Ihrer Vorliebe für Deftiges entgegen. Diese Kohlart steht hinter Rot- und Weißkohl an dritter Stelle der Kohlkopfarten und wird nahezu das ganze Jahr über angeboten. Er ist mild würzig im Geschmack und lässt sich abwechslungsreich zubereiten. Er schmeckt gefüllt, ge-

---

### Süß und sinnlich

Tut Mars gut: Die Frucht des Granatapfelbaums kennt inzwischen wohl jeder. Der Sage nach soll Aphrodite den ersten Baum eigenhändig gepflanzt haben. Seither galt die tiefrote Frucht mit den unzähligen Kernen als Sinnbild für Liebe und Fruchtbarkeit. Venus, die Göttin der sinnlichen Liebe, soll ihren Günstlingen Granatäpfel geschenkt haben. Aber nicht nur das: Granatäpfel sind reich an Vitamin C und schmecken süßsäuerlich. Seine roten Kerne verfeinern süße und pikante Saucen sowie Obstsalate. Auch Granatapfelsaft schmeckt herrlich erfrischend.

---

schmort, gratiniert oder auch pfannengerührt im Wok.

Wirsing enthält reichlich Vitamin E und Folsäure sowie den sekundären Pflanzenstoff Glukosinolat.

### Mehr Fisch auf den Tisch

Makrelen enthalten den höchsten Anteil an Omega-3-Fettsäuren; das sind supergesunde Fettsäuren, die vor vielen chronischen Krankheiten und auch das Herz schützen sowie Depressionen und Altersdemenz vorbeugen. Makrelen eignen sich zum Braten, Grillen und Schmoren und schmecken mit Knoblauch oder mediterranen Kräutern gewürzt besonders gut. Sie enthalten außerdem die Aminosäure Tyrosin, ein Ausgangsstoff für das stoffwechselaktive Schilddrüsenhormon.

# Anhang –
## Service

Die nachfolgenden Hinweise sollen Ihnen helfen, wenn Sie Beratung suchen, das Gelesene vertiefen und die im Buch empfohlenen Maßnahmen in die Praxis umsetzen wollen.

## Wichtige Adressen

**Dr. Michael Klentze**
Facharzt für Gynäkologie
Facharzt für therapeutische Medizin
Board Certified Physician/ABAAM
Advision Member Medical Committee
for Aging Research and Education

Fragen zur Klentze Akademie
▶ Ausbildung
▶ Vorträge
▶ Workshops
▶ Lifestyle

Am Kosttor 1, Ecke Maximilianstr. 18 · 80331 München
Tel.: 0 89/96 18 99 18 · Fax: 0 89/24 22 39 26
http://www.anti-aging-med.de · E-Mail: klentze@t-online.de

**ANTI-AGING** Das Video zur Buchreihe von Dr. Klentze. Erhältlich auf DVD und VHS. Im gut sortierten Handel oder unter http://www.polyband.de

### Beratung

**Institut A3 – Art of Anti-Aging**
Prof. Dr. Lothar Moltz
Uhlandstr. 20–25
10623 Berlin
Tel.: 0 30/88 67-52 34, Fax: 0 30/88 67-52 35
www.institut-a3.de
E-Mail: info@institut-a3.de

**Heidelberger Akademie für
Gesundheitsförderung HAG**
Bergheimer Str. 76
69115 Heidelberg

**Deutsche Gesellschaft für
Anti-Aging-Medizin (GSAAM)**
Josephspitalstr. 15
80331 München
Tel.: 0 89/74 35-78 90, Fax: 0 89/74 35-78 91
www.gsaam.de

**Europäische Vereinigung für
Aktives Anti-Aging e. V. (EVAAA)**
Karl-Heine-Str. 99
04229 Leipzig
Tel.: 03 41/49 12 51

**SAABA Swiss Austrian Association for Better Aging**
Dr. med. Christoph Winkler
Spital Oberengadin
CH-7503 Samedan
Fax: +41 (0) 8 18 52 53 10

**Institute of Biomedical Aging Research of the Austrian Academy of Sciences**
Dr.-Ignaz-Seipel-Platz 2
A-1010 Wien

**ECARE**
Oberstr. 16
CH-3362 Herzogenbuchsee

**Deutsche Gesellschaft für Ernährung (DGE)**
Godesberger Allee 18
53175 Bonn
Tel.: 02 28/3 77 66 00, Fax: 02 28/3 77 68 00
www.dge.de

**Österreichische Gesellschaft für Ernährung**
Zaunergasse 1–3
A-1030 Wien

**Schweizerische Vereinigung für Ernährung**
Effingerstr. 2
CH-3001 Bern

**Deutsche Alzheimer Gesellschaft e. V.**
Friedrichstr. 236
10969 Berlin

**Bundesselbsthilfeverband für Osteoporose e. V.**
Prof. Dr. Christian Wüster
Kirchfeldstr. 149
40215 Düsseldorf
Tel.: 02 11/31 91 65
www.bfo-aktuell.de
E-Mail: info@bfo-aktuell.de

## Interessante Internetseiten

**www.bleibjung.de**
Größtes deutschsprachiges Portal zum Thema Anti-Aging und Lifestyle, aktuelle News aus der Forschung

**www.gsaam.de**
Website der German Society of Anti-Aging Medicine

**www.worldhealth.net**
Website der American Academy of Anti-Aging Medicine, bietet aktuelle Informationen und Übersichten

**www.forum-maennerarzt.de**
Informationsplattform zum Thema Andropause und Anti-Aging

## Bezugsquellen

Hochwertige Anti-Aging-Produkte, wie beispielsweise die der Firma Longevity Health Vitabasix, erhalten Sie in Apotheken, Vitalshops oder über:

**Pharmatrans Inc., Maastricht**
Tel.: +8 00 80 20 80 20 (gebührenfrei)
Fax: +8 00 70 30 70 30 (gebührenfrei)
E-Mail: info@pharmatrans.com

**Novo Nordisk Pharma GmbH**
Brucknerstr. 1
55127 Mainz
Tel.: 0 61 31/9 03-0, Fax: 0 61 31/9 03-2 50
www.novo-nordisk.de

**Novartis Pharma GmbH**
Roonstr. 25
90429 Nürnberg
www.novartis.de

# Literaturhinweise

**ALRAM, MARGARETHA:** *Zehn Schritte zur Unsterblichkeit. So verlängern Sie Ihr Leben, ohne zu altern.* Klatschmohn, Rostock 2001

**BURKHARD, MARGIT:** *Gewöhnen Sie sich das Altern ab. Das mentale Anti-Aging-Training.* Herbig, München 2001

**CHEREWATENKO, VERA/PERRY, PAUL:** *The Diabetes Cure. A Medical Approach That Can Slow, Stop, Even Cure Type 2 Diabetes.* HarperCollins, New York 1999

**CREUTZFELDT-GLEES, CORA:** *Das praktische Hormonbuch. Was ich wissen muss, um mich richtig zu entscheiden.* Herder, Freiburg 2000

**FRANKEL, PAUL/BRUNIG, NANCY/ COONEY, CRAIG:** *The Methylation Miracle: Unleashing Your Body's Natural Source of SAM-e.* St. Martin's Press, New York 1999

**GOLDMAN, ROBERT:** *Brain Fitness. Anti-Aging Strategies for Achieving Super Mind Power.* Anchor Books, New York 1999

**KATZ, LAWRENCE C./RUBIN, MANNING:** *Neurobics. Fit im Kopf. Übungen zur Leistungssteigerung des Gehirns.* Mosaik bei Goldmann, München 2001

**KLATZ, RONALD/GOLDMAN, ROBERT:** *Stopping the Clock – wie man die Zeit anhält.* Vier Flamingos Verlags- und Vertriebsgesellschaft, Rheine 1999

**KLENTZE, MICHAEL:** *Für immer jung durch Anti-Aging.* Ehrenwirth Verlag, Bergisch Gladbach 2001

**LACKINGER-KARGER, INGEBORG:** *Natürlich gesund 50+. So bleiben Sie fit und aktiv.* vgs, Köln 2002

**LIPSCHITZ, DAVID A.:** *Breaking the Rules of Aging.* LifeLine Press, Washington 2002

**OBERBEIL, KLAUS/RAHN-HUBER, ULLA:** *Jung bleiben mit Anti-Aging.* Südwest Verlag, München 2000

**PITTROFF, USCHKA/WOLF, SILVIA:** *Beauty! Alles für Schönheit und Ausstrahlung.* Gräfe und Unzer Verlag, München 2002

**RYBACK, DAVID:** *Look 10 years younger, live 10 years longer. A woman's guide.* Galahad Books 1999

**RYBACK, DAVID:** *Look 10 years younger, live 10 years longer. A man's guide.* Galahad Books 1999

**SCHWARZ, HUBERT:** *Power of Mind. Entdecken Sie die Kraft Ihres Willens.* Südwest Verlag, München 2002

**TAN, ROBERT S.:** *The Andropause Mystery: Unraveling Truths About the Male Menopause.* Amred Consulting 2001

**WAGNER-KOCH, MONIKA:** *Natürlich länger jung.* Haug, Stuttgart 2002

# Über dieses Buch

## Bildnachweis

Corbisstockmarket, Düsseldorf: 51 (Michael Keller), 55 (Chuck Savage), 91 (Larry Williams); dpa, München: 23; Gettyone Stone, München: 34 (West Rock), 57 (Philip North-Coombes), 79 (Erik Dreyer); IFA-Bilderteam, München: 74 (IT/tlp); Jump, Hamburg: 64 (K. Vey); Mauritius, Mittenwald: 16 (Stock Image), 98 (Tom Science); Privatfotos: 8, 101; Südwest Verlag, München: 66, 67, 68 u., 69 re. (Ingolf Hatz), 68 o. (M. Nagy), 69 li. (N. Olonetzky), 123, 138, 158 (M. Holz), 152 (A. Plewinski), 163 (D. Albrecht), 172 (M. Urban), 176 (R. Seiffe), 182 (W. Feiler); Zefa, Düsseldorf: 18, 88 (Emely), 39 (Inden), 113 (Virgo), 115 (Ron Fehling), 126 (J. le Fortune)

## Hinweis

Das vorliegende Buch wurde sorgfältig erarbeitet. Dennoch erfolgen alle Angaben ohne Gewähr. Weder der Autor noch der Verlag können für eventuelle Nachteile oder Schäden, die aus den im Buch gegebenen praktischen Hinweisen resultieren, eine Haftung übernehmen.

## Impressum

Südwest Verlag
(ein Unternehmen der Ullstein Heyne List GmbH & Co. KG)
© 2003 Ullstein Heyne List GmbH & Co. KG, München

**REDAKTION** Dr. Marion Onodi
**BILDREDAKTION** Gabriele Feld
**PROJEKTLEITUNG** Nicola von Otto
**REDAKTIONSLEITUNG** Ernst Dahlke
**PRODUKTION** Angelika Kerscher, Gabriele Kutscha
**UMSCHLAG** Hauptmann & Kampa, Werbeagentur München – Zürich
**UMSCHLAGINNENSEITEN** Jan Dirk Hansen
**LAYOUT** Eisele Grafik-Design, München
**SATZ/DTP** Jan Dirk Hansen
**DRUCK UND BINDUNG** Alcione, I-Trento

Gedruckt auf chlor- und säurearmem Papier

ISBN 3-517-06683-4

# Glossar

**ANTIOXIDANZIEN** »Radikalefänger«; körpereigene oder in Nahrungsmitteln enthaltene Substanzen, die sich mit ⤳ freien Radikalen verbinden und dadurch den Organismus vor deren Schädigung schützen.

**ARTERIOSKLEROSE** Gefäßverkalkung, die z. B. durch Ablagerungen wie »Cholesterinplaques« in den Arterien von Gehirn, Herz, Nieren und anderen lebenswichtigen Organen sowie in denen von Armen und Beinen entstehen kann. Mögliche Langzeitfolgen: z. B. Herzinfarkt, Schlaganfall.

**AUSDAUER** Fähigkeit, eine Muskelleistung über längere Zeit zu erbringen, ohne zu ermüden. Dazu müssen Energiestoffwechsel der Muskulatur, Herz-Kreislauf-System und Lunge trainiert sein. Entsprechende Sportarten: z. B. Laufen, Radfahren, Wandern, Schwimmen, Langlaufen, Rudern.

**CHOLESTERIN** Fettähnliche Substanz, die im tierischen und menschlichen Gewebe vorkommt; unentbehrlich für den Organismus. Der Hauptanteil wird vor allem in der Leber gebildet, ein kleiner Teil über tierische Nahrung aufgenommen. Größere Mengen LDL-Cholesterin (Low Density Lipoproteins; »böses« Cholesterin) schädigen Blutgefäße, wenn sie sich dort ablagern. HDL-Cholesterin (High Density Lipoproteins; »gutes« Cholesterin) hat gefäßschützende Wirkung: Es bringt überschüssiges Cholesterin zum Abbau in die Leber. Generell wird empfohlen, maximal 80 Gramm Fett täglich zu sich zu nehmen und bei tierischen Fetten (Ausnahme: Kaltwasserfische) und Eiern zurückhaltend zu sein.

**DIABETES MELLITUS** »Zuckerkrankheit«; chronische Stoffwechselerkrankung mit Erhöhung des Blutzuckerspiegels. Ursache ist beim Diabetes Typ 1 oder »Jugenddiabetes« ein Insulinmangel bzw. beim Diabetes Typ 2 oder »Altersdiabetes« ein vermindertes Ansprechen des Organismus auf dieses Hormon, das in der Bauchspeicheldrüse hergestellt wird und für die Aufnahme von Glukose (Traubenzucker) aus dem Blut zuständig ist. Bei Diabetikern können die Körperzellen nicht mehr ausreichend mit Glukose zur Energiegewinnung versorgt werden, der Blutzuckerspiegel steigt – es drohen Austrocknung oder diabetisches Koma und längerfristig Schäden an Blutgefäßen und Nervensystem mit dem Risiko für Nierenversagen, Erblinden, Nervenschädigungen im Fuß, Herz-Kreislauf-Erkrankungen usw.

**DNS (DESOXYRIBONUKLEINSÄURE)** In jedem Zellkern vorhandener Träger der Erbinformation; chemische Substanz in den 46 Chromosomen eines Menschen, die sich in einzelne Abschnitte, die Gene, unterteilen lässt. Zu ihren Aufgaben gehört auch die identische Verdopplung der genetischen Information bei der Zellteilung.

**ENDOKRINOLOGIE** Lehre von Bau und Funktion endokriner Drüsen und der Hormone. Endokrine Drüsen (z. B. Schilddrüse) geben die von ihnen produzierten Hormone ins Blut ab.

**ENZYME** In allen lebenden Organismen vorhandene Eiweißkörper, die als Katalysatoren biochemische Reaktionen beschleunigen oder überhaupt ermöglichen (z. B. Aufspaltung von Nahrung im Darm).

**FREIE RADIKALE** Instabile Substanzen, die bei Stoffwechselvorgängen entstehen oder über Luft und Nahrung aufgenommen werden. Sie sind sehr aggressiv, weil ihnen ein Elektron fehlt, das sie daher anderen Substanzen (z. B. Fetten und Eiweißen der Zellwände) entreißen; es kommt zu einer gesundheitsschädigenden Kettenreaktion. Normalerweise werden sie durch Enzyme oder ⤳ Antioxidanzien neutralisiert; Faktoren wie Stress, Rauchen, Umweltgifte oder die UV-Strahlen der Sonne begünstigen aber ihre Entstehung. Freie Radikale stehen im Verdacht, vorzeitiges Altern und verschiedene Krankheiten (wie Krebs, Arteriosklerose, Abwehrschwäche oder rheumatische Erkrankungen) zu fördern.

**HERZ-KREISLAUF-ERKRANKUNGEN** Oberbegriff für alle krankhaften Veränderungen von Herz, Blutgefäßen und Blutkreislauf (z. B. Bluthochdruck, Fettstoffwechselstörungen, ⤳ Arteriosklerose, Herzinfarkt, Schlaganfall). Sie werden u. a. durch Übergewicht, Rauchen, Stress und Bewegungsmangel begünstigt und sind daher auch eine der häufigsten Todesursachen in den Industrieländern. Die meisten Menschen in Deutschland sterben an einem Herzinfarkt.

**HORMONPRODUKTION** Zu den wichtigen Hormonproduzenten im menschlichen Körper gehören Hirnanhangs-, Zirbel-, Schilddrüse und Nebenschilddrüsen, Nieren und Nebennieren, Langerhans-Inseln in der Bauchspeicheldrüse, Eierstöcke oder Hoden, Hypothalamus, Leber.

**OSTEOPOROSE** Knochenschwund; langsame, aber stetige Verminderung der Knochenmasse etwa ab dem 30. Lebensjahr, die zu einer erhöhten Knochenbrüchigkeit führt. Frauen sind davon massiver betroffen als Männer.

**SUPPLEMENTS** Nahrungsergänzungsmittel; der Begriff ist in Deutschland und anderen EU-Staaten bislang nicht eindeutig definiert. Allgemein versteht man darunter (Brause-)Tabletten, Kapseln oder Pulver, die ernährungstechnisch wichtige Substanzen enthalten, z. B. Vitamine, Mineralstoffe, Spurenelemente, Fettsäuren oder Eiweiße. Rechtlich gehören sie zu den Lebensmitteln, müssen also nicht wie Medikamente zugelassen werden. Über Nutzen und Risiken streiten sich Fachleute heftig. In jedem Fall abzuraten ist von einer unkontrollierten und längerfristigen Einnahme oder dubiosen »Wundermittel«-Angeboten im Internet – dies kann sowohl Gesundheit als auch Geldbeutel gefährden.

**ÜBERGEWICHT** Zur Beurteilung des Körpergewichts verwendet man heute den Bodymass-Index:

$$BMI = \frac{\text{Körpergewicht in kg}}{(\text{Körpergröße in m})^2}$$

Bis zu einem Wert von 24,9 liegt man im Normalbereich, von 25 bis 29,9 ist man übergewichtig, ab 30 beginnt die Adipositas (Fettsucht), ab 40 die krankhafte Adipositas mit extremem Übergewicht.

**ZELLULITE** »Orangenhaut«; nicht kurierbare, aber an sich harmlose Veränderung der elastischen, bindegewebigen Fasern des Unterhautfettgewebes, von der hauptsächlich Frauen betroffen sind. Typische Symptome: unterschiedlich große Dellen und Erhebungen, meist an Oberschenkeln, Gesäß und Hüfte.

**189**

# Register

**191**